腸道療癒
飲食全書

活用低FODMAP＆低組織胺飲食法，115道植物性食譜教你養出腸道好菌，
改善身體發炎、腹敏、食物不耐，有效增強免疫力，抵抗病原

WILL BULSIEWICZ

威爾·布爾西維茲 著　華子恩 譯

常常生活文創

寫作一本書需要非常驚人的努力和犧牲。大多數人不瞭解，最大的犧牲不是來自作者，而是來自那些與作者最親近的人。他們在時間上被要求要有彈性和靈活，他們被要求心甘情願且始終如一地自願「站出來」提供協助，同時接受他們所愛之人頻繁地缺席。他們的作為不會得到任何獎勵，或甚至得不到與付出比例相符的感謝。他們之所以如此付出，完全是出於對作者的愛與支持。

這是我的第二本書。此外我還從事醫師的工作，然後身負社群軟體、網路廣播、訪談、線上課程、部落格貼文、臨床研究以及各種會議。非常、非常多的工作。

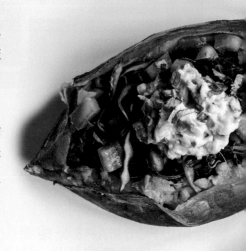

而沒有我的家庭我無法做到這一切。當我跌倒，他們會扶我起身。當我軟弱，他們會用愛讓我強大。在我脆弱的時候，他們用支持圍繞我。萬事皆有可能，因為我被這樣好得不可思議的家庭祝福著。

致我的妻兒，這本書是為你們而寫。我愛你們，而且沒有你們，我無法做到這一切。

衝啊，布爾西維茲隊！

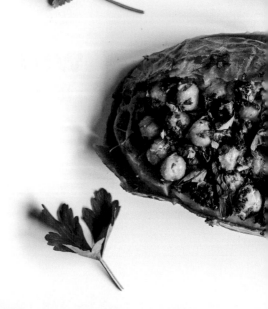

（編按：本書食譜含五辛，如果不吃五辛，可自行替換喜歡的蔬菜。）

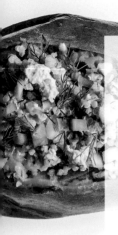

目錄 CONTENT

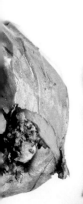

如何使用本書
HOW TO USE THIS BOOK

　　帶著謙虛謹慎的態度，我在作為一個腸胃科醫生的職業生涯中學到，沒有兩個人是生而相同的。我們全都有自己的獨特性，以及明確屬於我們自己的生物學。此外，我們還擁有獨特的腸道微生物菌叢。在一個擁有 80 億生靈的星球上，沒有兩個人的腸道微生物是一樣的。在記住我們的個體差異後，我希望你們能將本書化為己用。你們可以把它想成某種為了你腸道健康選擇的自我冒險。

　　如果你正在尋找美味的植物性食譜，或者最近才開始對植物好奇、進行探索，我很高興你在這裡。這本書絕對是為你量身打造的。如果你沒有消化方面的問題，那麼，你可以立刻加入，享受本書所有章節中的食譜（注意食物敏感性方案章節中，食譜裡的「釋放纖維動力」說明框，第四章及第五章）。用挑戰自己的有趣方式紀錄你的植物性點數（更多植物性點數與如何成為「植物性搖滾巨星」的資訊，參見第九章）。

　　如果你帶著腸道問題和食物過敏的狀況閱讀本書，而且你的目標是讓自己感覺好一點，我同樣很高興你在這裡。本書也將是引領你們獲得更佳健康狀態的實用指南。如果你們遵循書中的策略，你們能踏上恢復腸道功能的療癒之路。假以時日，你們可以享用過去未曾想過能吃的食物、為生命增添更多滋味和變化、增加營養，同時重新找回做自己的感覺──充滿活力、樂觀，還有茁壯健康。這一切皆有可能，而且我們能夠做到。

　　本書提供了按部就班的計畫，在你實現獲得更好的消化功能之旅中提供支援。如果那是你心中的目標，那就從起點開始。本書的每一章都根據前一章寫成，因此，在你們踏進廚房之前，我會鼓勵你們將所有章節都讀過。本書包含兩個方案──低發酵性碳水化合物（FODMAP）及低組織胺。這兩個方案旨在幫助你們瞭解個人的腸道功能以及自身的強項與弱點。透過閱讀每一個章節，你將能在開始實施方案前，獲得最佳體驗和成功的所有工具。

　　如果你正苦於複雜的慢性健康問題，直擊問題根源並將其解決，會讓你感覺像在解開一個錯綜複雜的繩結。需要耐心和堅持才會有所進展。我希望你們知道，你們並

不孤單。我在這裡支持你們，而且我們的線上社群也在這裡為你們提供協助（歡迎造訪 theplantfedgut.com 和我的社交媒體——@theguthealthmd）。此外，我建議你們聯繫所在社區的合格健康醫療專業人員的協助，以獲得更多的支持。

　　無論你的身分為何，也無論你心中設定何種目標，我希望你們在閱讀本書時感到自在，而且能化作己用、經常參考，並分享給朋友。我鼓勵你們嘗試新事物，並把自己推向更高層次。別忘了在你們的食物照中標註我，並傳訊息告訴我你們的進展！

歡迎來到以植物纖維
為動力的新生活
WELCOME TO THE FIBER FUELED LIFE

「我們不能抽個血、然後檢查結果就能告訴我該吃什麼嗎？」

在我的診所裡，瑪麗亞坐在我面前。她是一名42歲、3個孩子的母親，30年來，她花了大部分時間在醫療保健系統中苦苦掙扎。她想要的，只不過是她罹患慢性消化症候群的解方。

她不分白天晚上都會脹氣，無論吃什麼都一樣，而且在吃完午餐後，腹部會浮腫發脹。她說，這很令人苦惱，但這個時候她已經過於疲憊而無暇顧及了。她的能量、熱情或者幹勁全都為零，而腦霧對情況更是一點也沒有幫助。她經常感覺反胃想吐；她知道她吐不出來，但她寧願她可以。

她從進食這件事中得不到什麼樂趣，她因為讓她想彎腰把自己折起來的腹痛躲在浴室裡，而無法享受與親友在一起的時光。她覺得自己就像是卑躬屈膝的受害者，在她所謂的「食物怪獸」面前。

「瑪麗亞，」我告訴她，「我對你所說的一切感同身受。」

不久之前，我也曾與我自己的食物怪獸共存。那時我30出頭，但我感覺自己比那老得多，而且雖然我當時是個腸胃病學研究員，我本身卻有著大量的消化問題。舉例來說，幾湯匙的豆子就會引發嚴重的腹痛、脹氣，還有腹脹感。一碗全麥義大利麵會讓我覺得身體成了一個膨脹的氣球，導致我得偷偷躲進角落或浴室，為了大概30秒的輕鬆，小心地排掉一些肚子裡的氣體。晚上我因為胃痛輾轉難眠，隔天則因為失眠而像宿醉般難受。

在過去那些日子裡，我的解決方法是迴避問題。我甚至不想承認食物怪獸的存在。有太多費城牛肉起司三明治和義大利冷切肉潛艇堡能讓我大吃特吃，足以讓我避開豆類和全穀類。我的炸薯球當然也用不到它們。

我也痛恨在鏡子裡看到的自己。我超重了約23公斤，肚皮還鬆垮垮地垂在我的皮帶上。那為我敲響一記警鐘。這不是我過去多年記憶裡的那個人。我一直自認為自己是個運動員，但放在水槽上的血壓藥苦澀地提醒我，情況發生了多大的改變。

　　我的心理層面甚至更加痛苦。我焦慮不安，而且情緒低落抑鬱。我很自卑而且精力不足。外界看我是否順遂一點也不重要。我一點也不那樣覺得。我痛恨自己的感受，而且我不愛自己。

　　唯一讓我能感覺好一點的就是垃圾食物（即使只是短暫的瞬間）。垃圾食物的取得快速、容易，不用花多大力氣，而且味道很好。因為我嚴格的工作時間表，我需要方便，而垃圾食物確實可靠地提供了便利。在芝加哥擔任實習醫師期間，我會去 Portillo's 餐廳吃義大利牛肉三明治（加上莫札瑞拉起司）、辣味起司熱狗，還有起司炸薯條。我會改喝健怡可樂而不是一般可樂來抵銷傷害。那就是當時我對營養的認知。

　　我任職腸胃病學研究員的教堂山（Chapel Hill）沒有 Portillo's 餐廳，因此為了滿足我的垃圾食物癮，我必須找新的商店。有美妙的 Merritt 燒烤店，供應培根加量的培根生菜番茄三明治或卡羅來納熱狗（上面加了涼拌高麗菜絲的辣味熱狗）。或者我會去 Bojangles 吃辣味肯瓊餅，而且我會請他們在上面加蛋和起司。那甚至沒有列在菜單上，但他們會為我特製。

　　我沉迷於不健康的食物。它們在每頓飯之間的空檔占據我的心神；我對它們的胃口無法饜足。我總是想吃更多。我會因它們讓自己落入悲慘痛苦的境地，躺在沙發上呻吟並感覺筋疲力盡，只為了滾下沙發、行屍走肉般地走出門外，好讓我能去找出另一個解決辦法。

　　有趣的是，近期的研究顯示，我所經歷的一切，背後的驅動力可能來自於我們的腸道細菌。這些住在我們腸道裡、看不見的小生物，擁有製造被稱為吲哚代謝產物（indole Metabolite）的化合物能力，這種化合物會活化我們大腦中與強迫性進食行為、甚至食物成癮相關的特定部位。從「那些對垃圾食物的渴望背後是我的腸道細菌所致」這個角度來看，是件很有趣的事。但當時我完全沒有察覺到腸道微生物的重要性，而我描述的這項研究，距離公開發表還有好幾年的時間。更重要的是，我當時全盤否定一直以來我賴以成長的食物——那些我家庭慣常食用並樂在其中的食物，這才是問題所在。

令人尷尬的是,這時的我,是有著范德堡大學、喬治城大學,還有西北大學學位的知名博士,而且還是西北大學醫院住院總醫師,以及美國國家衛生院提供給西北大學補助金的最高獎項獲獎者。但我不知道該如何修復自己。我在菁英研究所接受菁英教育訓練,但是我工具箱裡的藥丸和常規做法,無法將我的問題撥亂反正。

最諷刺的是,我當時並不瞭解,若想要搞定自己的問題,我(腸胃病學家)需要修復我的腸道。當我的腸道修復之後,不僅感覺更好,實際上還得以恢復機能。不只能吃下幾湯匙豆子或一碗全麥義大利麵而不感到陣陣疼痛,實際上還能變得無限制食用這些食物。藉著修復我的腸道細菌,驅逐了自己體內的食物怪獸。

我覺得自己像梅爾吉勃遜之《英雄本色》裡的威廉·華萊士,騎在威風凜凜的戰馬上,耀武揚威地舉著寶劍。

「你們可以奪走我的性命,但你們永遠無法奪走……我的食物自由!」

或許你看過我的第一本書,《纖維動力》(Fiber Fueled)。我對那本書非常自豪。那是我畢生作品當中的圓滿之作,我對每天從選擇《纖維動力》生活方式的人那裡所收到的痊癒訊息感到無比驚喜。

不過還是有需要提出的未盡之處。對你們其中的某些人來說,《纖維動力》四週餐點計畫還不夠。你需要能夠更精確地辨識出你食物敏感性根源的方法學。本書更勝《纖維動力》,更加深入探討腸道發酵碳水化合物、組織胺不耐症,還有其他造成食物不耐症的起因。

對其他人來說,在《纖維動力》裡可以找到的80則食譜是一個很好的開始,但那不過只是個開頭而已!全球各地有如此多可口的美味值得讚揚,而且,你可以在本書中發現像是甜辣花生天貝捲(第106頁)、西班牙海鮮飯(第261頁)、托斯卡薄餅(第281頁)、地瓜秋葵碗(第277頁)等等有趣的食譜,我可以繼續列舉,不過你馬上就能在幾頁內看到它們。

我從自己的經驗,以及包括瑪麗亞在內的許多患者治療中,總結出腸道療癒三個基本步驟。首先,我們要抱持希望。治癒是有可能的;我們可以一起做到。第二,我們需要找出問題的根源。只有你知道自己試圖修復的對象是什麼,你才能真正的痊癒。我們需要辨識出問

題的來源，以便找出解決方案。以及第三，一旦確認並著手解決根本問題，我們就能朝著治癒腸道、使機能恢復，並讓它變得比過去任何時候都還要強壯的方向努力。

或許你們會對瑪麗亞的掙扎感同身受。或許你們曾經或現在正處於那樣的境地。如果答案是肯定的，本書正是寫給你們的。通往治癒的道路上我想成為你們的伙伴。本書囊括了治癒食物過敏的全部三階段－－重振希望、問題根源的瞭解，還有療癒的計畫。我這樣告訴瑪麗亞，現在我也這樣告訴你們。

這永遠都不會是件容易的事，但我有能夠治癒你的計畫。如果你跟緊我，而且做出共同解決這個問題的承諾，我100%確定能讓你們獲得好轉。

不過本書也不只是一份給那些受食物過敏之苦者的藍圖。對於那些尋找美味、能滋養腸道、植物性餐點的人來說，這是一本烹飪書。我們利用最前衛的科學設計出這些極美味的食譜，好確保它們能幫助你們體內數以兆計的腸道微生物，產生讓你們全身健康得到強化的後生元。而且，我們也確保這些食譜對你們來說十分簡單，能讓你們在日常生活中享用。

本書是對植物的讚頌。它們的色彩。它們的風味。它們的療癒特質。大自然設計植物的方式意在餵養我們的腸道微生物、降低發炎反應、保護我們免於疾病，還有延長我們的預期壽命。

採行纖維動力並不是一種飲食法或一時的風尚。它是一種療癒的生活方式。這一切始於植物多樣性，著重強調我們的基礎食物，並崇尚進步而非完美。這是一條由內而外的療癒之路，而且它奠基在穩固可靠的科學之上。我在此協助你們看見以纖維為身體動力的生活方式實際上有多麼令人興奮且毫不費力——來吧，在這場美味的旅程中加入我，讓我們一起以纖維為動力吧！

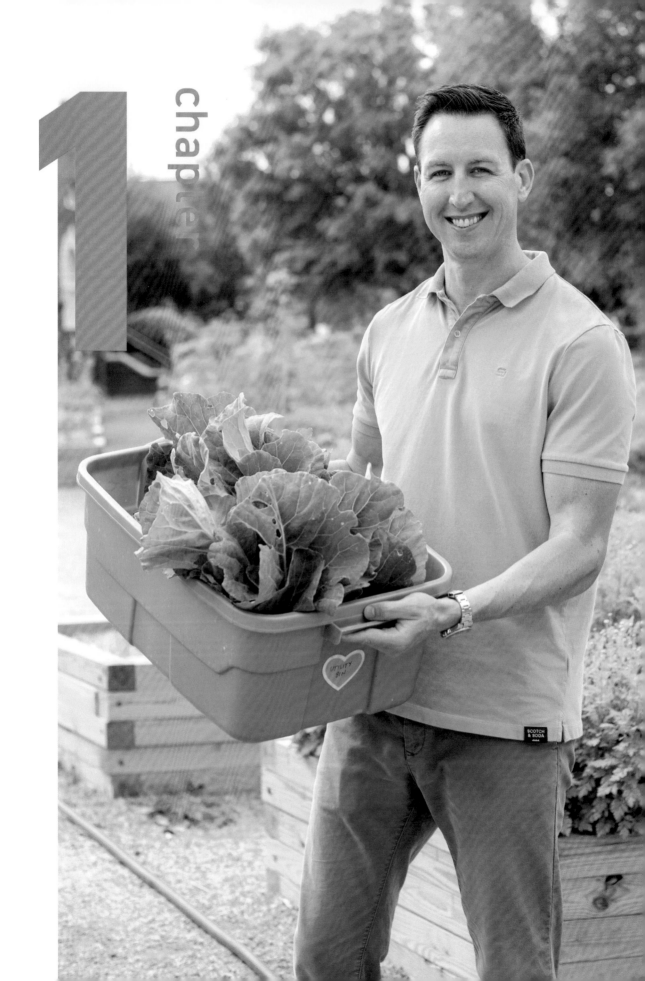

關於纖維的矛盾悖論

看來像是問題的，實際上卻是解決方案

想像一下，在21世紀發現一個全新的人類器官。看來不太可能，對吧？我們都承認海洋深處和外太空是最未經探索的區域，但在美國，每年會做800萬次電腦斷層掃描。你怎麼可能再找到一個新的器官？

現在想像一下，這個新器官可能是解釋數個人類健康之謎的遺失拼圖碎片——它深深地與消化作用和營養素取得、代謝、免疫系統、荷爾蒙平衡、情緒及大腦健康，甚至還有基因的表達纏結在一起。想像一下，這個新器官——人類健康中最重要的一環——甚至不是人類的；它大部分是細菌、真菌、古菌，在某些情況下，還有實際上存在於你體外的寄生蟲。

這並不是臆想。這完全是真實的。它被稱為你的微生物菌叢。數十年來，科學社群都知道有一大群看不見的微生物居住在我們體內，但我們缺少實際研究它們所需的工具。我們不會為此失眠，畢竟，這些是製造屁味和糞便的卑微細菌。我們為什麼會需要瞭解任何關於我們的廢棄物事情？那些微生物怎麼可能能夠與人類的心靈或遺傳競爭？

我們對這些微生物的觀點，在21世紀初發生了戲劇化的轉變。實驗室檢測變得不那麼昂貴，而且我們的電腦變得足夠強大，得以將包含在糞便中、資料量大到看來荒謬的基本訊息清楚地顯示出來。突然間，我們擁有了開始研究這些微生物所需要的工具，而我們的發現持續革新對健康的認識。

從頭頂到腳趾，我們全身上下都被數量龐大、肉眼不可見的微生物所覆蓋。不是幾百萬。不是幾十億。而是數以兆計的微生物。它們覆蓋了所有面向外界的結構，像是你的皮膚、口腔，還有鼻腔。光是你的大拇指就有像英國人口那麼多的微生物。看起來好像很多，但跟你自己的消化道、尤其是大腸中發現的微生物數量比起來，那根本不算什麼。大腸是這些微生物最為集中的位置，數量大約有38兆。

你的大腸也是面向外界的表面。因為你的腸道是一條連續、完整無缺的管子，起始於口腔並終止於肛門，所有通過你腸道的事物實際上都在你的身體之外，就像你的皮膚一樣。因此，你的腸道微生物和你昨天晚餐所吃的食物嚴格說來，都在你的體外，甚至當它們位於你腸子深處時也是一樣。這很令人著迷，對吧？

這些微生物的數量遠大於我們人類的細胞。如果我們只看擁有細胞核、粒腺體等構造的典型真核細胞，你會發現，每一個這種類型的細胞可以搭配十個微生物。那讓你的人類成分剩下不到10%！

這些微生物一點都不消極被動——而且它們鮮少是寄生性的。它們是存在於我們超有機體生態系統中的共生有機體，而且它們的存在是有目的的。它們與我們緊密相連，可以說是人類健康和生物程序的核心。事實上，我們要想維持健康的話，得依賴它們的存在與能力。當它們衰敗，我們也隨之衰敗。腸道微生物群受到的傷害——稱為「微生態失調」，已被發現與許多疾病的發生相關：克隆氏症、潰瘍性結腸炎、腸激躁症、肥胖症、糖尿病（第一型與第二型）、濕疹、哮喘、冠狀動脈疾病、大腸直腸癌、乳癌、子宮內膜異位症、女性不孕症、類風濕性關節炎、阿茲海默症、帕金森氏症、勃起功能障礙，甚至憂鬱症。你的腦袋是不是開始發暈？事實上，那不過是清單的一部分。我在《纖維動力》的第一章裡，總結了一個更完整的疾病列表版本。

這些數以兆計的重要微小工人在你大腸中的職責，就是處理和分解你的食物。它們這麼做好讓你能夠獲得營養素；讓你的免疫系統最佳化，好讓它不會胡亂發動攻擊、優化你的免疫系統，在沒有誤判的情況下消滅真正的威脅，而不是被觸發過度反應，攻擊假的威脅；維持你的新陳代謝，好讓你的血糖和血脂有所控制；平衡荷爾蒙和其他內分泌訊息分子；支持並保護你的大腦，好讓它維持敏銳、專注，以及樂觀；還能調整你基因遺傳訊息中的開關，讓正確的開啟、錯誤的關閉。換句話說，你需要這些微生物苗壯生長、能充分發揮作用，並有

能力支持你作為超有機體的眾多需求。你要如何幫助你的微生物茁壯成長？那就是藉由它們喜愛的食物餵養它們：植物纖維！

植物纖維解方

我知道、我知道。當我說「纖維」的時候，你所能看見的畫面，就是老奶奶攪拌著她的橘子口味纖維飲料，好讓她喝了後能排便。但是我看見的，是能改善腸道健康遊戲的迷人變革者。我想讓你看見我所看見的。為了能說服你，讓我告訴你一項我最喜歡的纖維研究，該研究由安德魯‧雷諾斯博士（Dr. Andrew Reynolds）於2019年2月2日發表於《刺胳針》（he Lancet）雜誌上。在科學證據的層次，最有力的結論來自系統性文獻回顧，以及統合分析、隨機對照試驗，還有大型前瞻性族群研究。在這項研究中，雷諾斯博士分析了包含135萬人─年資料的185個前瞻性世代研究。我要再說一遍──135萬人─年的資料量。各位，人類存在的整段時間也不過只有300萬年。在這項研究裡，我們看到的是超過40倍人類歷史的時長！我應該要提出，這項研究中還包括了58個隨機對照試驗。再說一次，這是到目前為止，為了檢驗膳食纖維在人類健康上的影響，所進行的最高品質研究。

那麼，那些影響為何？那些攝取更多膳食纖維的人：

- 活得更久。
- 心臟病發作的可能性較低。
- 死於位居我們死因第一位的心臟疾病之可能性較低。
- 被診斷出大腸直腸癌、食道癌或乳癌的可能性較低。
- 死於位居我們死因第二位的癌症之可能性較低。
- 死於位居我們死因第五位的中風之可能性較低。
- 被診斷出位居我們死因第七位的第二型糖尿病之可能性較低。
- 體重在臨床試驗期間減輕。
- 血壓在臨床試驗期間降低。
- 膽固醇指數在臨床試驗期間降低。

講完了！我要閃人了！開玩笑的，還有更多資訊。為這項研究添加額外力量的，是膳食纖維攝取與健康益處之間的線性劑量反應關係。換句話說，纖維提供的保護力與攝取量成正

比。越多的纖維代表問題越少。結合研究結果的一致性，任何誠實的人都幾乎不可能否認纖維對人類健康有著極大裨益。

但是為什麼？如果你認為，纖維只不過從嘴巴進入、快速掃過腸道，然後像1顆魚雷一樣從另一端（譯注：指肛門）發射出去，朋友們，你們被兜售了一個無聊的故事，而這個故事其實非常令人興奮。

身為人類，雖然我們確實缺乏能用來消化纖維的酶，但不是所有纖維都會從消化道的另一端排出。那就是你的微生物登場的時刻。它們擁有我們人類所缺乏的專門的酶。它們在你大腸中的存在，將你轉變成擁有拆解你所食用纖維之能力的超級人類。

在分解纖維的同時，它們會產生威力強大的抗發炎分子——短鏈脂肪酸（SCFAs），包括醋酸鹽類、丙酸鹽，以及丁酸鹽。

這些短鏈脂肪酸是我們身體迫切需要的藥物。它們在大腸內就立刻開始工作。它們能促進像是乳酸桿菌（Lactobacilli）、雙歧桿菌（Bifidobacteria）和普雷沃氏菌（Prevotella）等益菌的生長。它們能直接抑制像是大腸桿菌（E. coli）和沙門氏桿菌（Salmonella）等壞菌。丁酸鹽則是健康大腸細胞的主要能量來源。它們能增加大腸內壁中緊密連接蛋白質（tight junction protein）的表現量、減少腸道通透性，並有效地徹底改變「腸漏」。在我們第二大致命癌症大腸直腸癌的發生中，已有發現短鏈脂肪酸缺乏的現象。再更進一步檢視，我們發現事實上癌細胞對短鏈脂肪酸過敏，並且會在遇到短鏈脂肪酸時，在被稱為細胞凋亡的過程中，程序性地對自己進行破壞。短鏈脂肪酸表現得就像是預防大腸直腸癌的定向導彈。轟！

除了大腸之外，短鏈脂肪酸還會抑制發炎訊息分子，並活化調節性T細胞，將免疫系統最佳化。它們能降低血壓、減少膽固醇、增強胰島素敏感性，並活化飽足感荷爾蒙（satiety hormones），讓我們知道自己何時吃飽。已發現患有冠狀動脈症候群的病人，體內產生丁酸鹽的腸道細菌數量出現減少的情況。短鏈脂肪酸會讓乳癌細胞發生改變，使它們較不具侵入性。基本上，最後這兩段勾勒如何從膳食纖維中獲取更多短鏈脂肪酸的段落，為列在第17頁雷諾斯博士最具影響力的發現提供了解說。如此一來，纖維在此刻變得越來越迷人。

如果你像我一樣曾經深入挖掘醫學文獻，你將開始覺得，短鏈脂肪酸好像會從各處冒出來，不只在腸道健康的文獻裡，還有與免疫系統相關的研究也是。舉例來說，嚴重特殊傳染性肺炎（譯注：此為衛福部的定名，即是新冠肺炎COVID-19）疫情中，最迫切的問題之一，就是為何有人感染病毒卻無症狀，但另一人卻會因心肺衰竭而崩潰，被送入加護病房。由於腸道與免疫系統間強大的連結——70%的免疫系統位於腸道內部腸壁。我懷疑腸道再一次在其中發揮影響。

答案來自2021年1月的《胃腸病》（Gut）期刊，當時他們將COVID-19患者與健康對照組的腸道微生物菌叢進行比較。他們發現，COVID-19患者體內生存著較多的發炎性微生物，缺乏

抗發炎性微生物。這些變化在 COVID-19 病情發展嚴重時變得愈加明顯，與體內的發炎反應有關，而且甚至在感染已被清除後仍然持續存在。基本上，被擾亂的微生物模式會引起發炎反應，而這種發炎反應潛藏在嚴重的 COVID-19 症狀表象背後。

再進一步檢視 COVID-19 嚴重病例中缺失的微生物後，會發現這一切開始合理起來。嚴重 COVID-19 病例中缺失的微生物──普拉梭菌（Faecalibacterium prausnitzii）、真桿菌（Eubacterium rectale），還有雙歧桿菌（Bifidobacteria）──全都能提高丁酸鹽的生成。近期，一項令人振奮的新研究發現了長新冠症狀（long COVID）──從最初感染 COVID-19 後，持續數個月的併發症和症狀與腸道微生物菌叢之間的連結。再一次驗證，長新冠症狀中缺失的是提高丁酸鹽生成的微生物──普拉梭菌（Faecalibacterium prausnitzii）、假鏈狀雙歧桿菌（Bifidobacterium pseudocatenulatum），還有人型羅氏菌（Roseburia hominis）。丁酸鹽是不是 COVID-19 嚴重與否的關鍵？ 實驗室研究提供了我們這樣相信的理由。

在另一項膳食纖維的研究中，科學家們非常震驚地發現，小鼠在被呼吸道病毒感染後，餵食高纖飲食的那群能活得更久、症狀更輕微，而且肺功能更好。他們原本以為因為纖維具抗發炎效果，應該會抑制免疫系統，讓病毒可以為所欲為。這種情況非但沒有發生，反而發現膳食纖維會活化腸道微生物，讓它們生成短鏈脂肪酸，使免疫系統得以優化來對抗病毒。換句話說，丁酸鹽可以在適當的部位增強抗病毒的免疫力，同時抑制任何過度的發炎反應。短鏈脂肪酸就像一名經驗豐富熟練的將軍指揮軍隊一般，在對抗病毒方面引導免疫系統。

所以纖維應該保護我們免於 COVID-19 的侵襲。但真的是這樣嗎？一項在 2021 年 6 月，由六個國家最前線的醫療保健工作者所進行的研究發現，那些採用植物性飲食的人，罹患中度至重度 COVID-19 的機率降低了73%。另外，採行低碳水高蛋白飲食的那些人，罹患 COVID-19 重症的機率要增加了48%。比起採行植物性飲食的族群，低碳水攝食者罹患中度至重度 COVID-19 的機率高出將近四倍。對 592,571 名參與佐伊健康研究的人所進行的分析顯示出類似的調查結果，那些採行主要以素食為主飲食型態的人，罹患 COVID-19 重症的機率降低了41%。看出模式了嗎？ 我剛才呈現給你看的，是指向同一方向的多層證據──也就是在對抗像是 COVID-19 這樣的病毒時，膳食纖維對最佳免疫功能的重要性。

如果這還不夠明顯，這些短鏈脂肪酸還有著深遠廣泛的影響，而且讓人難以置信地威力強大。目前，科學證據是不可否認的。健康的人體內擁有足夠的短鏈脂肪酸。由於我們可以從食用纖維中獲得短鏈脂肪酸，這必然也表示健康的人類在生活中攝取了足量的纖維。

但這不只是增加纖維補充劑然後就可以了事。這樣就不興奮了，而我保證過要讓你們興奮激動！我們需要更深入鑽研我們與纖維之間的關係！

纖維不只是纖維。它並不是一成不變。那就好像在說所有的蛋白質都一模一樣。並不是這

樣。蛋白質和纖維兩者都只不過是營養素的種類。種類當中有許多細微差異和變化。纖維在生物化學方面不可思議地複雜，這讓即使是一位生化學家都很難去描述纖維的獨特型態。

　　儘管很複雜，但還是有一些簡單的規則。纖維存在於所有的植物中——水果、蔬菜、全穀類、種子、堅果，還有豆類。為了保持簡單易懂，我們會將纖維表述為可溶性（溶解於水），或者是非水溶性（不溶於水）。溶解度最好的纖維是益生元（譯注：益生元是一種能被益菌利用、可促進人體健康的物質），這表示它是我們腸道微生物的食物，並且能帶來健康方面的益處。每一種植物都有各色各樣自己獨特的水溶性與非水溶性型的纖維。那些獨特的纖維類型擁有獨特的性質，也餵養著獨特的微生物族群。

　　你看，這些微生物就和我們一樣。它們有著自己的個性。有些是友善的，有些是乖戾暴躁的。它們也擁有自己獨特的一套技能。有些能生成丁酸鹽；別的能協助我們處理身體的脂肪。而且它們有自己的飲食偏好。有些喜歡黑豆；有些則偏愛酪梨。

　　雖然很難想像，但這些是活生生的生物。為了生存，它們需要食物。因為它們居住在我們的大腸裡，我們的食物就是它們的食物。得到食物餵養的微生物能生長得更為強壯，而且更具影響力。沒有得到食物餵養的開始挨餓，變得較為虛弱，到了某個程度會變得無法執行它們的工作，最後相繼死亡。

　　在我們的飲食選項中，我們占據著主導地位。我們吃下的每一口食物決定了我們體內微生物族群的興盛或衰敗。而我們想要在自己的腸道中達成的最終結果則是生物多樣性。這是衡量健康狀況的方法。

　　我們的腸道是一個生態系統，就和亞馬遜雨林與大堡礁都是生態系統一樣。我們在所有生態系統中都會發現，生物多樣性等同於生態系的強壯程度。多樣的生態系統是能夠迅速恢復，而且適應力很強的。你可以給它一記迎頭痛擊，但生態系統中的所有生靈能幫忙吸收打擊的力量、擺脫它，而且給你一副「這就是你的能耐？」的表情。

　　反過來說，我對蛇或鯊魚沒有好感，但是如果你將牠們從生態系統中移除，你會製造出一個其他生物無法填補的空缺。我們人類可以自私任性地不喜歡牠們（你能想像牠們是怎麼想我們的！）但即使是最被討厭的動物都是那生態系統中重要的一部分。排除多樣性將導致整個系統出現不穩定的連鎖效應。現在，這個生態系統無法承受常言所稱的「那迎面而來的重擊」。

　　我們的腸道微生物也是同樣的情況。為了最大的穩定性，我們需要一個具生物多樣性的生態系統，這是因為每一種微生物都有自己的技能。當多樣性出現減損，系統內就會不穩定。

　　但現在我們開始瞭解，這些微生物也有著獨特的飲食偏好，如果我們食用具生物多樣性、富含纖維的飲食，就能盡可能多地滋養這些微生物。這不只是「B博士的腸道微生物健康理論」。這件事實際上已經得到科學化的驗證。因為「美國人腸道計畫」（American Gut Project）發現，對於

腸道微生物群的生物多樣性，唯一最強大的預測器就是飲食中植物的多樣性。

尤其是，他們還發現每週食用三十種或更多不同植物的益處。倒不是說三十是個神奇數字。比起二十九種，我會選三十種，但，管他的，給我三十五種或四十種也行。為什麼不呢？基本要求是，我們需要將植物多樣性設定成飲食哲學的核心。這很簡單，但是這對你的健康能起到最大程度的效果，這就是為什麼我將它稱為黃金規則。忘掉在 YouTube 上的所有爭論和飲食大戰吧。這才是你的頭條黃金規則——植物多樣性。

不過要說清楚的是，你的微生物菌叢並不單純只是植物性飲食的產物。它也與你的整體飲食模式息息相關。如果你的飲食中有大量肉食，只偷偷塞進去許多小分量的不同植物，你無法擁有藉由將植物作為你的飲食基礎，而本來應該會有的健康微生物菌叢。如果你將植物多樣性設定為你的飲食哲學最重要的核心，你也必須確保你大部分的熱量是由植物提供的。理想狀況下，你飲食的 90% 或更多應該是植物性的。當你的飲食中有大量植物時，你藉由最好的東西——富含纖維的植物，壓過並取代不健康的東西，將形勢扭轉成對你健康有利的局面。

正如你所見，這其中的科學十分清楚：多樣化、以植物為核心的飲食是讓微生物菌叢保持健康最理想的飲食。這也是人類健康的最佳飲食。這是因為很大程度上我們的腸道細菌對我們的生理機能非常重要。一旦你瞭解到這條黃金規則對我們的健康有多麼重要，就是將這條規則付諸行動的時候了。讓你的購物車、你的廚房，還有你的餐盤，全都用來表現植物多樣性的豔麗多彩吧。每頓飯都對自己發起挑戰，與你的朋友分享這件事，從屋頂上大聲呼喊。整個世界都需要聽見這個療癒的訊息——植物多樣性，植物多樣性，植物多樣性！

跨越「缺乏纖維」和「以纖維為動力」之間的鴻溝

聽起來夠簡單了吧——將植物和以植物為主的多樣性設定為你的飲食核心，但說比做來得容易。對剛起步的人來說，我們當中有 95% 的人，甚至無法從飲食中獲得最低限度的建議纖維量。每日成人平均纖維攝取量女性是 15.6 克，男性是 18.6 克，然而每日建議攝取量則是女性 25 克和男性 38 克。我們是現代最缺乏纖維的社會，而且情況沒有減緩的跡象。

如果你正在尋找我們問題的根源，答案近在標準的美式飲食中。根據美國農業部的估計，我們的熱量有 32% 來自動物性食品；57% 來自加工植物性食品；而只有 11% 來自全穀類、豆子、水果、蔬菜，還有堅果。在這 11% 當中，排名第一的是來自炸薯條和薯片的馬鈴薯。美國的肉類消耗量也是全球最高的——每人每年約消耗 100 公斤的肉類。將美國人平均約 82 公斤的體重納入考慮下，我們每年消耗的肉類等同於我們自身體重再加上一個 5 歲孩童的體重。然而，我們最流行的飲食風尚正在鼓勵我們吞下 2 到 3 倍的量。與此同時，植物性飲食看來好像

越來越受歡迎，而且我們被反覆警告關於食用肉類對人類和地球健康的風險，然而，我們食用的肉類實際上仍正在增加。

在最近期的飲食指南中，美國衛生及公共服務部（HHS）和美國農業部（USDA）聯合制訂出健康飲食選擇的官方建議，以及我們根據那些建議的執行成效。這是一份我們飲食的全國成績單，結果總結出最糟糕透頂、會誘發疾病的飲食內容。我們被鼓勵限制飲食中額外添加的糖、飽和脂肪還有鈉，然而我們當中有至少62%、71%和84%的人，分別在這三項物質方面過度攝取。同時，有80%的人水果攝取量不足，90%的人蔬菜攝取量不足，還有98%的人在全穀類的攝取方面未達建議量。我們很擅長食用不好的東西，而在食用好東西方面相當拙劣。

而如今我們的現況是：74%的成年人和40%的兒童過重或有肥胖症；45%的成年人患有高血壓，46%患有前期糖尿病或糖尿病；1800萬人患有冠狀動脈疾病，這是我們排名第一的死因；今年預估將有15萬人被診斷出大腸直腸癌，28萬人被診斷出乳癌。這些正是雷諾斯博士有力地證明，當我們增加膳食纖維攝取量時會減少的相同疾病，這並不是巧合。我們沒有攝取纖維，而我們的流行病反映出這一點。我們最迫切、最重要的營養素缺乏就是纖維。

簡單說來，我們的飲食中需要更多植物。這本烹飪書的目標是針對上述那一點為你提供協助，而且，對你們其中某些人來說，那是你們在這裡的原因。用更啟發靈感、令人愉快、簡單且美味的方式，將更多的植物多樣性（也就是纖維）加進你的飲食中。別擔心（碰拳），有我在。你將會愛上這些食譜。

但對你們當中的許多人來說，還有另一個問題存在，那就是你們的腸道需要一點點幫助，才能將所有纖維加入。或許你們甚至會懷疑自己有食物不耐症（food intolerance）。我也希望你們愛上這種富含纖維的飲食，而這本烹飪書將是能帶領你走到那個境地的橋樑。

與免疫系統對食物起反應所引起的食物過敏（food allergy）不同，食物不耐症是在未觸發你的免疫系統下，即對食物所產生的反應。有許多不同的機制可能會引起食物不耐症，從缺乏酵素（乳糖不耐症是一個典型的例子），到藥理學的原因（比如說穀胺酸鈉〔譯注：味精〕，即MSG），或者是因為你的消化系統難以跟上你的飲食需求或其他消化及胃腸的功能。症狀在吃下食物後的數小時內可能都不會出現，無症狀的情況還有可能持續好幾個小時或甚至好幾天。一個人可能對許多食物或食物的種類過敏，很難區分是哪一種。這太複雜了！我們估計，族群中有20%的人有食物不耐症，但是基於這些複雜性，這真的很難辨別。

食物不耐症檢驗是怎麼一回事？

　　我完全理解為何食物不耐症檢驗如此吸引人。當你在苦苦掙扎時，你只想要被告知該吃什麼、不該吃什麼。以抗體為基礎的食物不耐症檢驗，讓答案看起來似乎如此簡單。但如果利用抗體測試來診斷食物不耐症，這種測試的前提假定食物不耐症是由免疫系統引起的，然而並不是。我有上百位患者在這些測試上浪費了他們的金錢，只獲得令人迷惑的結果，或更糟糕的，會讓你進入不適合你的飲食限制。有時候，抗體測試會告訴他們，他們對某種從未在食用後出現過症狀的食物有不耐症。有的時候，檢驗結果會說他們對某些他們明確知道會引起症狀的食物並沒有不耐問題。不幸的是，這些抗體食物不耐檢驗並不可靠，而且浪費時間和金錢。你反而應該致力於辨識出會引發你症狀的特定食物。這是久經考驗、不會出錯的「黃金標準」策略。它絕對有效，它有科學的背書，而且你即將在本書中發現它。

　　我每天都在診所裡看到腸道微生物缺乏纖維帶來的後果。我的患者表現出微生態失調必然會發生的結果——腸激躁症（irritable bowel syndrome）、慢性便祕（chronic constipation）、乳糜瀉（celiac disease），還有食物不耐症（food intolerances）。我也經常見到未處理的食物不耐症所帶來的結果，還有在腸道需要癒合的情況下，試圖增加你植物多樣性的挑戰。我的患者，可能還有你們當中的許多人，都正因各式各樣令人感覺難以忍受的消化和其他症狀受苦受難。你們值得擁有一個解決方案。相當簡單，那個解決方案就是重建你的腸道微生物群，讓健康的腸道微生物恢復力量，同時修復受損的緊密連接（tight junctions）。一旦修復完成之後，藉著供應它偏愛的燃料——纖維，為其提供動力，讓這部維持人類健康的機器開始運作！

　　我將提供你們一條能讓你們重新建立與食物關係的道路，好讓你們能停止對食物感到恐懼，並重新愛上它。透過教育，你們將能夠正確地理解發生在你身上的事、辨識出問題的根源，並開發出解方。這是一個威力強大、且能改變人生的方法，為了讓你的消化問題能夠痊癒、恢復你的消化機制功能，並讓你能在植物的豐富與多樣性飲食法中茁壯而設計出來的。

　　如果你的腸道處於感覺良好的狀態，而且準備好來點讓人興奮的新鮮味道，你大可以直接跳到第九章（不過也請你隨意享用其他任何章節的食譜！）不然請繼續閱讀我治癒消化系統的新穎方法。

▶ 欲查看本章所引用的49篇科學文獻，請造訪 theplantfedgut.com/cookbook。

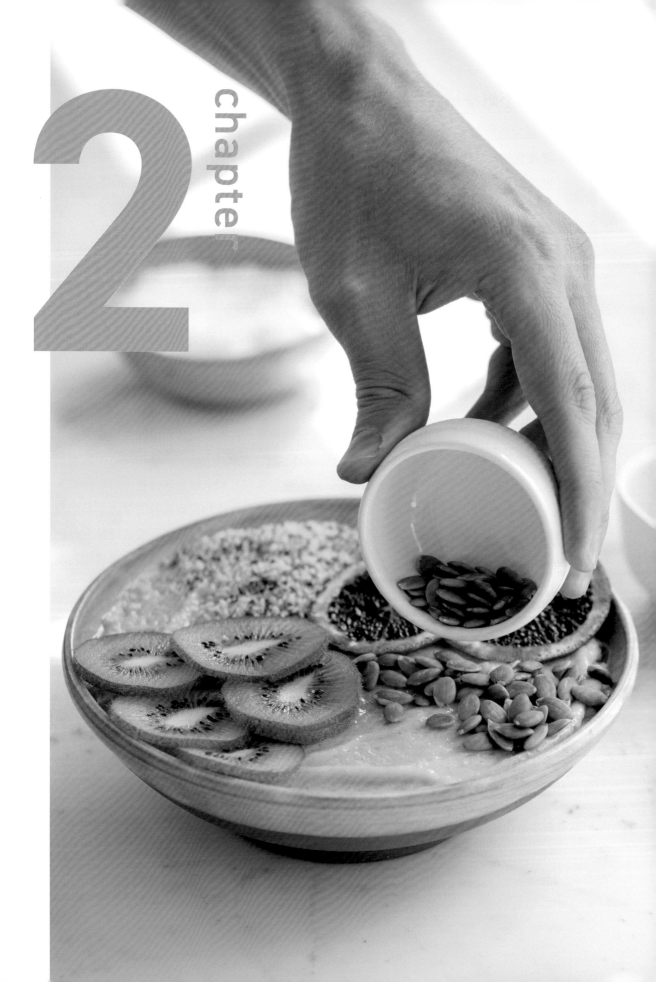

GROWTH 策略：讓你超脫食物過敏的 GROW

辨識你個人食物不耐症的方法

讓我為你介紹我所設計出來、協助你擁有夢想中的腸道健康，並享受我宣揚已久的生物多樣性、以植物為核心的飲食法策略。我已經將它整合成易於記憶的首字母縮略詞，正好也能體現出我們飲食方面所要前進的心態。它被稱為成長策略：GROWTH

GROWTH

G	辨識起源	O	觀察	T	訓練你的腸道
R	限制	W	努力重新加回	H	整體性的療癒

G：辨識起源

我們的 GROWTH 策略中，第一步就是瞭解你症狀的起源。如果你正經歷因食物導致的脹氣、腹脹、反胃噁心，或者是上腹部疼痛，我們希望能瞭解你不舒服的根源。這永遠是我在診所中採取的第一步驟。為了正確地治療某些病症，我們需要知道正在治療的是什麼問題。

簡單地說，食物敏感性就是因為你的身體正在對你食物中某些成分產生反應，而使得你表現出症狀。產生反應的可能是你的免疫系統，這麼一來，情況就變成食物過敏性反應（food allergy）。也可能是你的消化系統在努力掙扎，好趕上你的飲食需求，導致食物不耐症的發生。這就是起因，有助於我們了解問題根源的機制。不過，有一些消化症狀問題的根源無法以 GROWTH 策略處理——包括像是乳糜瀉和膽囊功能異變（altered gallbladder function）。如果你正因那些問題受苦，你需要的是針對性的治療。如此「G」的一部分可以排除我所謂「食物敏感性三大病症」。在第三章中，我將為你帶來關於三大病症的延伸觀點，還有食物不耐症的其他潛在成因。

無論如何，GROWTH 策略旨在解決腸道微生物菌叢受損的人他們身上的食物不耐症。第四、五章和第六章會深入探討我最常見到的食物不耐症種類，尤其是腸道發酵碳水化合物不耐（FODMAPs）與組織胺不耐（histamine）。腸激躁症、發炎性腸道疾病（inflammatory bowel disease）、小腸菌叢過度增生（SIBO）、胃酸逆流（acid reflux），以及慢性便祕等，這些都只不過是少數與受損的腸道微生物菌叢相關的疾病。事實上，絕大多數的消化失調都與腸道微生物菌叢受損，也就是微生態失調有關。因此，雖然瞭解症狀的起源是必要的第一步，但你們絕大多數人在這裡的原因，是因為你們所面臨的問題，有一部分就是受損的腸道微生物菌叢。GROWTH 策略是脹氣、腹脹，還有餐後不適的解方，並且能讓你的消化系統恢復功能。你能夠得到治癒。這就是我們要做的。

然而，不論你的症狀為何，或是你所察覺的問題為何，你都應該由一位合格的保健專業人員協助，辨識出你症狀的起源。如果你有以下任何代表危險訊號的症狀，問題的評估就會變得更為急迫：嚴重疼痛、無法解決的嘔吐、非計畫內的體重減輕、原因不明的貧血、血便或嘔吐物中帶血、發燒、神經疾病症狀或慢性腹瀉。

我知道，食物不耐症可能會很複雜。你很可能已經和它奮鬥許久，而且有好一陣子沒有具體的答案或解方。由於食物不耐症不會觸發你的免疫系統，因此沒有任何一個被證明可行的血液檢測能確定你身體對哪些食物不耐受；要是能這麼簡單就好了。而且因為消化能力因人而異，你可能有自己不知道的遺傳性酶缺乏症。我們的腸道微生物菌叢完全是非常個人化的，在消化作用中扮演重要角色，但我們還沒搞清楚如何透過微生物菌叢檢驗來解釋食物不

耐症（我們正在努力！）而且，讓事情變得更加複雜的是，我們的飲食每餐都有所變化，讓我們對所接觸的不同蛋白質、脂肪、碳水化合物、纖維，還有其他微量營養素發生改變，更不用說還有那些防腐劑、香料、乳化劑、增稠劑、保濕劑、硬化劑，以及添加在超加工食品裡的鮮味劑。不過儘管食物不耐症的生物化學可能相當複雜，我們的 GROWTH 策略都有能力將它簡化，而且還能給你所尋求的、如磐石般值得信賴的結果。它是一系列你要遵循的步驟，在需要時重複進行，好幫助你辨識出獨屬於你的食物不耐症。這就是食物敏感性的三步驟：

R　限制

O　觀察

W　努力重新加回

選一種食物，任何食物……抱歉，麩質不是一種食物。它是一種蛋白質。不過我們可以換成小麥。假設你正在疑惑你是否對小麥食物不耐（或者假設小麥是你症狀的起源）。酷。如果我們進行食物敏感性三步驟並限制小麥、觀察會發生什麼事，然後努力將它加回去，我們將能夠隔絕我們對小麥的反應，並且知道你是不是有食物不耐症。

知識就是力量。一旦我們確切知道你的問題在哪裡，你就得以在繼續前行時，對食物做出更聰明的選擇。食物敏感性三步驟會成為讓你能簡單且系統化辨識你問題的工具。我們將會無數次地回歸到這個技巧。該是時候精通熟練食物不耐症的檢測技藝了。

R：限制

「等一下，B 博士！我以為我們不應該限制食物。健康的腸道微生物菌叢唯一最重要的指標，不就是飲食中的植物多樣性嗎？你還記得吧？」沒錯，我們的目標絕對是要豐富讓我們得以茁壯的飲食。這一點問題也沒有。GROWTH 不只是首字母縮略詞；它是我們在腸道健康與生活心態方面的座右銘。當以纖維為動力的人聽到 GROWTH 一詞時，會輕觸三次我們的心，來確認對這個熱愛的詞語所賦予的共同承諾。不過，對遭受食物不耐症之苦，卻無法確認是何種食物造成問題的人來說，限制是在我們在實現無約束飲食的旅程中，一個暫時性的手段。

讓我們來想想玫瑰花叢。你可以讓它自生自滅，它還是會開花，但它們會長得零零落落而且平凡醜陋。或者你可以修剪玫瑰花叢，這會激發它的蓬勃生長。老的枝條會支持植株的結構，而因修剪刺激而新生的嫩芽會生出最大、最迷人的花朵。修剪是通往花卉繁盛之路的手段。

為了讓我們能前進兩步，先後退一步是必要的，因為暫時性的限制是我們分離出想測試的個別食物的方法。對每一種單一食物來說，在食物不耐反應開始發生前都有一個臨界值。如

果你食用的量比臨界值低，你就不會因負面症狀受苦。舉例來說，患有全球最嚴重乳糖不耐症的人，還是有辦法應付滴在他們舌頭上的一滴牛奶。但在增加攝取量超過他們耐受臨界值的瞬間，症狀便會出現，而且只要他們的攝取量超過臨界值，那些症狀都會持續存在。從另一方面來說，我沒有乳糖不耐（而且我不喝牛奶），但如果我喝得夠多的話，我也有可能把自己弄生病。這就好像是說「所有的好東西都要適量」，但在這個案例中，對適量的定義是個人的，對我們當中某些人來說，臨界值比我們所認為適度的量還要低。我們之所以稱其為食物「不耐」，意思就是指你無法再忍受那樣食物的界限。

作為我們的 GROWTH 策略中的一部分，我們的第一步就是辨識出症狀的起源。我們需要排除三大病症，並將其他可能會導致食物敏感性的診斷納入考慮。不過我們也想辨識出你會為之敏感的特定食物。透過 ROW——限制、觀察、努力重新加回——我們就有了能對個別食物或食物種類進行測試的方法，搞清楚你是否患有不耐症，甚至還能確認你對這些食物的容忍臨界值。

或許你對想要測試的食物已經有嫌疑犯了。那太好了，你可以遵循本章裡的建議。乳糖是一個最好的例子，也是一個很好的起點。如果你不確定要測試什麼，我在第四章和第五章為你準備了兩個有效的食物不耐方案。那會花點時間，但如果你完成了那兩個方案，你將對自己腸道的優勢和弱點瞭解更多，並且能夠掌控你的選擇。

在有飲食失調病史情況下的限制

飲食限制的概念對你來說，可能不是那麼容易，尤其是在你對食物有恐懼、焦慮，或失控的情況時。我聽見了你的心聲，而且我理解你。你的安全和療癒是我的最優先事項。我要強調，這裡所說的限制是暫時性的，而且是有意圖進行的，為了辨識我們對哪些食物不耐受，好讓我們能用合適的分量將它們加回來。儘管如此，請相信你的直覺。如果你的腸道說，那樣的限制感覺不太對，那麼，就讓我們暫停食物限制一段時間，並且先聚焦在療癒我們與食物之間的關係上，可能還要再加上一位治療師或飲食失調專家的協助。然後，當你覺得準備好的時候，GROWTH 策略就在你身邊，你可以在你保健專家的支持下完成它。食物恐懼以及培養與食物的健康關係對我是非常重要的主題，所以我們將在第八章繼續這方面的對談。

O：觀察

觀察不需要我們花費太多時間進行討論，所以我重點說明一下。觀察是人類經驗最根本的部分。是我們學習的方式！觀察就是我們將思考運用在我們的經歷中，並將它們連結在一起，好讓我們繼續前進時，它們在思想中互相關連。建立這些連結使得我們能夠理解身邊的世界。

雖然我需要一些連貫性的東西來讓這首字母縮略詞奏效，事實上，限制和觀察更像一支舞蹈中的舞伴，而不是一個單詞中連續的兩個字母。觀察是這個過程的關鍵部分，而且應該在你的限制開始之前，還有在你努力重新加回之後繼續進行。

夏洛克・福爾摩斯是有史以來最著名的虛構偵探。也許你曾經在電影或電視上看過他。我們要把你變成針對食物不耐症的夏洛克・福爾摩斯。福爾摩斯常規使用的方法被稱為歸納論證。當他進入一個犯罪現場時，他會花時間觀察它，尋找模式。他會慢慢來、不著急。這樣的觀察讓他得以塑造出假說，最終產生完整的理論。歸納論證是我們在塑造何種食物會具體造成問題的理論時，會用到的方法。我們要開始進行觀察，並建立能解釋我們症狀的連結。

為了能做到這一點，你會需要收集合適的資訊，好讓我們能確認模式。在實際考慮限制之前，你可以先將歸納論證用在你慣常的飲食上，藉著記錄數天的食物日誌來辨識潛在的食物觸發物。食物日誌是你吃了什麼、何時進食，還有你感覺如何的紀錄。它能補捉你需要的訊息，在你整體健康與有問題的食物之間建立聯繫。這些記錄的結果，能讓我們更加意識到我們的選擇如何影響我們的感受。

這不僅僅關乎食物。日常生活還有許多方面可能會影響我們如何體驗食物。以下是我們需要注意的地方：

- **正餐、零食，還有飲料：**確定你的紀錄中包括了時間、地點，還有你花在進食上的時間有多長。在你開車上班的路上狼吞虎嚥一個甜甜圈，和坐在餐桌邊享用一頓步調緩慢的早餐是有很大區別的。別忘了飲料也要加以追蹤記錄。乳製品、甜味劑、咖啡因，還有酒精全都是引起消化症狀的常見肇因。

- **跡象和症狀：**嚴格說來，食物不耐症的發作可能會延遲長達48小時。值得慶幸的是，絕大多數症狀在進食後約半小時開始出現，並在進食後前6小時內發作。所以，試著在那段時間內重點關注你的食物。

- **補充水分**：有時候，我們的身體會出現混淆不清，實際上是乾渴時，卻發出疲勞或甚至飢餓的訊號！水是人類生理中必不可少的部分，包括消化作用。美國醫學研究院（The Institute of Medicine）建議的水分攝取量男性約為3784毫升、女性約為2809毫升。記住，你吃下的水分也包括在內。水果和蔬菜可能會是兩大水分貢獻者。不過在這裡要特別強調，還是要飲用夠多的白開水。

- **藥物／維他命／營養補充劑**：我在北卡羅萊納大學的導師之一，亨利·萊斯恩博士（Dr. Henry Lesesne），以鼓勵我們注意藥物副作用而聞名。「第一步：確認不是藥物的原因。第二步：再次複查確認不是藥物的原因。」現今所謂藥物的範圍可能包括了維他命和營養補充劑。每一種都有改變消化功能的可能性。

- **睡眠**：研究顯示，睡眠與你的腸道微生物群之間有緊密相連的關係。受損的腸道對睡眠會造成負面影響。睡眠不足則會為你的腸道帶來負面影響。睡眠能為我們效力，或者轉而對抗我們。無論是哪一種方式，追蹤記錄睡眠和消化作用之間的相關性都是很重要的，因為已經發現只要兩個晚上睡眠品質不佳，就會和腸道微生物群的改變有關。

布里斯托糞便分類圖 (Bristol Stool Scale)

第一類		1顆顆分開的堅果形狀硬球（難以排泄）
第二類		帶有表面凹凸的香腸形
第三類		表面帶有裂痕的香腸形
第四類		光滑柔軟的香腸形或蛇形
第五類		斷面光滑柔軟的塊狀（容易排泄）
第六類		鬆散、邊緣破碎的糊狀糞便
第七類		稀薄、無固體，無法成型，完全呈液狀

- **心境／壓力／情緒狀態**：當前的時代充滿了壓力！不幸的是，你的情緒狀態或者心境會讓你的消化節奏陷入不正常。這並不是微不足道的因素，這因素影響巨大。以下一句話總結壓力對腸道健康的影響：已有研究顯示，壓力會改變腸道的通透性、吸收能力、黏膜和胃酸分泌、電解質與水分的平衡，還有食慾；壓力會讓我們對發炎的反應增強；減緩胃部排空的時間；活化腸道中的發炎反應路徑；加速大腸運動；增加腸道神經的敏感性；對消

化道的血流造成負面效果；活化會釋放組織胺的肥大細胞；同時會改變腸道微生物群。所以，或許從消化功能的角度，對我們的壓力程度進行監測會有幫助，是吧？

● **排便：** 我認為排便應該在繼體溫、血壓、脈搏，還有呼吸率之後，被列為第五項生命徵象。你的糞便中，有60%是腸道微生物。最近的研究顯示，你糞便的形狀能提供有關你腸道微生物群發生什麼事的資訊。如果你相信，腸道微生物菌叢與你的健康之間有任何關連性（因為你正在閱讀本書，所以我猜測你是相信的），那麼我們應該密切注意，監測這些微生物的最佳（也是最廉價的）窗口。我們的消化作用需要有規律性，當我們處於規律狀態時，眾多問題就會令人驚訝地消失。當我們排便的規律紊亂時，就得預期消化作用也處於狀況不佳的狀態。要瞭解編寫在你糞便中的資訊，最好的方法就是利用布里斯托糞便分類圖，在其中查找糞便的典型種類和形狀。分類圖的分類由第一類到第七類，第一類是便祕，第七類則是腹瀉。在理想的情況下，我們希望能讓自己的排便處於光輝燦爛、白鴿慢動作飛翔、天使吹響號角的第四類。

為了加速我們夏洛克·福爾摩斯式食物不耐症的調查，你將會需要建立一份清楚的食物日誌。如果你給自己準備一本螺旋筆記本，你可以像我在這裡示範的一樣，用這些項目來設置每一頁。或者，如果你想要的話，可以前往我的網站（www.theplantfedgut.com/cookbook）註冊，獲得我《纖維動力》這本書的資源，我會寄給你一份可以印出來裝進活頁夾的食物日誌版本。

日期

睡眠
時數：　　　　品質：

運動

排便
時間：　　　類型：　　　　症狀：

第一餐

| 時間/地點/心情 | 食物 | 症狀/反應 |

植物點數 ☐

| 時間/地點/心情 | 食物 | 症狀/反應 |

植物點數 ☐

在我們繼續之前，讓我剖析一下一份良好食物日誌的價值。這不僅僅找出你會敏感的食物，也是瞭解你與食物之間的關係。如果我們真的想要治癒的話，我們需要直擊你症狀的根源。但是這不只是消化作用出了生物化學上的差錯。我們和食物間的關係是動態而且不斷變化的。我們對這關係瞭解得越充分，我們越能更好地全盤瞭解我們的食物不耐症、確認我們的極限，並讓我們確切地知道如何滋養我們的身體。食物日誌能有條理的組織並描述這層關係。這是不應該被忽視或低估的有力工具。

W：努力重新加回

歸納論證和觀察讓我們得以瞭解潛在的食物不耐症，而現在我們需要與這些食物間的關係變得明晰。我們做到這一點的方式是利用限制－觀察－努力重新加回的方法。藉由有意識地包含－排除－再次包含的模式，我們可以透過調整飲食來隔離食物對我們症狀的影響。這意思是說，當你在食用某一種食物時，你可能會感覺不太舒服，但是在限制食用這種食物時，會出現明顯地改善，然後在你努力將這種食物加回來時，症狀會明顯地復發。

我得警告你地板上有香蕉皮，因為我不想要你因它滑倒。當我們進行「努力重新加回」的步驟時，我們並不只是為了辨識對何種食物敏感。那是給初學者的資訊。我們想要轉變成以纖維為動力的飲食，因此，我們需要完整的知識。知識就是力量！ 我們需要確定我們可以耐受多少量。

食物不耐症不像食物過敏，是有或無的命題。在食物不耐症中，分量是關鍵性的問題。就像我已經解釋過的，對我們所有人來說，任何會引發症狀的食物都有一個臨界值。如果我吃下5磅的羽衣甘藍，我很確定不會感覺太舒服。此處的目標，是瞭解我們不耐的食物臨界值所在。

如果我們能保持在臨界值以下，就可以在不引發症狀的情況下，以合適的節制分量享用那些食物。相信我，臨界值可能真的、真的非常低。那沒有關係！ 只要我們知道臨界值真的、真的非常低，那麼我們就可以依此調整你的攝取量。

T：訓練你的腸道

如果你正坐在那裡納悶「為什麼我要在幾乎無法耐受的食物上冒險？」我希望你知道這並不是排除策略。這是 GROWTH 策略。你並沒有被困在無限期的痛苦折磨和限制重重的飲食中。反之，你擁有具適應性的腸道，當你正確地刺激它時，它能臨危不亂、變得更加強壯，

並且克服你當前的局限性。你絕對可以使機能恢復,並且不光是進食,還能重新享用你曾經錯失的食物。我將在第七章教你如何像訓練身體任何部位的肌肉一樣,訓練你的腸道。

H:整體性的療癒

你的腸道不只是一臺為了消化食物而獨立作業的機器。它是構成獨一無二的「你」這個更大整體中的一部分,這個更大整體還包括了你的人格、情緒、肉體,以及不同的器官系統。這一切彼此間互相聯繫。當我們講到治癒你的腸道,我們的視野必須超脫腸道微生物或膳食選擇,並拉遠放大,觀看「你」這個令人驚嘆的個體,還有你生活中某些方面的過去和現在如何影響你的消化功能。GROWTH 策略的最後一步,就是致力於提升人類健康,同時在提高你腸道健康的情況下,治癒你整個身體。我們將在第八章進行這件事。

你們都準備好開始了嗎? 好,讓我們動手吧! 在下一章裡,我將探討食物敏感性三大病症,然後分享兩個方案——腸道發酵碳水化合物和組織胺不耐。讓你在覺得準備好的時候,將限制-觀察-努力重新加回運用在這些方案上。

▶ 欲查看本章所引用的13篇科學文獻,請造訪 theplantfedgut.com/cookbook。

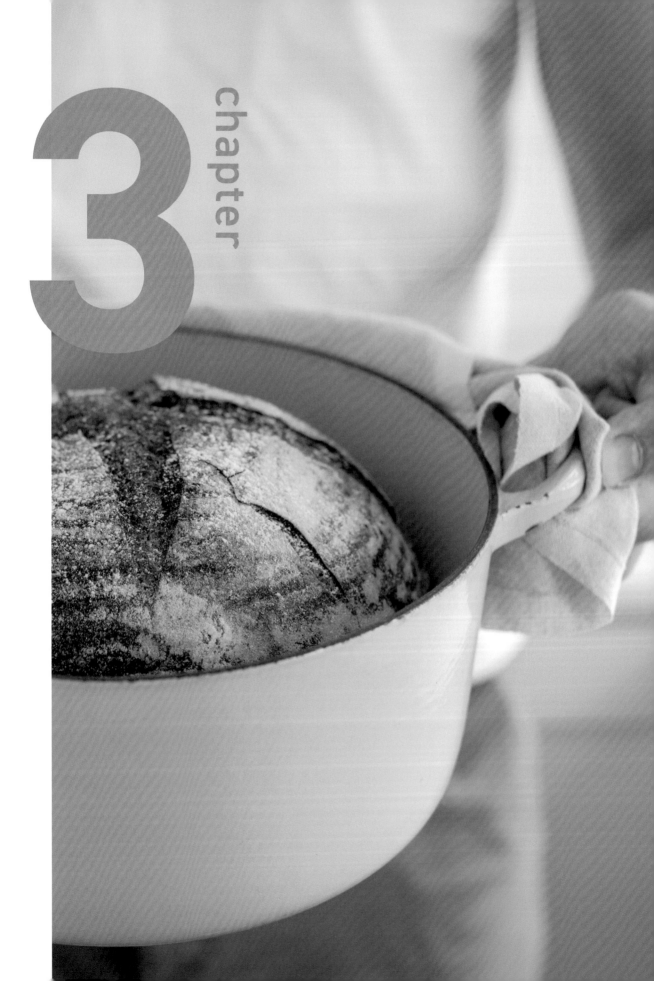

3 chapter

先排除食物敏感性三大病症

讓我們找出造成你症狀的根本原因

　　讓我們暫時將 GROWTH 策略放在一邊，並且暫停我們很快便將著手進行的、透過美味食物檢驗這個策略。在我們開始之前，想先把焦點集中在我認為的食物敏感性三大病症上——便祕、乳糜瀉，還有膽囊功能異變。如果你懷疑自己患有三大病症之一，你的治療方法必須先對付該項病症。即便腸激躁症是最常見的原因，但我之所以考慮這三大病症，是因為它們是食物不耐症的常見原因、且高度可治療的，一旦你將它們治癒，將會發現自己的食物不耐症明顯改善。我最不想要看到的，就是如果有可辨識的根源，而這根源能被迅速治療，治癒後能明顯改善你的消化能力，你卻為了改善食物不耐症仍逆風前行、掙扎奮鬥。所以在記住這一點後，讓我們鑽研調查這三大病症，還有其他我希望你知道的、引起食物不耐症的原因。

便祕

在我的診所裡，導致脹氣、腹脹，還有食物敏感性的頭號原因就是便祕。有如此多人問題的根源乃是便祕，他們卻沒有認知到自己便祕這件事是很難以置信的。如果你每天排便，或甚至一天腹瀉好幾次，你可能會想要跳過這一段——但信不信由你，你仍可能患有便祕！便祕並不是以排便的頻率來定義。恰好相反，便祕是糞便未充分排出而導致的症狀表現或消化紊亂。

糞便未充分排出的情況可分為許多類型。有些人整個星期都沒有排便。另外一些人排便較為頻繁，可能是每天，但必須努力使勁才能將糞便排出。他們用盡力氣只排出一點點或者是奇形怪狀的糞便，他們會排便多次，大解一次，然後30分鐘後得再上一次廁所，否則他們會覺得沒有將糞便全部排出。這些都是便祕所表現出來的眾多面貌。這也是為什麼你在每天都能排便的情況下，卻仍然便祕的原因。

然後，有我們稱之為「溢出性腹瀉」的狀況，也就是一天數次排泄出鬆散、水狀的糞便。如果你經歷這個狀況，你或你的醫師可能會假設你患有腹瀉，而你需要服用止瀉劑來減緩你的腸道運動，這樣的處置只會讓情況更糟。那是因為問題並不是腹瀉，那是以腹瀉方式表現出的便祕。這怎麼可能呢？基本上，大腸內有一節卡住而且無法移動的固態糞便。因為沒有更好的表達方式，你可以想像堵住水路的原木。所以固體的東西倒退回去，但是液體可以潛行通過裂縫和縫隙，下降到最底部，在那裡以腹瀉的方式爆發出去。止瀉劑會使問題惡化。溢出性腹瀉充滿矛盾的解決方法就是讓這個人排便，我通常會用快速的腸道沖洗做到這件事。

有便祕的患者幾乎百分之百都有脹氣和腹脹的問題。這是未完全排便最常見的表現。不過隨著便祕而來的，還有一些相當常見的其他症狀：腹部幾乎任何地方都會出現的腹痛、反胃或噁心、在餐後很快地飽脹、喪失食慾或厭惡食物，甚至還有胃酸逆流。經常出現倦怠，有時候還有腦霧。許多我的患者會給我看他們在上午7點胃裡空空如也的照片，然後第二張上午10點的照片中，則顯示出隆起突出、好似懷孕一般的腹部。那些現象背後的原因幾乎總是便祕所造成的。

想知道你是否患有便祕，最好的檢驗方法就是影像檢查。你可以選擇腹部 X 光或電腦斷層掃描。無論哪一種方法，都能在你詢問放射科醫師，希望得知是否便祕時幫助到你。問題是，放射科醫師每天要判讀幾十個研究對象；他從未聽過你的講述，更別說見過你了；因此往往不會關注糞便的狀況。結果導致放射醫學的研究通常被判讀成「正常」，但更進一步檢查會顯示便祕與症狀有關，且解釋了這些症狀。也是因為這個原因，我自己重新審視了所有影像檢查，好讓自己能將親眼所見的狀況，與病患對我描述的情況連結在一起。

所以患有便祕的人幾乎也都會經歷食物敏感性的問題。這些敏感性通常不具專一性，這意思是說，他們會對許多不同的食物敏感，此外症狀似乎也沒有可再現的模式。在這種情況中通常問題是便祕，而不是食物本身。

當便祕獲得充分的治療時，這些食物敏感性問題會有所改善，許多時候還會完全消失。

解決方法就是建立規律。你的身體因有規律而苗壯。當我們便祕時，我們失去規律，也失去了平衡。我們需要讓事情再次向前推動，並且讓排便毫不費力、徹底完全，並令人愉快的流暢狀態。我100%是認真的——良好、健康的排便絕對是你一天當中最精彩的時刻！你應該對它有所期待，而且在之後覺得心滿意足。如果你沒有的話，我們就有工作要做了。

我不建議你在便祕的時候做任何飲食上的改變，因為食物敏感性的問題會因便祕而放大加劇。如果你開始在你的飲食中加進更多植物，你將會經常感覺脹氣和腹脹，而且腹痛還會變得更嚴重。你反而應該先將注意力集中在恢復腸道規律上。一旦你建立良好規律且徹底排空，你的感覺會好非常多，而且也能夠在沒有食物敏感性擋道的情況下處於最佳狀況，開始將食物重新加回。

為了恢復規律，首先你必須瞭解便祕是由兩項主要因素造成的。第一項是腸道的活動能力。腸道活動能力緩慢的人要充分排空腸道時必須努力使勁。這通常伴隨著堅硬、塊狀、表面凹凸不平、有裂縫和破裂的糞便，或是像高爾夫球一樣的糞便。這種情況的解決方法是幫忙糞便順利移動，一般我們可以透過自然的方法做到這一點：

- **一天至少喝6杯水（理想情況下是8杯）。** 你的糞便像是一節原木。我們需要讓那節原木浮在水面順流而下。不要讓它擱淺在岩石上變乾。

- **增強你的體能活動。** 當你活動時，你的大腸也會蠕動以排出糞便和氣體。那正是我們試圖達成的事情，不是嗎？

- **慢慢地增加你的纖維攝取量。** 纖維攝取量增加通常能幫助腸道蠕動通便。你可以考慮加進洋李乾、燕麥、亞麻籽粉，或是奇亞籽，隨著時間慢慢加量。

- **考慮服用纖維營養補充品。** 我是這些補充品的堅定信徒，而且已經用它們在我的診所中獲得極大的成功。其中一些選項包括小麥糊精（wheat dextrin）、阿拉伯膠（acacia powder）、洋車前子（psyllium husk）、半水解關華豆膠（partially hydrolyzed guar gum），還有葡甘露聚醣（glucomannan）。永遠以低劑量開始，而且要慢慢來。如果你覺得這些補充品讓情況惡化就停止服用。

有攝取過多纖維這回事嗎？

人們經常會問我，有沒有纖維攝取過多這回事。當然有。事實上，任何事物都可能被攝取過量並成為問題。儘管我們應該努力增加我們的纖維攝取，並享受隨之而來的健康益處，但有時候食用的時機不對，或者攝取量超出了當時你能夠處理的分量。便祕可能就是這樣的時機之一。許多人在便祕時就開始大量食用纖維，結果他們感覺更糟了。會發生這種情形的原因，是由於你持續處於便祕狀態，那麼纖維只會靜止在那裡並發酵，產生更多的氣體。信不信由你，甲烷氣會減緩腸道活動性。最後我們會進入惡性循環，便祕引起脹氣，然後導致更嚴重的便祕。解決方法就是在加強你的纖維攝取前，先專注在恢復健康的規律上。如果你能讓腸道蠕動排便，你就打破了惡性循環。當腸道已經在蠕動時，纖維對維持腸道的活動來說是非常好的，但是對某些腸道處於嚴重堵塞狀態的人來說，纖維有可能會引起麻煩。先讓腸道動起來，然後食用更多的纖維讓腸道維持蠕動。

● **在就寢前補充鎂。** 鎂對睡眠、焦慮、頭痛，此外還有便祕都非常有好處。一般來說，你能夠選擇氧化鎂、檸檬酸鎂，或是硫酸鎂。劑量取決於配方，而且在開始服用前先檢查你的鎂濃度水平，並在達到穩定劑量後再次檢查。

近在幾年以前，我們只從活動的角度認真思考便祕的問題。不幸的是，我們遺漏了非常重要的事。活動性很重要，但如果你無法放鬆臀部肌肉，你是不可能排便的。我並不是指臀大肌／臀部／屁股。我說的是你的肛管和組成骨盆底的另外四塊肌肉。它們在那裡的作用是防止失禁，幸好它們通常都運作良好。那道屏障的設計旨在讓我們的內褲保持清新，直到我們懸空坐在馬桶上，有意識地選擇啟動一系列骨盆肌肉的同步放鬆，為微生物魚雷的發射清出一條路來。不幸的，我們有許多人在想要排便時，將上述情況視為理所當然，認為這些骨盆肌肉會按照我們的要求行動。對許多我的患者，還有你們當中的一些人來說，這並不是事實。

有一種被稱為骨盆協調不良的病症，這種病症會使肌肉在它們應該放鬆的時候無法放鬆，在某些病例中，這些肌肉實際上還發生收縮。這導致了一種情況，排便唯一的方法就是用力推，這樣做通常會滑出一點點小硬塊。或者，人們會感受到發生詭異的糞便形狀，或感覺他們好像永遠沒辦法將糞便排空。另一項症狀是大解過一次後，接著在45分鐘後得回到廁所再大解一次。這一切都表明是骨盆協調不良。

對許多人來說，要治療骨盆協調不良需要與一位骨盆治療師合作，骨盆治療師事實上就是專精於骨盆底問題——腸道和泌尿系統的物理治療師。無論如何，首先你可以嘗試的，就是讓在上廁所時，把你的骨盆肌肉調整到適當的位置。以下是做法：

- 以膝蓋高於臀部的姿勢坐著（如果有需要的話，利用腳凳或其他平面、穩定的物品）
- 身體向前傾斜，將手肘放在膝蓋上
- 放鬆並讓你的胃部突出
- 挺直脊椎。

在一部分病例中，便祕對第一線的介入治療沒有反應。這時需要進一步的肛門直腸壓力檢查和排便影像檢查。從一開始就與一位合格的醫事人員合作，以確保你的計畫能切合你的需求是很重要的。

乳糜瀉

乳糜瀉是一種免疫介導的發炎性疾病，在這種疾病中，免疫系統會在你食用麩質時被觸發。在自然界中，麩質是一種可見於小麥、大麥以及裸麥中的蛋白質。但在真實世界裡（大多數人並非真正食用全穀類的世界），麩質，嗯，隨處可見。它存在於大多數的加工食品、熟食肉、醬油、化妝品，還有許多處方藥中。馬鈴薯本身是不含麩質的，但是，如果你去的餐廳所供應的薯條是用接觸過麩質的油烹調的，那麼這些薯條就被污染了。

過去幾年來，麩質與乳糜瀉之間的關係引發了整整一個世代散布恐懼心理的影響者、書籍及產品。麩質並不是人們所認為的食物怪獸，我將在第四章中對此進行更多討論。不過讓我徹底講清楚——如果你患有乳糜瀉，我們會需要知道，因為如果出現這種情形，那麼你餘生的飲食都需要是無麩質的；沒有如果、以及，或者但是。

乳糜瀉有很多不同的表現方式。典型的有腹瀉、腹脹、脹氣，還有餐後腹痛，但也有可能伴隨著便祕。還有因吸收不良而造成的體重減輕。也可能會發生缺鐵性貧血，導致倦怠。在腸道的範圍之外，乳糜瀉可能伴隨著關節炎、牙齒琺瑯質缺損、骨質疏鬆症、肝指數上升、神經性症狀甚至不孕症等一起出現。最後一點，我曾在完全沒有症狀出現、但家中一等直系親屬患有乳糜瀉的人身上診斷出這種疾病。最重要的是，要將乳糜瀉視為是食物敏感性症狀的可能性。對任何可能抱持開放的心態。如果有可能性存在，那麼你就必須針對該項可能性進行適合的檢驗。

乳糜瀉是遺傳驅動的病症，這意思是說，如果你不具有致病基因，那麼你就不會罹患這種病症。所以，選項之一就是進行遺傳檢定檢驗。那是一種非侵入性的血液測試，如果檢測結果顯示不具該基因，就證實你沒有罹患乳糜瀉。然而，如果該基因存在（在白種人中，大約三人會有一人有），那麼我們能夠證明的，就是乳糜瀉可能會發生。事實上，即使你具有該基因，你還是有97%的機率不會罹患乳糜瀉。但如果你是遺傳陽性，就需要做額外的檢驗來確定它是否存在。

許多醫事人員會要求進行一項被稱為組織型轉麩醯胺酸酶（tissue transglutaminase）的非侵入式抗體血液檢測，以確定是否有乳糜瀉。多年下來的傳統教學中，認為上述方法是很好的檢驗法，而且能協助我們排除乳糜瀉的可能性。不幸的是，那已經被證實不是真的。大多數我診斷的乳糜瀉病患，抗體檢驗都是陰性，這是因為在腸道中發生的變化，還沒有成熟到能啟動抗體的地步。不過別搞錯了。這些病人同樣受許多症狀所苦，而在乳糜瀉被診斷出來、並採行無麩質飲食後，就以有效的方式獲得改善。

乳糜瀉的黃金標準檢驗方法是上消化道內視鏡檢查（upper endoscopy），再加上小腸的多重活組織切片（biopsies of the small intestine）。為了正確地進行這項檢驗，你必須在檢查前食用麩質——每天食用一片含有麩質的麵包，持續至少兩週。內視鏡檢查中所取得的活組織切片絕對可以回答關於乳糜瀉是否導致你的症狀。說到底，那是我們試圖回答的問題。

如果你完全相信自己患有乳糜瀉，為什麼不乾脆探行無麩質飲食呢？

你可能以為自己患有乳糜瀉，那你最好改變你的飲食同時省略檢驗的步驟。但為什麼這不是個好主意？我可以給你三個理由。第一，你是否患有乳糜瀉或許可以從你的家庭中看出端倪，因為它是經由遺傳傳遞的，因此有一份完整的家族病史會是件好事。第二，檢驗結果對你可能有其他的含意。患有乳糜瀉的人罹患甲狀腺疾病（尤其是橋本氏甲狀腺炎〔Hashimoto's autoimmune thyroid〕）、胰臟炎，還有肝臟疾病的風險會增加——這只是其中幾種。第三，罹患乳糜瀉代表你必須有比其他人更高的無麩質飲食標準。你必須超級嚴格。如果你沒有乳糜瀉的問題，可以偶爾作弊一下，來塊你看中的餅乾。但乳糜瀉患者沒有這種選擇。如果你患有乳糜瀉，必須嚴格遵守無麩質飲食，如果你沒有，那麼就是在增加罹患心臟疾病和癌症的風險。

膽囊功能異變

　　大部分的醫學院教科書說，膽囊有問題的人會出現右上$1/4$腹部疼痛，這種疼痛會在用餐後30分鐘到60分鐘擴散到背部。好，拿起那本教科書扔到你身後，讓我告訴你關於膽囊的最新發展。

　　膽囊是一個位於你的右上$1/4$腹部、肝臟下方的小小袋子。它的職責是儲存肝臟所分泌、被稱為膽汁的液體，膽汁能幫助我們消化飲食中的脂肪。當我們吃下一頓飯、尤其是高油脂的餐點時，我們的膽囊會擠壓釋放這種消化液，流經一系列幾乎像滑水道一般、被稱為膽管的管道。膽汁潑濺到在胃之後的小腸，在此地與食物混合並發揮作用。

　　現在的問題是，膽囊有無數種方式能導致症狀。在那些症狀中，右上$1/4$腹痛輻射到背部的典型教科書範例大概占20%，這就是為什麼我們要跳脫出醫學教科書框架的原因。膽囊可能會引起中上腹疼痛、右上$1/4$或右下$1/4$腹痛，或右側背部疼痛。我曾經看過膽囊引起的胸痛，那與胃酸逆流很相似。如果你的胸部疼痛，很自然地，你需要先確認你的心臟安然無恙。膽囊不會引起身體左側的疼痛，無論前側或後側。所以，如果疼痛部位在身體左側，那就不是你膽囊的問題！

B 博士的建議

　　在評估膽囊問題時，我會提出關鍵性的問題之一是疼痛是否會讓患者由睡夢中醒來。人們可能會罹患最嚴重、最失控的腸激躁症，但當他們休息時，這病症也會跟著休止。膽囊問題卻不會。它不會在乎是不是凌晨三點、且明天對你來說十分重要。膽囊疼痛任何時候都可能發生，而夜間症狀是我探查的主要線索。

　　然而，膽囊的問題不只是關於疼痛。事實上，有時候疼痛根本不會發生。膽囊問題也可能會導致慢性反胃、脹氣和腹脹，還有餐後不適。正是因為這個原因，對任何受食物不耐症之苦、或有高升糖指數（GI）問題的人，我都會想到發生膽囊問題的可能性。

　　我的職責是確定膽囊是否實際上就是問題的根源。我的方法有三個步驟：

1、使用像是超音波或電腦斷層掃描等技術進行膽囊影像檢查，以確保沒有膽囊發炎（膽囊炎）和膽結石（膽石症）等這些能解釋症狀的因素。

2、用核子醫學膽道攝影（HIDA）來評估膽囊功能。膽囊在用餐後會收縮，將膽汁擠壓出

來。藉由核子醫學膽道攝影，我們可以量化膽囊所擠出膽汁的量，而這個分量應該要超過儲存量的35%。如果未達到這個量，就表示膽囊活動性有所減損，而這可能就是症狀發生的原因。由此我可以發現大多數的膽囊問題，所以同時進行影像檢查和核子醫學膽道攝影兩者是很重要的。

3、確定所發生的症狀找不出其他解釋。

要確定膽囊是否就是問題的起因有一個萬無一失的辦法——將膽囊移除。但是如果事後證明膽囊移除沒有必要、而且症狀仍然持續出現的話，那這個萬無一失的辦法會讓人感覺非常愚蠢。因此，在對膽囊問題做出任何決定時，最好的方法是謹慎行事，在做出充分知情的選擇前，收集所有你能獲得的訊息。最後一點，得到一位合格醫事專業人員的好建議是很重要的。

膽囊問題不存在簡單又有效的解決方法，但有證據顯示，富含纖維、植物性蛋白質，還有不飽和脂肪的全食物、以植物為中心的飲食，能減少我們發生膽囊功能異變的可能。咖啡也被發現具有保護效果，我個人對這一點是喜聞樂見的。另一方面，隨著來自紅肉和加工食品，以及其他超精製穀類當中的飽和脂肪和膳食膽固醇攝取量的增加，膽囊疾病也變得更為常見。

在三大病症之外

食物敏感性三大病症實際上並不是造成食物敏感性的三種最常見原因，但它們是我要一再確保從食物不耐症患者身上排除的三種病症，這是因為，如果有這三種病症存在，它們會被快速治癒，而在這種情況下，食物不耐症將會出現顯著的改善。

但是仍然有更多的可能性，所以我想迅速提出並簡略地講述幾種可能成為你症狀根源的病症。

- **與胃酸相關的問題：**在腸胃病學家間也被稱為胃酸失調，這些問題可能包括胃部或小腸的潰瘍、被稱為胃炎的胃壁發炎疼痛，或者是胃食道逆流症（gastroesophageal reflux disease）。這些問題會發生在胃酸分泌與胃壁的防禦機制之間失衡時。上消化道內視鏡檢查能診斷出一部分病例，但並非全部。最終可行的方法，會選擇使用高劑量藥物減少胃酸，治療四到六週後觀察症狀是否緩解。
- **胰臟功能不全：**這意思是指胰臟無法製造出能讓你消化食物的足夠消化酶。這可能發生在胰臟受損的人（胰臟炎），或是那些切除了部分胰臟的人身上。但也可能隨著我們老化

而自然發生，或者與糖尿病、乳糜瀉、吸煙一起發生，或是發生在切除部分胃部的人身上。這個問題有可能被飲食中的脂肪觸發，因為脂肪是我們的胰臟最難以分泌足夠酶來消化的一種營養素。可利用一種被稱為糞便彈性蛋白酶（fecal elastase）的標記進行檢驗，來找尋糞便中過剩的脂肪，或進行胰臟酵素替代療法（trial of pancreatic enzyme）。

B 博士的建議

非處方（OTC）可取得的消化酵素與你的胰臟所製造的那些並不一樣。非處方酵素是由植物衍生而來，因此並不會與你的胰臟酶有相同的生物功能。如果你有胰臟功能不全的問題，你會需要處方的胰臟酵素替代療法。

- **發炎性腸道疾病（IBD）：** 包括了克隆氏症（Crohn's disease）和潰瘍性結腸炎（ulcerative colitis）。這些問題是免疫介導的發炎性病症，在這些病症中免疫系統會發動攻擊，結果導致腸道發炎。從定義上看來，潰瘍性結腸炎只局限於結腸部位。從另一方面來說，克隆氏症可能會表現在從嘴唇到臀部的任何部位，不過最常見於結腸和被稱為迴腸末端的小腸最末段。這兩種病症也會在腸道以外的部位表現出症狀，像是口腔潰瘍、關節痛或背痛、起疹子、肝臟或眼睛問題，還有血栓。大腸鏡檢查可以排除潰瘍性結腸炎，並能夠辨識出大多數的克隆氏症。有時候需要堅持和完整的評估才能查找出克隆氏症，所以如果可能的話，或許需要進一步的檢驗。

B 博士的建議

如果你因為慢性腹瀉而進行大腸鏡檢查，絕對要確認你的醫師有為檢測顯微鏡性結腸炎（microscopic colitis）收取活組織切片。結腸看起來似乎是正常的，但活組織切片會讓病症顯現出來。這個問題通常不難治療，但你需要確認它的存在才能治療。

- **膽酸吸收障礙（BAM ！）：** 膽汁由肝臟釋放，能幫助我們吸收脂肪，但在膽酸吸收障礙的病例中，多餘的膽酸實際上會刺激腸壁並導致腹瀉。這個問題經常發生在那些移除膽囊的人、在小腸最末段（稱為迴腸末端）動過手術的人，或是那些患有克隆氏症的人身上。這個問題可以簡單地用膽鹽吸附劑（bile salt）進行治療。

- **腸激躁症 (IBS)：** 我把可能是最常見導致食物不耐症的原因放在最後。為什麼不將它放進食物敏感性三大病症中？原因是，我的 GROWTH 策略是關於治療因腸激躁症或消化功能其他失調而引起的食物不耐症。三大病症是我想要確定沒有出現的疾病，因為如果它們存在，那麼你需要先治好它們，讓它們不要礙事。但如果沒有發生這三大病症，你最後就會得到腸激躁症候群的診斷。這種病症的表現會伴隨著腹痛和排便習慣的改變。症狀在你排便後會有所改善。沒有檢驗能證明你患有腸激躁症，因此通常會以你是否出現症狀的模式，還有你已經排除了其他一切而做出診斷。

嘿醫生，你怎麼看小腸菌叢過度增生（SIBO）這件事？

小腸菌叢過度增生，即 SIBO，是網路上最熱門的健康議題。但是，你還沒有看見我對此發表多少評論，這是有很好的理由的。原因就是這個議題背後的科學並不清晰。小腸菌叢過度增生真的存在嗎？是。對於小腸菌叢過度增生，我們有可靠的檢驗方法嗎？當然沒有。

無論是在診所中，還是為了研究目的，非侵入式呼氣檢驗通常會被用在 SIBO 的診斷上。但有一個問題：呼氣檢驗極度不完善，充滿了極高比例不可接受的偽陽性和偽陰性。黃金標準檢驗法是在進行內視鏡檢查期間，由小腸取出一份無菌的培養物。不幸的是，這依舊是個有瑕疵的檢驗方法。細菌的過度生長可能是分布不均的，局限在檢驗過程中，腸道其他未被取樣的部分，從而導致偽陰性的結果。

在一項最近發表在《自然通訊》(Nature Communications) 的研究中，他們證明我們的「黃金標準」(gold standard) 檢驗通常與患者的症狀無關，而且往往反映出他們的飲食偏好。高纖維飲食在使用小腸組織培養時，會導致偽陽性結果！但在另一方面，利用 16S 核糖體 RNA 技術所進行的微生物菌叢分析則顯示，許多有症狀的患者都有微生態失調的情形，而且都喪失了小腸內的生物多樣性。這代表的意義是，在我們的黃金標準檢驗法都不準確的情況下，我們面臨了檢驗的問題。

如果你沒有辦法正確地進行檢驗，你要如何知道該治療誰？還有，我們如何能信任依靠有嚴重瑕疵檢驗方法的研究報告？我的確期望未來有更好的檢驗方法能用於研究和臨床目的，但我們現在還沒有達到那一步。不管有用與否，對於那些 SIBO 檢驗陽性或相信自己患有 SIBO 的人，我的方法是，先對其他導致他們症狀的原因進行評估。大多數時候，我會發現其他的成因，而我

將會先治療那個問題。如果沒有，我通常會以治癒他們的微生態失調為目標，從採用飲食方面的手段開始。事實上，在這項《自然通訊》的研究中，他們發現導致小腸失調的兩個主要因素是減少纖維量攝取，以及近期正接受抗生素治療。在一項小型研究中，他們發現減少纖維攝取並增加糖的攝取會讓腸內微生態失調的情況加劇並誘發症狀。SIBO 常見的治療方法通常包括減少纖維攝取，以及週期性的服用抗生素。此外還有草藥抗菌療法（herbal antimicrobial protocols），人們通常會發現這種療法不太一樣，因為它們不是藥物，只不過它們的作用與抗生素一致，但缺乏研究來支持這類療法的療效或確定它們的風險。這讓我很擔心，因為目前這些治療方法復發率非常高。這些治療方法對腸道微生物菌叢可能有長期附加損害，還可能導致抗生素抗藥性不斷增加。正如你所見，我對我們尚未足夠理解情況這一點有所擔憂，而且直到我們有更好的研究和更好的檢驗方法前，我都將繼續假設他們患有微生態失調的方式治療我的患者，並利用本書所敘述的技巧來幫助他們。

如果我所有的檢驗都是陰性怎麼辦？

我會例行接診到對一直生病感到厭煩，而且極為挫敗、以致於他們只想被診斷出得到某種或任何疾病。我完全瞭解他們的心路歷程，不過知道你並未罹患大腸癌或克隆氏症總是一件好事。我想讓你知道的是，有某種原因導致你的症狀，而每一種檢驗都讓我們往釐清這個原因更接近一步。光是藉助標準檢驗可能無法辨識出特定的病因，但它能夠讓你從清單上劃掉好幾個不同的可能性。你在縮小清單的範圍，而且讓真相變得清晰。

此外請記得，大多數發生頻率最高的食物敏感性原因——腸激躁症、受損的腸道微生物菌叢、與食物間的關係失調，都沒有檢驗方法可以證明它們存在。沒有血液或糞便檢驗能夠告訴你這些就是造成你食物敏感性的原因。它們是透過排除其他可能性，還有瞭解相應病史後做出的診斷。

不過還是有好消息：GROWTH 策略是專為患有這些疾病的人所設計的。因此關鍵是與一位合格的醫事人員合作，他能協助指導你，確保你正確瞭解你症狀的起源。如果你正在尋求額外的支援，並且希望掌握更深層知識來了解這個問題，請加入我的植物餵養腸道大師班（The Plant Fed Gut Masterclass）。

只要我們正確地辨識出問題的根源，建立處理它們的計畫，那麼現在就準備好進入 GROWTH 策略的下一個階段利用限制－觀察－努力加回的方法，來辨識特定的食物不耐症。

▶ 欲查看本章所引用的 49 篇科學文獻，請造訪 theplantfedgut.com/cookbook。

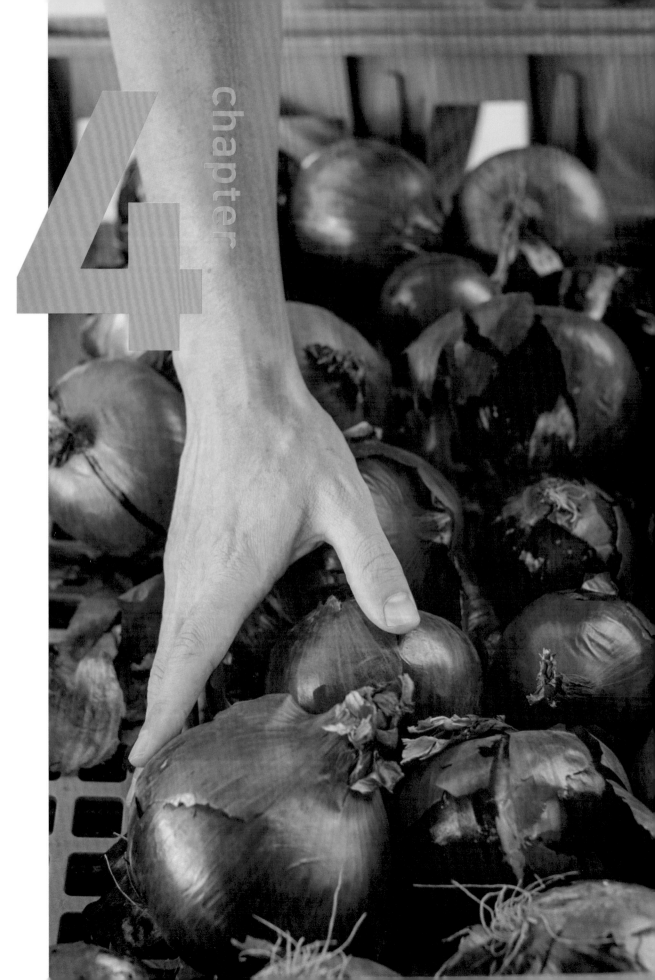

FODMAPs
可以是我們的朋友！

掌握和享用腸道發酵碳水化合物
所需要的食譜和策略

在作為一名腸胃病學家的工作當中，我已經發現食物不耐症可分為兩個主要群體：腸道發酵碳水化合物（FODMAPs）和組織胺。本章我們將著手處理 FODMAPs 的問題，在第五章處理組織胺的問題。

你過去可能聽說過 FODMAPs，尤其是你曾經因為消化症狀而尋求協助。當有人腸道敏感時，最常被提起的兩種食物就是乳製品（乳糖）和麩質。這兩種食物都被歸類在 FODMAPs 的框架下，我們將在稍後討論它們以及更多相關的內容。FODMAP 是串首字縮略語，代表的是可發酵的（fermentable）寡醣（oligosaccharides）、雙醣（disaccharides）、單醣（monosaccharides），還有（and）多元醇（polyols）。說真的，我們現在討論的是糖、糖醇，或者是接在一起的短鏈糖（2到10個互相連接）。我們之所以將它們分在同一群中，是因為它們在腸道中的表現非常相似。

FODMAPs 通常無法被良好地吸收，因此他們會將水分拉進腸道裡。這就是為什麼它們會引起腹瀉的原因。它們也能被我們的腸道微生物發酵，這會導致氣體產生——甲烷、二氧化碳，還有氫氣。就像我們在第三章中所學到的，甲烷事實上會減緩腸道的蠕動，引起便祕。所以 FODMAPs 可能會導致腸道因為固體、液體和氣體的混合物而變得擴大腫脹。腫脹會引發疼痛、腹脹感，還有如同懷孕般脹大的腹部（甚至在男人身上也是）。腫脹還會引起一場拔河——我們腸道中增加的水分會導致腹瀉，然而甲烷氣會把我們腸道的蠕動猛然關閉，導致便祕發生。哪一方會勝出？只有時間能證明一切，但唯一你能夠確定的，就是那裡是一團糟。

難怪去除 FODMAPs 會和消化症狀的改善連結在一起。由澳洲墨爾本蒙納許大學（Monash University in Melbourne）的一個研究團隊所發展出來的低 FODMAPs 飲食法，在隨機對照臨床試驗中已經被證實能夠改善腸激躁症候群的症狀。具體說來，就是腹痛、腹脹，以及整體症狀的改善。

為了終結你悲慘的消化症狀，永遠避開 FODMAPs 看起來似乎是一件明顯的事，但是我們將用 GROWTH 策略來限制、觀察和努力將其加回，而不光只是消除它們。讓我告訴你這是為什麼。

FODMAPs 有五種。它們是：

O—寡醣（Oligosaccharides） **由3到10個糖連接在一起**	• **果聚醣（Fructans）**：由果糖串連在一起的組合，需要腸道微生物才能被消化。你可以在大蒜、洋蔥、小麥、蘆筍、朝鮮薊中發現果聚醣。食品添加劑低聚果糖（FOS）和菊苣纖維（inulin）也是果聚醣。 • **半乳聚醣（即 GOS）**：由半乳糖串連在一起的組合，需要腸道微生物才能被消化。你主要會在豆類中發現它們——豌豆、扁豆，還有橢圓或實心的豆子（beans）。
D—雙醣（Disaccharides） 由2個糖連接在一起	• **乳糖（Lactose）**：出現在牛奶和大多數的乳製品中。它的吸收需要小腸中一種叫做乳糖酶的消化酵素。未被吸收的乳糖可能會由大腸的微生物群進行處理。
M—單醣（Monosaccharides） 一個糖	• **果糖（Fructose）**：可見於大多數的水果、部分蔬菜，還有蜂蜜中。芒果是獨一無二的，因為它們含有果糖而沒有其他的 FODMAPs。果糖也曾被濫用在人工生產高果糖玉米糖漿上。

- **多元醇（Polyols）**：甘露醇、山梨糖醇、木糖醇，還有赤藻糖醇，都是自然生成的多元醇，你可以在各種蔬菜、水果、蕈菇，還有部分發酵食品中發現它們。然後還有所有的人工甜味劑：乳糖醇、麥芽糖醇，以及巴糖醇。大約 1/3 的多元醇會在小腸被吸收，其他的則會接觸到我們的腸道微生物。

關於上表，注意到任何事了嗎？或許是一個主題？五種 FODMAPs 中，有四種是植物性纖維食物。這意思是它們含有纖維，而我們已經知道纖維對我們的腸道微生物是有好處的。但這些食物——果聚醣、半乳聚醣，還有多元醇，對我們的腸道微生物還有更多好處。驚喜！這些一直受到詆毀的 FODMAPs 事實上是益生元。根據益生元的概念，這些在小腸中逃過消化作用的碳水化合物，能透過它們對腸道微生物的影響產生健康益處。它們能增加像是雙歧桿菌（Bifidobacteriaceae）和乳酸桿菌（Lactobacillaceae）的數量，而且能經過一系列的代謝步驟中被分解生成短鏈脂肪酸，纖維不是唯一一種益生元。現在你知道了，FODMAPs 也是一種益生元。

如果這個關於 FODMAPs 的理論為真，那麼我們應該看到低 FODMAP 和高 FODMAP 飲食之間不同的影響。嗯，那正是我們所看到的。雙歧桿菌（Bifidobacteria）是已知對生成短鏈脂肪酸有幫助的健康微生物，它們能抑制有害微生物，同時還能優化我們的免疫系統。你也會發現，受腹痛所苦的人，體內的雙歧桿菌數量較低。相較之下，不健康的微生物沃茲沃斯氏嗜膽菌（Bilophila wadsworthia）則會因為從動物性飲食中攝取的飽和脂肪而蓬勃生長。這種細菌會促使發炎反應、腸壁機能障礙，還有膽酸代謝失調，因此與發炎性腸道疾病、大腸直腸癌、脂肪肝，還有糖尿病有所關連。在理想狀況下，我們會希望有多一點的雙歧桿菌、少一點沃茲沃斯氏嗜膽菌，對吧？好吧，低 FODMAP 飲食已被發現與較少雙歧桿菌和更多的沃茲沃斯氏嗜膽菌有關。唉呀！倒是高 FODMAP 飲食能帶來我們想要的效果——更多的雙歧桿菌、較少的沃茲沃斯氏嗜膽菌。我跟你說過，FODMAPs 可能會是你的朋友。

我應該為了益生元的效果而食用乳糖嗎？

不，你不應該。事實上，在處理一名有食物敏感性、腹脹、腸胃脹氣，或腹瀉的患者時，我會做的第一件事就是剔除乳製品和人工甜味劑。這是兩種飲食裡最常見、應該被減少的罪魁禍首。至於乳糖的益生元益處，瞭解乳糖是一種有條件的益生元這一點是很重要的，這意思是說，只有在能逃過小腸內的消

化作用時，乳糖才會成為益生元，對許多人來說，這表示他們不會接收到任何來自飲食中乳糖所帶來的益生元益處。有部分證據顯示，乳製品對腸道微生物群可能是有益的，但最近一篇系統性文獻回顧（systematic review）的作者認為，這種有益的影響可能可以忽略不計，而目前缺乏夠多高品質的研究供我們得到明確的結論。還有喔……提出乳製品有益腸道微生物的研究是由乳品工業所贊助的。由乳品工業贊助的研究很常見，因為他們如果能找到或創造出一個積極的結果，那麼這個行業就能從中獲得利益。不幸的是，證明企業贊助的研究存在根本性問題的證據比支持食用乳製品的證據還更強而有力。在一篇近期發表於極受敬重的《新英格蘭醫學期刊》（New England Journal of Medicine）上、關於乳製品健康效應的文獻回顧中，食用乳製品被發現與骨折、攝護腺癌、子宮內膜癌、哮喘、濕疹，還有食物過敏等疾病風險的增高有關，更不用說還會導致溫室氣體的生成和氣候變遷、水資源的使用與污染，以及抗生素抗藥性。喝牛奶嗎？我可不要。

所以說，對，我們飲食中的 FODMAP 是我們腸道微生物的食物。但是營養並不只是關於站在人類健康益處的角度餵養腸道微生物群。顯然我們的營養學比那更為複雜，或者還有與腸道微生物群無關的方面。這就是為什麼我們要考慮成效研究的原因。簡單說來，就是我想知道當你吃下 1 顆蘋果或豆類（beans）會發生什麼事。或者當你用全穀類小麥取代了精緻小麥後會發生什麼事。

每一種植物，包括那些含有高 FODMAP 在內的，都有一個關於如何對你健康有益的說法，裡頭的健康益處超越了它們單一成分，換言之就是建立植物多樣性，並從所有植物中獲得益處時，效果甚至是更好的。讓我們來看看少數幾種已被證實對你健康有益的高 FODMAP 食物。

果糖 Fructose	芒果	對緩解慢性便祕來說，每天吃芒果比攝取含有近似分量的水溶性纖維營養補充劑更有效。
果糖 Fructose	蘋果	在 10 週的時間裡，每天吃 3 顆蘋果會帶來體重的減輕，然而每天吃有相同纖維含量和熱量計數的 3 片燕麥餅乾卻不會
多元醇（山梨糖醇）Polyols (Sorbitol)	酪梨	在沙拉或莎莎醬裡加進酪梨，能大幅提升促進健康的抗氧化物吸收（2.6 到 15 倍）。

多元醇 （甘露醇） Polyols (Mannitol)	西瓜	與食用熱量相同的低脂餅乾相比，連續4週每天食用新鮮西瓜可導致飢餓感降低、體重下降、收縮壓降低，還有血液中更高濃度的抗氧化物。
半乳聚醣 Galactans	斑豆	相較於安慰劑，食用斑豆能顯著地讓三酸甘油酯和低密度脂蛋白膽固醇 (LDL) 的濃度下降。
半乳聚醣 Galactans	芸豆、黑豆，以及斑豆	即使兩者碳水化合物的量相同，糖尿病患者在吃下包含豆類和米飯的一餐後，血糖濃度明顯比只吃米飯低。
果聚醣 Fructans	大蒜	一項系統性的文獻回顧，以及隨機、安慰劑對照試驗的統合分析顯示，大蒜能明顯讓收縮壓和舒張壓兩者都降低。
果聚醣 Fructans	小麥	食用全穀類小麥而非精製小麥能改變腸道微生物菌叢，還能減輕發炎的程度。

B 博士，麩質會觸發我的症狀嗎？

　　你們當中的許多人可能已經嘗試過無麩質飲食，或者至少聽說過無麩質飲食可以改善你的消化症狀這件事。傳聞是真的，但是麩質可能跟這種傳聞一點關係也沒有。快速複習一下：麩質是一種可見於小麥、大麥還有裸麥的蛋白質。麩質因為患有乳糜瀉的人而聲名狼藉，麩質會觸發那些患者的免疫系統，撕裂他們的腸道，並在體內肆虐破壞，造成全身性的大混亂。我們在第三章把乳糜瀉定義為你絕對需要排除在考慮範圍外的食物敏感性三大病症之一。所以我的經驗是，你要確定自己是否患有乳糜瀉，如果有，你餘生都必須採行無麩質飲食，沒有例外。小麥過敏與乳糜瀉不同，但也需要永久排除小麥。

　　但是麩質是不是非乳糜瀉小麥敏感（non- celiac wheat sensitivity）的起源呢？（編按：「非乳糜瀉小麥敏感」是指發生與乳糜瀉類似的症狀，但實際上並非乳糜瀉）證據顯示不是。在一個對有非乳糜瀉小麥敏感的人進行的雙盲安慰劑對照試驗中，沒有證據顯示麩質會使症狀加劇。事實上，比起低麩質或安慰劑來說，採行高麩質飲食的人整體症狀、腹脹還有胃腸脹氣的情況都更少了，而且糞便的黏稠度也更好。與安慰劑做比較時，也沒有證據顯示低麩質或高麩質飲食會導致腸道發炎增加。值得注意的是，雖然如此，參與這項研究的人確實在採行低麩質飲食時感覺更好。而有史以來我最喜歡的研究之一，是對

有非乳糜瀉小麥敏感的人進行的另一項雙盲安慰劑對照試驗，試驗中，有麩質隱藏在其中的早餐實際上比安慰劑引起的症狀更少。再讀一遍。是什麼觸發了症狀？觸發症狀的是果聚醣。小麥、大麥，還有裸麥都含有麩質，不過它們也含有果聚醣。如果你的非乳糜瀉小麥敏感會因為無麩質飲食而改善，證據將顯示那是因為你也一併排除果聚醣，所以讓你感覺好轉。

　　這不只是「B 博士的 FODMAPs 重要理論」。越來越多證據顯示，你為了消化健康而暫時排除的 FODMAP 食物，絕對有必要重新引進。在最近一項持續一年的研究中發現，在短時間的限制之後，透過重新引進 FODMAP 食物，他們基本上得以在改善消化症狀的同時，維持大量能治癒腸道的雙歧桿菌。重新引進能讓你在減輕症狀的同時，維持你腸道微生物健康。

　　但要達成這件事，你需要將你的飲食個人化。FODMAPs 對我們的腸道微生物來說是很好的食物，但如果你攝取超過你消化系統所能處理的量，它們就會造成嚴重的傷害。這不是第一次我們聽說太多好東西可能會對我們有害。你的存活需要氧氣和水，對吧？但是如果你吸入純氧的時間太長，你可能會氧中毒。如果你喝太多水，你會發生水中毒。對所有生命中的美好事物來說，都存在著一個理想的分量，如何定義不足或過剩自有其界線。在生物學上，我們將這個界線稱為耐受性，不過在現實世界裡，我們把它叫做最佳位置。我們要如何定義能讓我們在不會跨過引爆線、引起負面效應情況下獲得益處的最佳位置？你可以利用 GROWTH 策略。那正是我們要達成的目的，現在我們將用這個策略來找出我們對 FODMAPs 的最佳位置。

用實施 GROWTH 策略來辨識出你的 FODMAP 敏感臨界值

第一步 —— 限制

　　你需要減少你的 FODMAP 食用量，持續至少兩週。如果你有 FODMAP 不耐的話，你需要看到症狀的改善。我們的目標是，在我們在邁進將任何食物重新加回的步驟前，建立你能夠感覺良好的基準線。如果你覺得自己有所進展，但還沒有準備好進行重新引進，將暫時限制延長一或兩週是沒有問題的。然而，這是一種限制性很大的飲食，所以我不希望你在這個階段持續進行超過四週。

　　你可能會疑惑你到底該吃什麼。好消息！我們會讓這件事對你來說變得很簡單。你在本章節找到的所有食譜都是低 FODMAP 的。所以，在這個限制階段，你有以任何形式和任何順序運用這些食譜的自由。此外，如果你有我的第一本書《纖維動力》，你會發現《纖維動力》四週

計畫第一週的所有食譜都是低 FODMAP 的，因此也能在這個時期發揮作用。

第二步——觀察

在整個限制期間，你要利用我們在第三章討論過的食物敏感性日誌來記錄你的感受。在著手採行低 FODMAP 飲食前一週開始記錄。確保你記下限制期間你症狀的改善，在我們開始將食物重新加回時，留存何種食物和何種分量會導致你經歷症狀發生的紀錄是有必要的。

第三步——努力重新加回

一旦你的症狀穩定下來，你就可以系統性地將每一種 FODMAP 一樣一樣地加回飲食中，用遞增的分量來確定你的食物不耐症臨界值。你可能會驚喜地發現你能耐受其中數種食物。我們會利用蒙納許大學教授的方法來測試個別食物，這應該能讓我們對哪一種 FODMAP 會讓你敏感還有致敏的分量有很好的概念。請記得，整個重新加回步驟期間，你將繼續採行低 FODMAP 飲食。

你會在三天內開始食用每一種 FODMAP。每個類別的食物你只需要測試一種。採用建議的食用分量，你將能夠從一餐食用一小份進步到可以食用整份。在這段時間你可能會有症狀產生。有點脹氣和腹脹是可以預期的，這甚至會發生在腸道健康良好的人身上。如果症狀嚴重，那麼你應該停止重新加回這種特定的 FODMAP，並且在你的食物日誌中，將引發你不耐症的分量記錄下來。

10種 FODMAP 挑戰

根據塔克與巴瑞特（Tuck and Barrett）發表於《腸胃病學與肝臟病學期刊》（Gastroenterology and Hepatology〔2017〕）的文章，以及研發理科碩士李・馬汀（Lee Martin, MSc RD）的著作《FODMAP 再挑戰與重新引進》（Re-challenging and Reintroducing FODMAPs）

腸道發酵碳水化合物	食物	第一天	第二天	第三天
半乳聚醣	杏仁	15顆	20顆	25顆
	罐裝鷹嘴豆（沖洗過）	2湯匙	4湯匙	6湯匙
	豌豆	2湯匙	4湯匙	6湯匙
果聚醣－穀類	全麥義大利麵	半杯	1杯	1杯半
	麵包（全麥／白麵包）	1片	2片	3片

果聚醣－大蒜	大蒜	$1/4$ 瓣	半瓣	1 瓣
果聚醣－洋蔥	洋蔥（任何種類）	一圈	$1/4$ 顆洋蔥	半顆洋蔥
果聚醣－蔬菜	捲心菜 （皺葉甘藍）	半杯	1 杯	1 杯半
	秋葵	8 根	12 根	16 根
果聚醣－水果	石榴	半顆小的石榴	1 顆小的石榴	2 顆小的石榴
	葡萄乾	1 湯匙	2 湯匙	4 湯匙
果糖	蘆筍	1 支	2 支	4 支
	蜂蜜	1 茶匙	2 茶匙	1 湯匙
	芒果	$1/4$ 個芒果	半個芒果	1 個芒果
多元醇－甘露醇	花椰菜	2 小朵	4 小朵	8 小朵
	芹菜	$1/4$ 支大根的 芹菜梗	半支大根的 芹菜梗	1 支大根的 芹菜梗
	地瓜	半杯	1 杯	1 杯半
多元醇－ 山梨糖醇	杏桃	半顆小的杏桃	1 顆小的杏桃	2 顆小的杏桃
	酪梨	$1/4$ 顆小的酪梨	半顆小的酪梨	$3/4$ 顆小的酪梨
	黑莓	2 到 3 顆	5 顆	10 顆
乳糖（非必須）	牛奶	$1/4$ 杯	半杯	1 杯
	酸奶油	2 湯匙	$1/4$ 杯	半杯
	優格（原味）	半杯（約 85 毫升）	1 杯（約 170 毫升）	1 杯半 （約 256 毫升）

　　我們將在第七章學到關於如何訓練你的腸道。如果你現在無法耐受某些食物，並不表示你永遠卡在這個狀態。不過暫時就現階段來說，至少你知道你的腸道弱點存在於何處，同時你能夠在未來朝向讓你腸道恢復功能這個方向努力。

　　在你完成測試一種 FODMAP 類別後，你可以重複整個過程來測試另一個類別的 FODMAP。在開始一次新的測試前，你需要等到沒有任何症狀出現再開始。那表示兩次測試間至少有一天的間隔。在間隔時間內，你依舊要維持低 FODMAP 飲食。

　　要做的事情還不少，不是嗎？我們一共有十種類別的 FODMAP，其中包括五種果聚醣和兩種多元醇。如果你感覺疑惑，這是因為果聚醣和多元醇是有許多不同各式各樣種類、範圍廣泛的 FODMAP 類別，所以為了讓我們的理解更加明確具體，我們在這裡要測試不同的種類。

儘管如此，我要快速暫停一下，告知你這十種不同 FODMAP 類別測試是一項艱鉅的任務。這肯定會讓人覺得有點難以承受。我聽見也看見你們了！是我們該來段鼓舞士氣的信心喊話的時候了。

你可能已經被你的食物打擊得鼻青臉腫或者一敗塗地。你可能對獲得解決方法這件事感到絕望。要修正多方面的健康問題就好像要解開一個複雜的繩結。你不想動手是因為你知道這絕不會是件簡單的事。這件事需要耐性和堅持。但如果你投入其中，且堅持採用行之有效的方法，你終將能把它解開。

這是一個過程，而且無可否認地耗時且複雜。但這也是坊間辨識食物敏感性最好的方法。這個過程中的每一個步驟都能為你提供新資訊，而且它的資訊是可信的。在你的食物日誌裡追蹤它。它能讓你更靠近你的目標。知道你能信任自己在此所作的一切感覺是很棒的。你如果著手進行，這個方法將不會讓你失望。

我要非常直白的告訴你——遵循我在本書中所安排的步驟並不是想要讓你感到有壓力。我完全瞭解壓力來自何處。成長／GROWTH 策略從來不是簡單的事。我們只有在面對挑戰時才會成長。那是一個需要努力、堅持還有適應的過程。不可否認這並不容易；我們之所以這麼做是因為勝利就在另一邊。但是我們需要明確地意識到壓力將降臨在我們所行之事上，而那在這場植物派對上並不受歡迎！為了不讓壓力產生，我們需要有壓力管理的計畫。

請依照自己的步調進行。如果需要就休息一下。也許你是分成幾大部分進行，一次只進行一點點，然後擱置一小段時間。如果你找到一種你可以耐受的 FODMAP，請不要客氣把它重新加回。假如你的症狀穩定，你隨時可以繼續測試。不要猶豫，請求一位註冊營養師協助指引你的旅途。我強烈建議這一點！你可以查看蒙納許大學低 FODMAP 飲食應用程式，程式中有常見食物的特定 FODMAP 含量，還有研發理科碩士李·馬汀的著作，《FODMAP 再挑戰與重新引進》取得更多幫助。

別忘了，你是纖維家族的一分子。不誇張地說，我們在 Instagram（@theguthealthmd）和臉書（@theguthealthmd）的線上社群、我的電子郵件聯絡人清單，還有我的線上課程中有成千上萬個成員。我們全都在此互相支援，因為不管怎麼說，我們全都有一個共同目標——治癒和最佳化我們的腸道。當我們全體向同一個方向拉扯繩索時，我們的力量變得如此強大——一起來吧。我們是一個團隊。團結無間。

改成做呼氣檢驗如何？

或許你已經聽說，數種食物不耐——乳糖、果糖或山梨糖醇，有呼氣檢驗可用。不幸的是，果糖和山梨糖醇的呼氣檢驗與症狀不相關，可能產生誤導性。

針對果糖和山梨糖醇，最好的方法就是利用我們的低 FODMAP GROWTH 策略，來確實判定它們是否會引起症狀。乳糖呼氣檢驗的表現好到足以讓其被納入考慮，但請記得，還是有可能出現偽陽性和偽陰性，到最後，還是你對暴露在乳糖下的症狀反應來決定乳糖不耐症的存在與否。

在接下來的篇幅中，你將會找到一系列的低 FODMAP 食譜。它們被收錄在此讓所有人享用，無論你是否採行 FODMAP 方案作為 GROWTH 策略的一部分都一樣。這是包羅萬象的營養學！散見於食譜中的健康劑量專業提示，能提升你的烹飪體驗。我們也列出了一些在你準備中斷低 FODMAP 飲食時，可以添加或替代的材料。我們在 FODMAP 這部分的目標是瞭解你腸道的優勢與劣勢。有了這方面的知識在手，我們將準備好將其應用在第七章「訓練你的腸道」中，恢復腸道功能、強化它，並達到將曾經敵人化敵為友的境地！

低 FODMAP 早餐

可可娜娜果昔碗

三位一體隔夜燕麥

香草莓果隔夜燕麥

古式穀麥粥搭配莓果

炒蔬菜＆酸種麵包

爽脆楓糖花生烘烤酥脆穀麥片

Sammy 基礎酸種麵包＆奇亞籽果醬

低 FODMAP 沙拉、湯品＆三明治

綿密茄子三明治

烤茄子沾醬

毛豆羽衣甘藍沙拉

檸檬扁豆沙拉

薑味綠花椰義大利麵沙拉

美好希臘穀物沙拉

自製豆腐菲達起司

低 FODMAP 腸道好菌高湯

工作日夜晚的義大利雜蔬湯

療癒味噌湯

起司綠花椰＆馬鈴薯湯

低 FODMAP 的豐盛主菜

椰子咖哩碗

毛豆青醬義大利麵（搭配藜麥義大利麵／無麩質義大利麵）

快手芫荽碗

SP ＆ L 漢堡餡餅

藜麥炒飯

甜辣花生天貝捲

閃亮亮鷹嘴豆碗

「難以置信之 FODMAP 友善」義大利麵醬

迷迭香厚烤馬鈴薯

香煎天貝搭配番紅花飯

酥脆天貝飯碗搭配清蒸綠色蔬菜

茄子鷹嘴豆泥佛陀碗

可可娜娜果昔碗
COCOA 'NANA SMOOTHIE BOWL

假設你還沒注意到，我對果昔碗深深著迷。對我來說，全都是為了配料：只要將果昔倒進你的碗裡，然後在上面創作你的藝術圖案。我喜歡把配料分散成像切片的派那樣的圖案。這很有趣、美味，而且很適合在 Instagram 上分享。如果你做了這道菜請標記我。

FODMAP 備註： $1/3$ 根的熟香蕉是低 FODMAP 的。一根青香蕉也是低 FODMAP 的。每分量 $1/3$ 顆椰棗也被認為是低 FODMAP 的。

1杯杏仁奶

$2/3$ 冷凍香蕉

2湯匙可可粉

2湯匙花生醬

半茶匙肉桂粉

$1/4$ 茶匙香草精

1湯匙大麻籽

半顆椰棗

半杯冰塊，4到5大塊冰

讓它更強大！
（非必須配料）：

$1/4$ 椰子絲

$1/4$ 杯南瓜子

2湯匙奇亞籽

$1/4$ 杯爽脆楓糖花生烘烤酥脆穀麥片（第69頁）

少許花生淋醬

將杏仁奶、香蕉、可可粉、花生醬、肉桂粉、香草精、大麻籽、椰棗，還有冰塊放進攪拌機，攪打至呈奶油狀且滑順。加入你自選的配料。

專業提示：

將香蕉冷凍是製作出濃厚、像冰淇淋般質感的關鍵。如果你使用的是室溫的香蕉，那麼你的果昔會變得稀薄許多。或者，你可以用1杯半或2杯杏仁奶來稀釋果昔。

釋放纖維動力：

如果你並未採行低 FODMAP 方法，增加香蕉和椰棗的量來增添甜味。

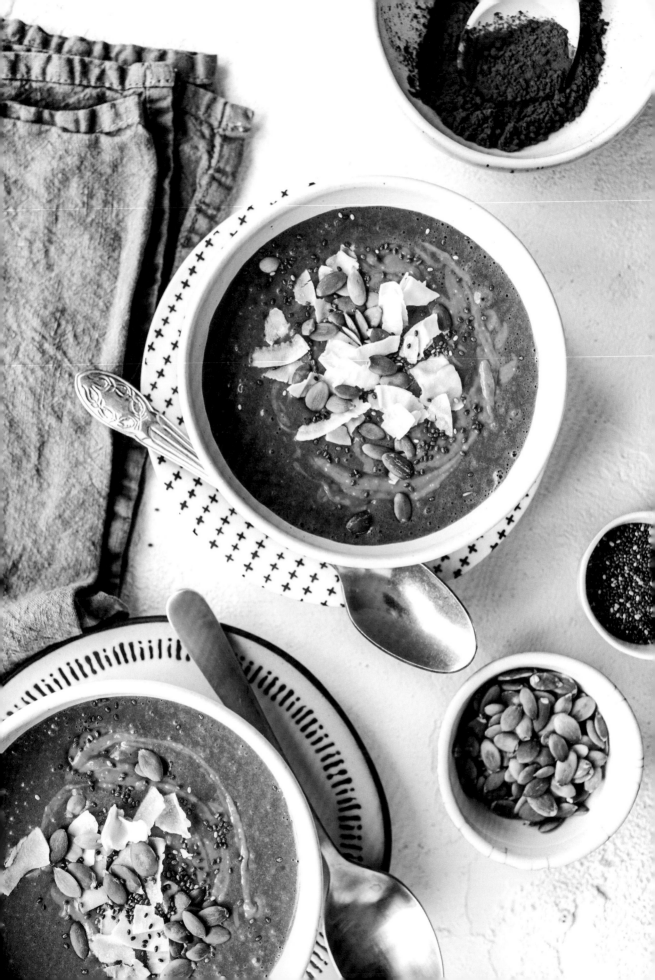

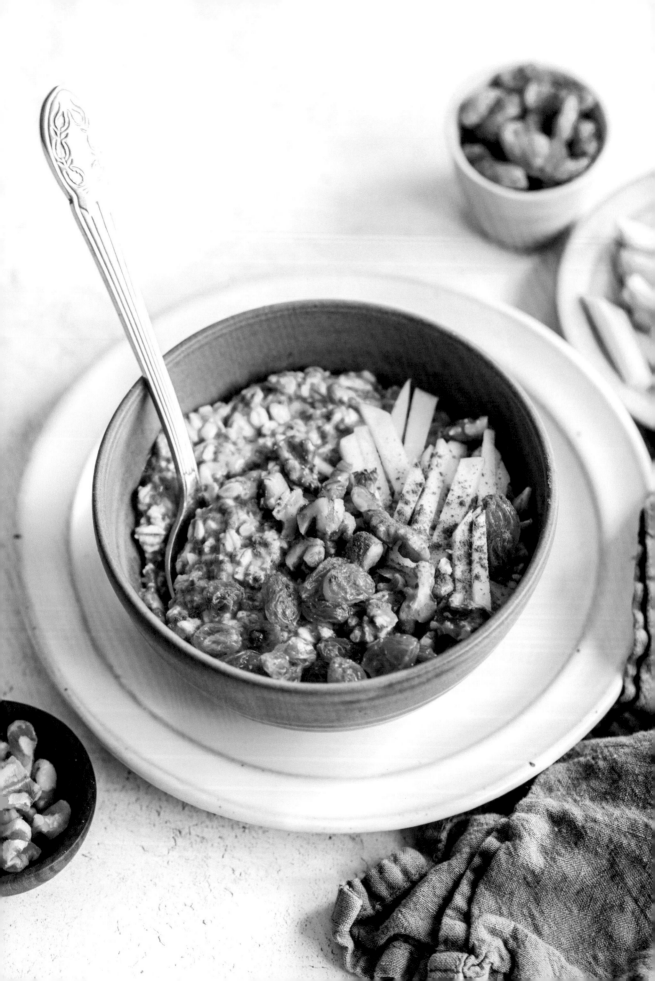

三位一體隔夜燕麥
THE TRINITY OVERNIGHT OATS

4+ 植物點數

1人份

艾默利·拉加西（Chef Emeril）主廚常常提到，肯瓊料理（Cajun cuisine）的神聖三位一體是芹菜、洋蔥還有甜椒。好吧，我的香料神聖三位一體是薑黃、薑還有肉桂。我愛上把這個組合加進我的早餐咖啡裡已經有好幾年了，這個組合現在成為這份隔夜燕麥食譜的一部分。使用香料是不會失敗的！

FODMAP 備註：隨著香蕉逐漸成熟，其中的 FODMAP 含量會隨之增加，同時抗性澱粉（resistant starch）含量會減少。不過在這份食譜中，我們需要香蕉是柔軟且可被壓碎的。在低 FODMAP 飲食中，每份 1/3 根香蕉通常是可容許的。1/3 顆椰棗對低 FODMAP 是友善的。

半杯無糖原味杏仁奶

1茶匙奇亞籽

1/3 顆切成細末的椰棗

1/3 根熟香蕉，壓碎

半杯傳統燕麥片

半茶匙薑黃粉

半茶匙磨碎的薑

1/4 茶匙肉桂粉

1小撮肉荳蔻

1撮鹽

讓它更強大！
（非必須配料）：

1湯匙金黃葡萄乾

1茶匙切碎的翠玉青蘋果

2湯匙粗略切碎的核桃

少許肉桂粉

1. 在有附蓋子的罐子或小碗中加入杏仁奶、奇亞籽、椰棗還有香蕉。用湯匙攪拌混合。

2. 加入燕麥片、薑黃粉、磨碎的薑、肉荳蔻和鹽，攪拌混合。蓋上蓋子並放入冰箱過夜，或放到燕麥變得濃稠（需時約6小時）。

3. 早晨時打開罐子／碗，隨心意灑上建議的配料。如果綜合燕麥粥太過濃稠，你可以按照你的偏好加入一點點或更多的杏仁奶。

釋放纖維動力：

　　如果你並未採行低 FODMAP 方法，你可以用1茶匙楓糖漿取代椰棗，或每份使用1整顆椰棗。

香草莓果隔夜燕麥
VANILLA BERRY OVERNIGHT OATS

3+ 植物點數

2人份

隔夜燕麥是緩慢烹煮的產物，更像是發酵。我們藉由嚴格的自我克制，不去干涉，取代用猛烈火焰來改造我們的食物。當我們回來時，會發現大自然用一碗神奇的美味精華獎賞我們的耐性。

1根小或中的熟香蕉

1杯傳統燕麥片

3湯匙奇亞籽

1杯半無糖杏仁奶

半茶匙香草精

配料：

切片的熟香蕉、10顆中型草莓、1/4杯藍莓、30顆覆盆子，或是1顆黑莓、大麻籽、奇亞籽、乾椰子碎片、切碎的去核椰棗、可可淋醬（見以下）

1. 將香蕉切片放入一個碗或廣口梅森罐內。用叉子或湯匙背面輕輕地把香蕉壓到一起，直到成為滑順的糊狀為止。加入剩餘的材料，充分混合均勻並靜置15分鐘。

2. 再次充分混合，然後放入冰箱過夜，或至少放置8小時。

3. 就這樣享用，或用你自選的配料裝飾。

可可淋醬：

將1到2湯匙楓糖漿、2湯匙可可豆或可可粉，以及足量溫水一起攪打至剛好呈滑順狀。

釋放纖維動力：

如果你並未採行低 FODMAP 飲食，你無須限制配料中選用的水果，同時用4顆去核椰棗取代楓糖漿，並用7湯匙溫水來製作可可淋醬。

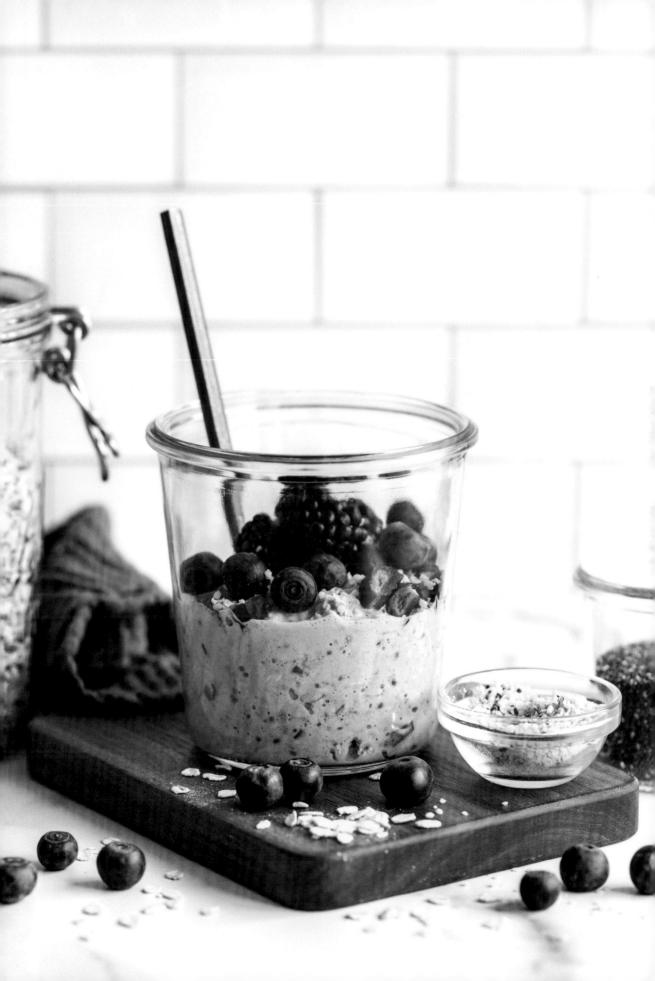

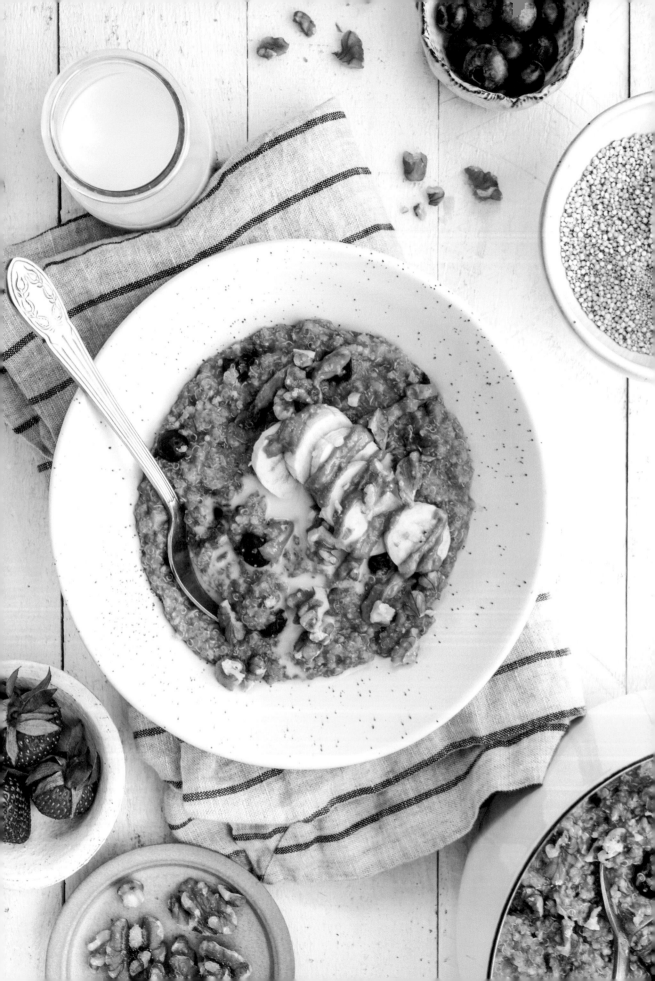

古式穀麥粥 搭配莓果

ANCIENT GRAIN PORRIDGE with Berries

小米、藜麥還有莧菜籽都是無麩質的，而且都被認為是古老的穀類。這意思是說，它們起源於人類社會早期，而且在過去數百年間大致上沒有什麼變化。它們也是膳食中鎂的絕佳來源，而鎂與體內超過600種化學反應有關，還有助於情緒、睡眠、新陳代謝以及健康的排便。請注意在製作這道穀麥粥前，小米和藜麥最好要先浸泡，而且莧菜籽要浸泡過夜。

FODMAP 備註：低 FODMAP 莓果的分量包括了10顆中型草莓、¼ 杯藍莓、30顆覆盆子，或是1顆黑莓。

半杯沖洗過的小米

半杯沖洗過的藜麥

1/4 杯沖洗過的莧菜籽

1 杯杏仁奶

1/4 茶匙鹽

1 茶匙肉桂粉

1/4 茶匙香草精

1 到2杯自選的莓果（參見 FODMAP 備註）

2 茶匙中東芝麻醬（自由選項）

讓它更強大！
（非必須配料）：

切片的香蕉
（每份 1/3 根香蕉）

花生醬

切碎的核桃或胡桃

1. 上菜的前一晚，將4杯水放進一個中型的鍋裡煮開。加入小米、藜麥還有莧菜籽，攪拌混合。蓋上密封蓋，關火。讓穀類靜置過夜。

2. 到早晨時。加入杏仁奶、鹽、肉桂、香草精還有莓果混合。將混合物以中大火煮滾。用密封蓋將鍋子蓋起來並轉成小火，讓混合物慢燉約10分鐘，或燉煮到濃稠。

3. 如果想要做成特別綿密的穀麥粥，在上桌前攪拌加入中東芝麻醬。如果想要的話，再加上*非必須*配料。

釋放纖維動力：
　　如果你並未採行低 FODMAP 方法，你可以隨意加入莓果。

炒蔬菜&酸種麵包
VEGGIE SCRAMBLE & SOURDOUGH TOAST

5+ 植物點數

4人份

你會愛上這裡使用的綜合香料,這背後有一些美妙的化學反應在廚房悄悄上演。薑黃有明顯的泥土調性。加入孜然能使泥土味溫暖,同時紅椒能帶來烘烤、煙燻和甜味的調性。最後依照個人口味加入黑胡椒,帶出薑黃的辛辣味。

2湯匙營養酵母(nutritional yeast)

1茶匙薑黃粉

半茶匙煙燻紅椒粉

2茶匙第戎芥末

1茶匙乾的或新鮮的細香蔥

1/4茶匙孜然粉

1/4茶匙卡宴辣椒粉(自由選項)

半茶匙鹽或胡椒鹽(參見專業提示)

1/4杯原味無糖豆漿

2茶匙橄欖油或高湯

半杯切細的蔥(只用蔥綠)

1杯切碎的櫛瓜

2杯冒尖的嫩菠菜

約453克的硬豆腐(Extra-firm tofu),瀝乾並擠壓(參見第84頁的專業提示)

調味用的黑胡椒(自由選項)

4到8片烤過的酸種吐司麵包

1. 將酵母、薑黃粉、紅椒粉、芥末、細香蔥、孜然粉、卡宴辣椒粉還有鹽在一個小碗內混合。加入豆漿,製成稀薄的醬汁。視需要加入一湯匙水用於稀釋。

2. 將橄欖油放入一個大長柄平底煎鍋,用中火加熱。加入蔥和櫛瓜烹煮至變軟,需時約5分鐘。加入嫩菠菜,然後蓋上密封蓋蒸煮1到2分鐘。

3. 用手或叉子把豆腐弄碎成小塊。把蔬菜移到鍋子的一側,放入豆腐。將豆腐煮約2分鐘,然後把醬汁加進豆腐和蔬菜裡。攪拌混合並烹煮約5分鐘,或煮到豆腐微呈現金棕色。依個人口味調味,想要的話,加入更多的鹽/胡椒。

4. 搭配酸種麵包立刻上桌。

釋放纖維動力:

如果你並未採行低FODMAP方法,你可以用1茶匙蒜粉取代細香蔥。

專業提示:

黑鹽,也就是岩鹽。會為這道炒蔬菜帶來雞蛋的滋味。黑鹽可以在網路上或特產食品雜貨店找到。

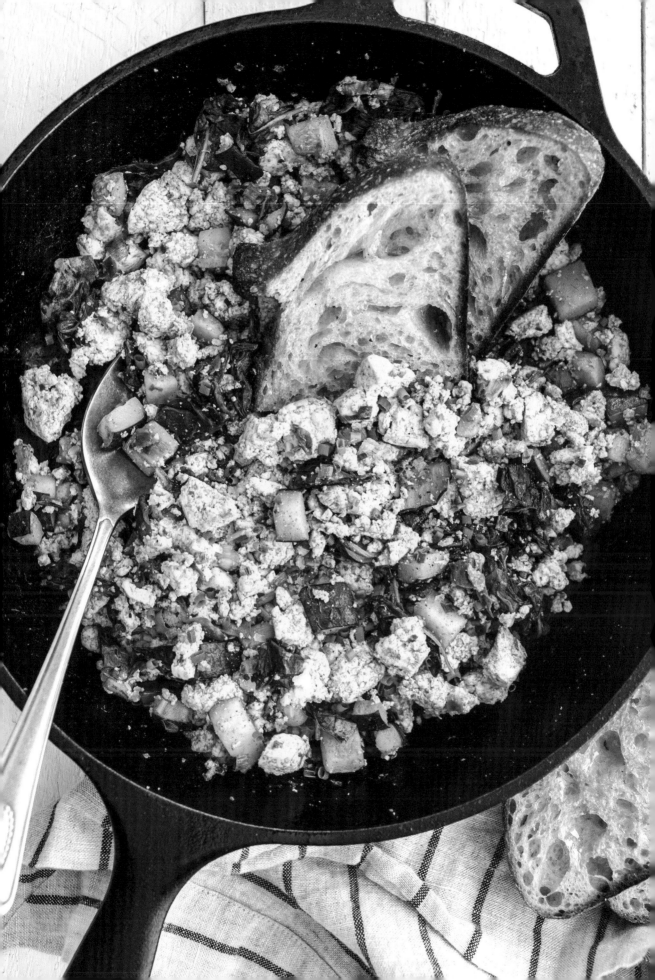

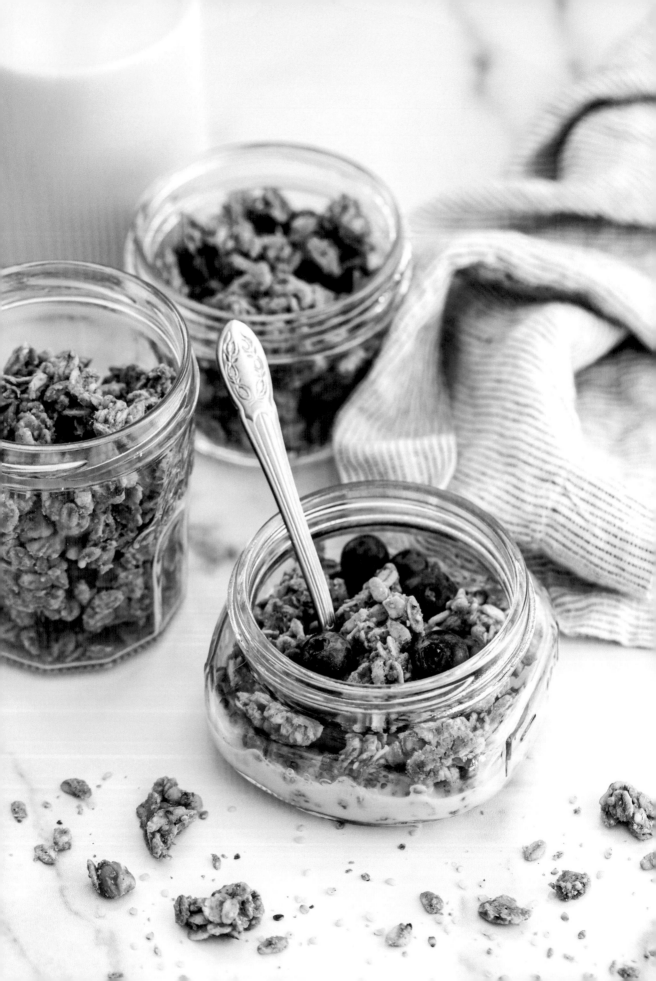

爽脆楓糖花生
烘烤酥脆穀麥片

CRUNCHY MAPLE PEANUT GRANOLA

4植物點數
可製作3杯份

不管它是果昔碗配料、旅途中的早餐,還是一點點嚼起來喀嚓作響的零食,隨時來點美味的烘烤酥脆穀麥片永遠是件很棒的事。

1 3/4杯傳統
燕麥片

1/3杯核桃,
切碎

2湯匙大麻籽

1茶匙肉桂粉

1/4茶匙鹽

2湯匙酪梨油

1/4杯花生醬

1/4杯100%
純楓糖漿

1茶匙香草精

1. 將烤箱預熱到攝氏約175度。將有邊框的烤盤鋪上烘焙紙或矽膠烘焙墊。

2. 將燕麥片、核桃、大麻籽、肉桂粉和鹽在一個大碗內混合。

3. 用一個平底深鍋融化酪梨油和花生醬直到兩者混合在一起。將鍋子從爐火上移開,加入楓糖漿和香草精。

4. 將步驟3的液體混合物倒在燕麥片混合物上,攪拌至完全混合。

5. 把酥脆穀麥片混合物倒在準備好的烤盤上,鋪成均勻的一層。

6. 烘烤約12分鐘,將酥脆穀麥片壓平,然後再烤7分鐘,或是烤到呈金棕色。

7. 讓酥脆穀麥片在烤盤上放到完全涼透,再把它們打散(需時約45分鐘)。

Sammy 基礎酸種麵包 &
奇亞籽果醬
SIMPLE SOURDOUGH SAMMY & CHIA JAM

奇亞籽果醬

2 植物點數

可製作 1 杯份奇亞籽果醬

任何可能的地方把奇亞籽偷偷塞進去是個明智的舉動，就像這則食譜一樣。奇亞籽是植物性 omega-3 健康脂肪還有纖維的絕佳來源。它們還具有被弄濕時，從種子轉換成凝膠的神祕特性。阿布拉卡達布拉！

2 杯冷凍草莓

2 湯匙奇亞籽

1 湯匙鮮榨柳橙汁

1. 讓冷凍莓果在流理臺上解凍至少 2 小時。

2. 將草莓、奇亞籽和柳橙汁放進食物處理機或果汁機的碗內，攪打至混合。

3. 將果醬放進一個可密封的貯存容器內；此時果醬應該是稀薄的。讓果醬在冰箱內靜置至少 30 分鐘使其濃稠。

4. 冷藏可保存達 2 週。

Sammy 基礎酸種麵包

5 植物點數

可製作 1 個三明治

這則食譜富含 omega-3 健康脂肪、蛋白質還有纖維。對快速簡易食譜來說並不算太寒酸。給那些感到困惑的人解釋一下，食用大麻籽與大麻是來自 Cannabis sativa 的不同變種，主要區別在於四氫大麻酚（THC）的含量。大麻籽不會讓你飄飄欲仙，但它們會讓你獲得健康！按重量計算，大麻籽的蛋白質含量與牛肉或羊肉相同，再加上能滿足飢餓感的額外纖維，讓它們非常適合那些愛吃零食的人。

| 2 片全穀類酸種麵包 | 2 湯匙花生醬 |
| 2 湯匙奇亞籽果醬 | 1 茶匙大麻籽 |

1. 將麵包烘烤至你偏好的程度。

2. 將奇亞籽果醬塗抹在其中一片麵包上，另一片塗上花生醬。

3. 把大麻籽灑在吐司上。

4. 將兩片吐司壓在一起做成 sammy 三明治享用，或者維持分離的狀態，以單片三明治的方式享用。

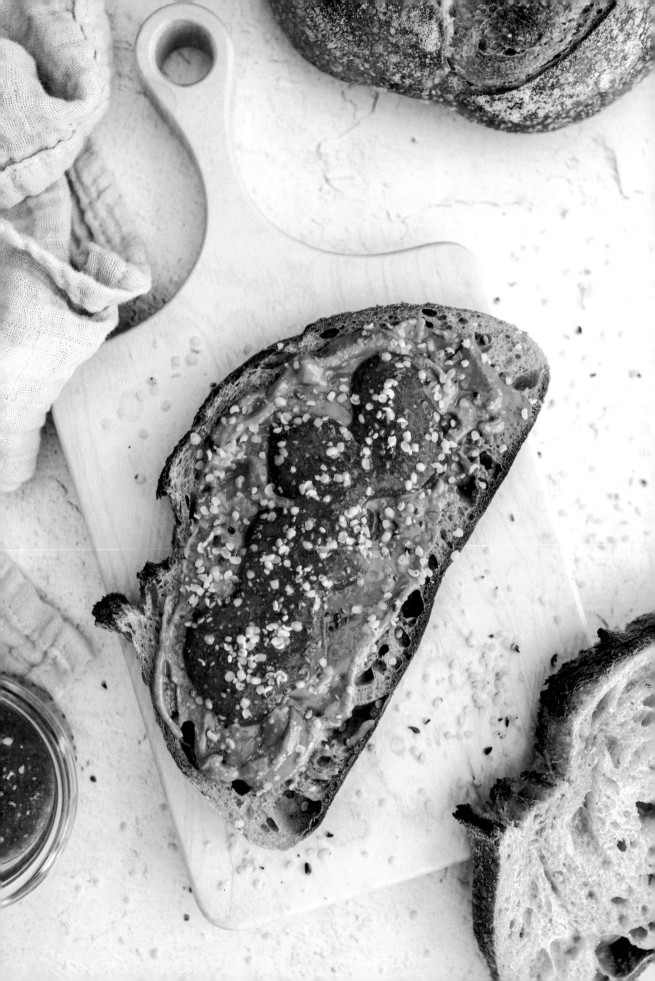

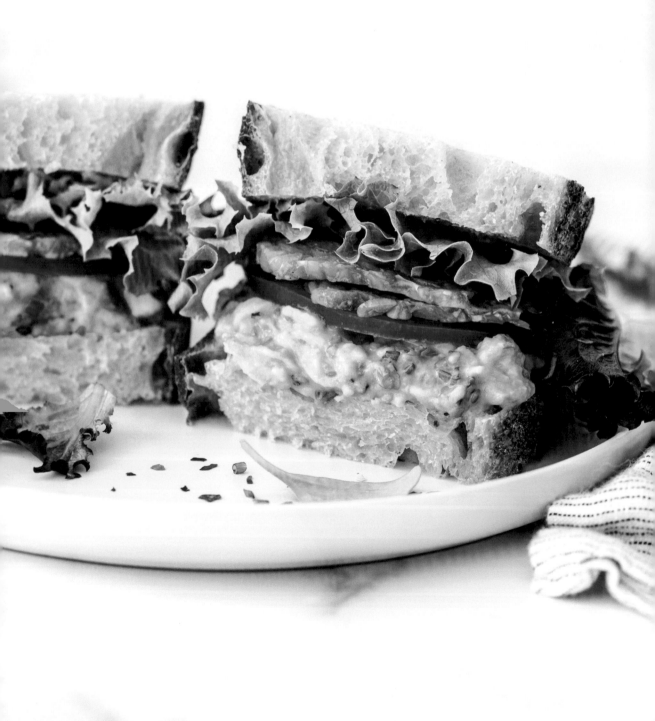

綿密茄子三明治

CREAMY EGGPLANT SANDWICH

8 植物點數
可製作1個三明治

僅僅因為你排除了熟食肉類,不代表你就得跳過美味的三明治。成熟的番茄有一點點硬、一點點軟,但兩者都不過度。找整顆熟透的番茄(如果有選擇的話),避開那些接近蒂頭處看起來還不夠熟的番茄。

2片酸種麵包

2茶匙橄欖油

約57公克天貝,
切成扁平的條狀

2湯匙烤茄子沾醬
(第74頁)

2片新鮮番茄

1把春季綠色蔬菜

1撮鹽

1. 將酸種麵包烤成淺棕色。

2. 烤酸種麵包的同時,用中火加熱一個長柄平底煎鍋。將橄欖油加進鍋子裡,接著放進天貝,每一面煎烤2分鐘,或者煎至呈金棕色。

3. 製作三明治;將茄子沾醬塗抹在每片麵包上。然後每片麵包放上番茄、綠色蔬菜、煎烤過的天貝、1撮鹽,還有第2片麵包。

烤茄子沾醬
ROASTED EGGPLANT DIP

4植物點數
可製作約2杯份

理想的茄子是結實並具有緊實光澤的外皮。新鮮的茄子感覺起來會比較重。當你用手指按壓茄子時，它應該會形成一個暫時的凹陷，然後彈回恢復原來的形狀。這份食譜做出的沾醬分量會超出你需要的；將剩餘的沾醬搭配生蔬菜作為零食、塗抹在酸種吐司上、用在茄子三明治裡（第73頁），或者加進茄子鷹嘴豆泥佛陀碗（第120頁）享用。

2杯半義大利紫茄或圓茄

1/4杯中東芝麻醬

1到2湯匙鮮榨檸檬汁，依個人口味可以加更多

3/4茶匙鹽，依個人口味可以加更多

1湯匙油封蒜橄欖油（自由選項；參見第87頁專業提示）

1/4茶匙孜然粉

2湯匙切碎的新鮮平葉荷蘭芹

黑胡椒，依個人口味調味用

1. 將烤箱預熱到攝氏約230度。在茄子上切出一條縱向開口，再將茄子放到鋪了烘焙紙或矽膠烘焙墊的烤盤上。

2. 將茄子烘烤約60分鐘，中途翻面，直到觸摸時變軟，而且明顯變得軟嫩。將茄子從烤箱中取出，放到摸起來變涼。

3. 將茄子皮、蒂頭去除並丟棄。將茄子肉放進一個大碗內。如果茄子裡含有大量水分，輕輕地甩一甩，盡可能將水分去除，好讓你的沾醬不會太稀。加入中東芝麻醬和檸檬汁，用叉子或馬鈴薯搗碎器將茄子壓碎。想做出更滑順的沾醬，你可以用食物處理機。想做出更濃厚、綿密的沾醬，在你完成壓碎茄子的工作時，灑上油封蒜橄欖油。

4. 攪拌加入孜然粉和平葉荷蘭芹，然後放進一個大碗內。依個人口味調味，需要時加入更多的鹽、胡椒，或檸檬汁。

釋放纖維動力：
如果你並未採行低 FODMAP 方法，加入一瓣大蒜的蒜末。

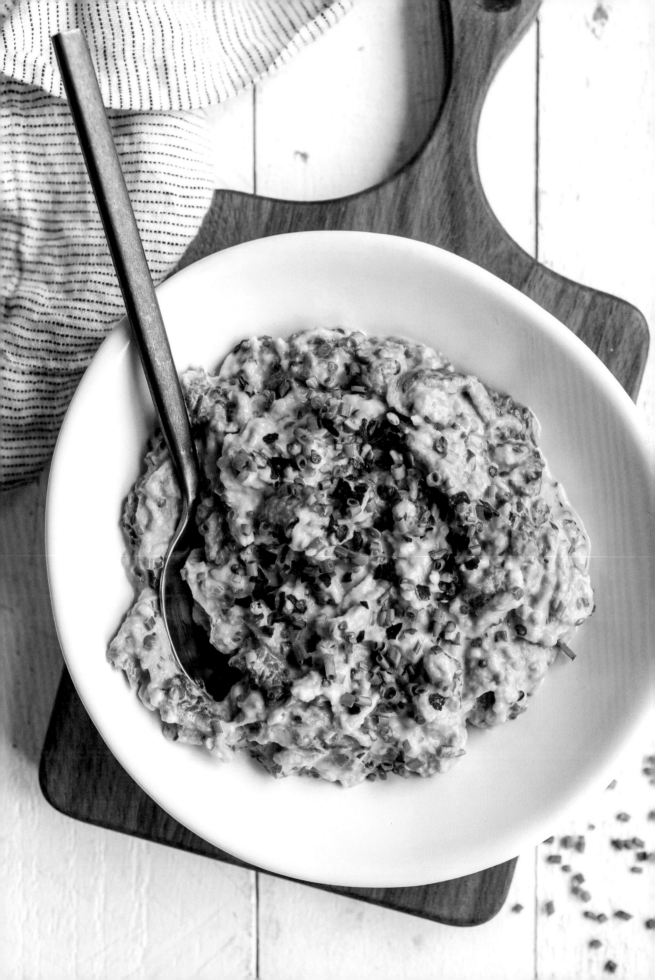

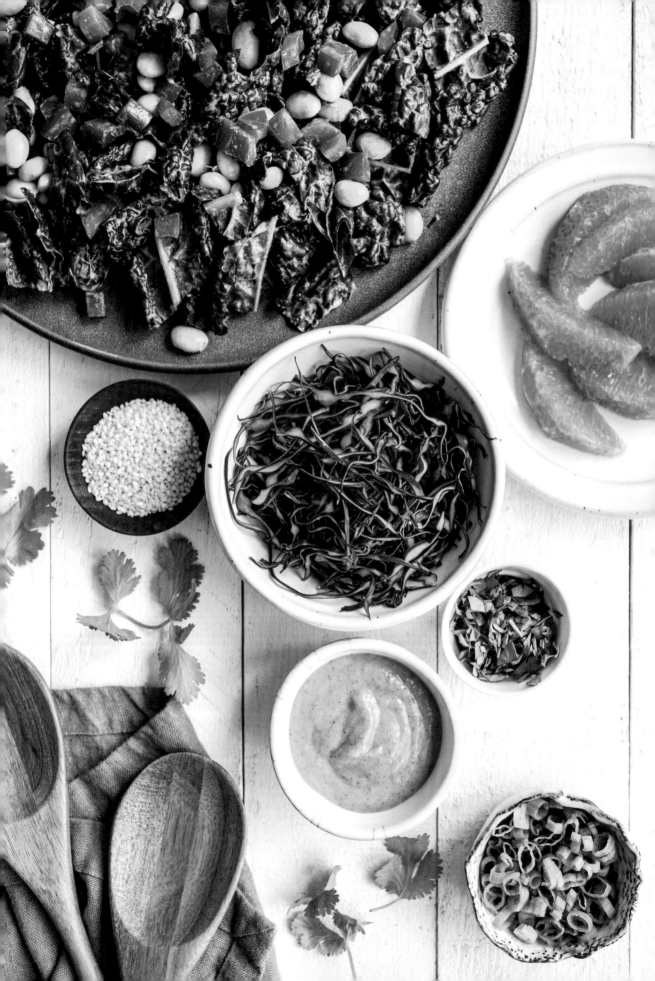

毛豆羽衣甘藍沙拉

EDAMAME KALE SALAD

你可以說我是個怪咖，但是我認為，按摩你的食物能讓你感覺與它更有連結，進而更能享受其中的風味。當你在動手操作的同時，可以思考一下，「毛豆」這個字意思是「長在樹枝上的豆子」。毛豆含有的異黃酮類植化素（isoflavone phytochemicals）與降低乳癌、攝護腺癌和骨質疏鬆症罹患率有關，並能改善圍絕經期症候群（perimenopausal symptoms）。有史以來最好的食物按摩！

3湯匙綿密的杏仁奶油

1湯匙低鈉醬油或日本醬油

2茶匙磨成細末的生薑

1顆中型的柳橙，將皮剝掉

1/4茶匙壓碎的紅辣椒片

6杯切碎的羽衣甘藍葉，將菜梗去掉

1杯去殼的毛豆

1個中型紅甜椒，切成丁

讓它更強大！
（非必須配料）：

柳橙瓣，將內膜去除

1/4杯切細的青蔥尖

2湯匙芝麻

1杯切成細絲的紫甘藍

1/4杯切成細末的新鮮芫荽葉

椰子咖哩碗中的薑黃豆腐（第93頁）

1. 將杏仁奶油、醬油、薑、柳橙、紅辣椒片，還有1到2湯匙水放進小型食物處理機，攪打至綿密滑順（參見專業提示）放置一旁備用。

2. 將羽衣甘藍和2湯匙上一步的沙拉醬一起放進一個大碗內。用你的雙手將沙拉醬「按摩」進羽衣甘藍中，約1到2分鐘，直到羽衣甘藍稍微有點萎軟，而且沙拉醬被充分吸收為止。

3. 加入毛豆和紅甜椒，接著再次翻動混合。用碗分裝沙拉，並加上剩餘的沙拉醬和你自選的配料

專業提示：

你可以用3到4湯匙的鮮榨柳橙汁取代柳橙，攪打混合至滑順綿密。

檸檬扁豆沙拉
LEMON LENTIL SALAD

8植物點數
4人份

我沒辦法確定這是一到夏季沙拉還是一道秋冬沙拉。地瓜和胡蘿蔔感覺像是在涼爽天氣吃的食物，但是櫛瓜、黃櫛瓜還有檸檬卻是典型的夏日最受歡迎的食物。我想這道菜是四季皆宜的。你覺得呢？

FODMAP 備註：1杯切成丁的櫛瓜是低 FODMAP 友善的分量。

2杯地瓜丁

2根中型胡蘿蔔，切丁

1根小的櫛瓜，切丁

1根小的黃櫛瓜，切丁

1/4茶匙煙燻紅椒粉

半茶匙孜然粉

1/4茶匙鹽，可以為沙拉醬準備更多

1/4茶匙新鮮研磨的黑胡椒，可以為沙拉醬準備更多

橄欖油（自由選項）

1茶匙第戎芥末

2湯匙鮮榨檸檬汁

2湯匙中東芝麻醬

1/4杯切成細末的新鮮平葉荷蘭芹

1杯半罐頭扁豆，瀝乾並沖洗過

1. 將烤箱預熱到攝氏205度。將地瓜、胡蘿蔔、櫛瓜和黃櫛瓜放進一個大碗內，加入紅椒粉、孜然粉、鹽和胡椒。灑上橄欖油（如果有用的話），然後充分翻動，讓混合蔬菜丁都被香料覆蓋。在一個大烤盤內鋪上一層上述混合物，烤25到30分鐘，直到呈金棕色且柔軟。

2. 在蔬菜進行烹煮的同時，將芥末、檸檬汁、中東芝麻醬，還有2湯匙水一起攪打至綿密滑順的醬汁。將荷蘭芹與調味用的鹽及胡椒一同加入。

3. 將罐頭扁豆和烤好的蔬菜與沙拉醬混合在一起後上菜。

專業提示：

你想做出無油的烤蔬菜嗎？讓我們動手吧！只要將澱粉類蔬菜（也就是地瓜和胡蘿蔔）蒸到剛好軟化。將它們與你的非澱粉類蔬菜（也就是櫛瓜和黃櫛瓜）在一個大碗內混合，並加入足夠的水分幫助香料附著。現在，加入香料（上述之步驟1），混合，在烘烤前放置10到20分鐘讓香料吸收水分。轟！美味可口。

釋放纖維動力：

如果你並未採行低 FODMAP 方法，加入更多的櫛瓜，並在沙拉醬中加進一瓣大蒜的蒜末。

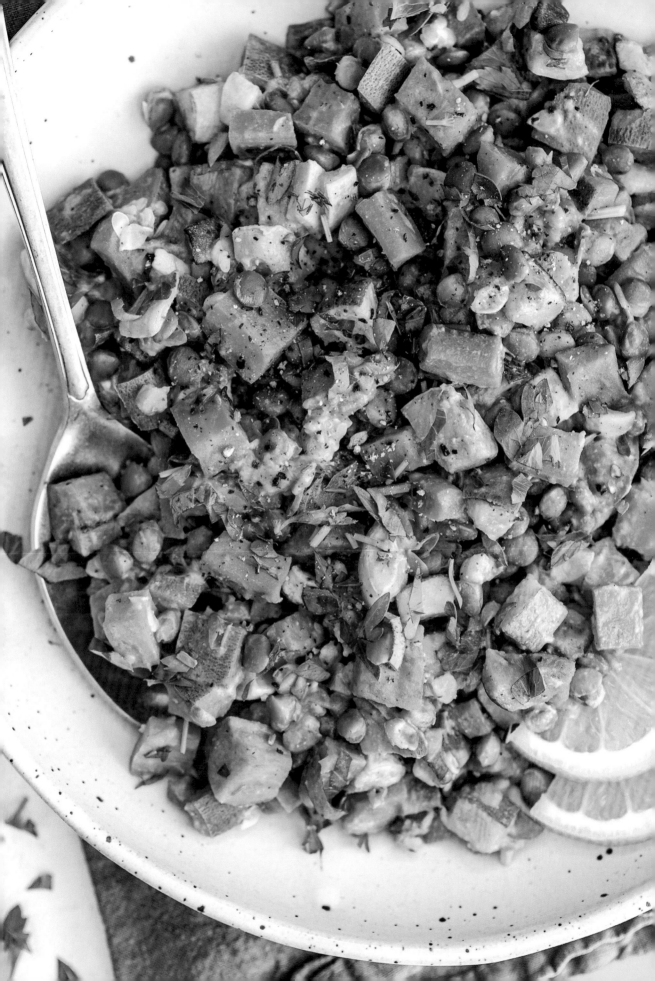

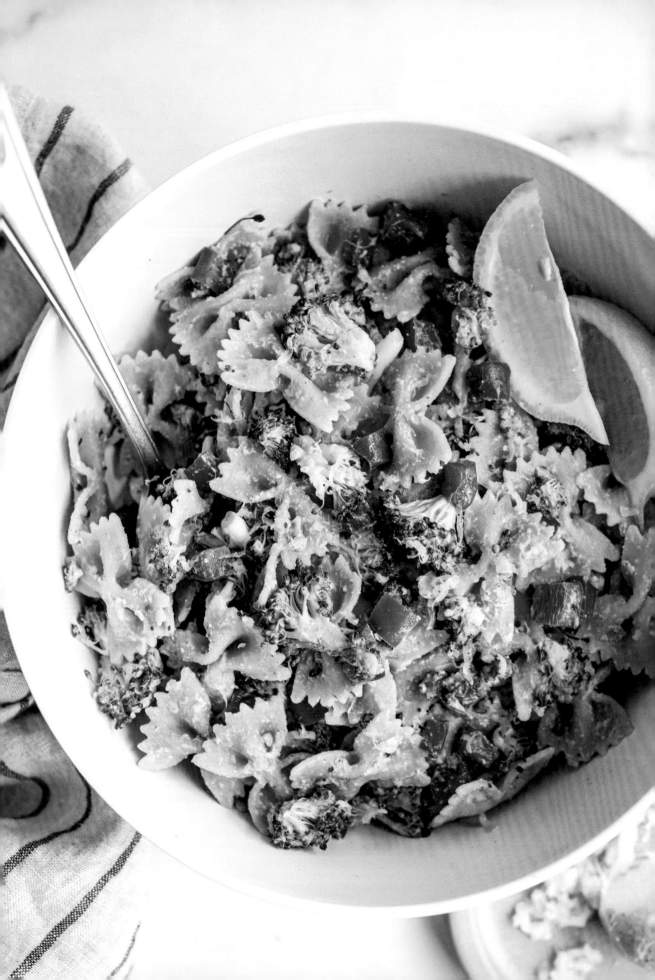

薑味綠花椰義大利麵沙拉

GINGER BROCCOLI PASTA SALAD

5植物點數

2到3人份

綠花椰菜的綠色和紅甜椒的紅色很賞心悅目的，不是嗎？不過這種搭配不只是好看而已。甜椒的維他命 C 實際上增加綠花椰菜中鐵質的吸收。它們在各方面都是互補的。

2杯半粗略切碎的綠花椰菜小花（參見專業提示）

1個中型的紅甜椒，切丁

2茶匙橄欖油（自由選項）

約230公克自選的生義大利麵（無麩質／藜麥／領結麵）

2湯匙鮮榨檸檬汁

半茶匙檸檬皮屑

2湯匙中東芝麻醬

1茶匙第戎芥末

1茶匙蘋果汁或半茶匙100% 楓糖漿

1茶匙低鈉日本醬油或醬油

1茶匙磨碎的生薑

調味用的鹽和新鮮研磨的胡椒（自由選項）

1. 將烤箱預熱到攝氏205度。將綠花椰菜、甜椒、橄欖油、1撮鹽和胡椒一起翻攪至充分裹上醬汁。在一個大烤盤中鋪一層綠花椰菜，烘烤15到20分鐘，直到綠花椰菜呈淺棕色但仍具有爽脆的質感。（如果你想無油烘烤綠花椰菜和甜椒，參見第78頁的專業提示。）

2. 在烹煮綠花椰菜的同時，將一大鍋水燒開。依照包裝上的指示煮義大利麵，然後瀝乾放在一旁備用。

3. 在煮義大利麵的同時製作沙拉醬。將檸檬汁、檸檬皮屑、中東芝麻醬、芥末、楓糖漿、日本醬油和薑攪打在一起。試味並調整到你偏好的口味，加入更多檸檬汁來製作更明亮的醬汁，加入更多薑或更多中東芝麻醬來製作綿密的醬汁。如果想要的話，可以加鹽和胡椒。

4. 將酥脆的烤綠花椰菜、甜椒，還有義大利麵搭配沙拉醬拌在一起。

專業提示：

十字花科的蔬菜在被切碎或壓碎的時候，會生成抗癌的植化素，稱為異硫氰酸烯丙酯（isothiocyanates）（類似蘿蔔硫素〔sulforaphane〕）。為了獲得最大量的抗癌植化素，我們要把綠花椰菜剁碎，然後停下來10分鐘，好讓化學反應發生。剁碎，然後停下來再處理十字花科蔬菜！。

美好希臘穀物沙拉
GREAT GREEK GRAIN SALAD

9+ 植物點數

4人份

快速唸菜名5次！很難有什麼風味組合能勝過希臘沙拉——橄欖、小黃瓜、羅勒、荷蘭芹、新鮮擠壓的檸檬汁。我熱愛將這道菜搭配自製豆腐菲達起司一起吃。請注意，菲達起司必須至少在食用前一小時製作，但那真是太讓人驚艷，而且絕對值得。當我在吃這道菜時，我喜歡閉上眼睛，想像陽光照射在我的皮膚上，而地中海的海浪拍打著我踩在沙子裡的腳趾。別在意在沙發上留下洗不掉污漬的小孩——現實世界可以等一等。

FODMAP 備註：每份 1/4 杯鷹嘴豆是低 FODMAP 的。

2杯煮熟的藜麥

1/4 杯去殼的大麻籽

1杯切成丁的小黃瓜

半杯去核切片的黑橄欖或卡拉瑪塔橄欖

半杯切細的蔥綠

1個中型的紅甜椒，切碎

半杯切成細末的新鮮羅勒

半杯切成細末的平葉荷蘭芹

2湯匙鮮榨檸檬汁

鹽和新鮮研磨的黑胡椒

特級初榨橄欖油（自由選項）

1/4 杯罐頭鷹嘴豆（自由選項）

自製豆腐菲達起司（第84頁；自由選項）

1. 在一個大碗中，將藜麥、大麻籽、小黃瓜、橄欖、蔥、甜椒，還有荷蘭芹拌在一起。加入檸檬汁並再次攪拌，然後依個人口味以鹽和胡椒調味。如果想要的話，可以淋上橄欖油並再次攪拌。

2. 就這樣享用，或者搭配罐頭鷹嘴豆或自製豆腐菲達起司。

釋放纖維動力：
    如果你並未採行低 FODMAP 方法，你可以加入更多的鷹嘴豆，也可以加入切碎的番茄。

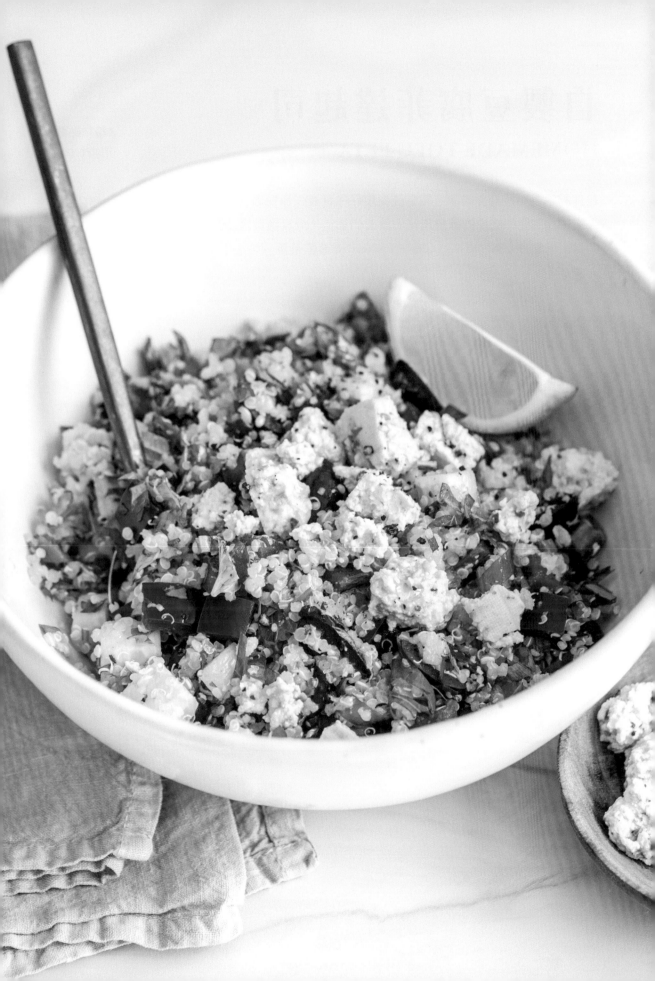

自製豆腐菲達起司
HOMEMADE TOFU FETA

3 植物點數

可製作 4 份

在你動手製作這份食譜前,你應該先想好你會最先通知誰,告訴他們你剛剛來了一份最讓人驚嘆、完全植物性的菲達起司。讓他們知道,分享這則纖維動力豆腐菲達起司食譜的舉動是出於愛的行為。Ya mas!(編按:Ya mas! 是希臘用語,在這裡表讚美、感嘆之意。)

1 湯匙白味噌

2 湯匙鮮榨檸檬汁

1 湯匙蘋果醋

半湯匙營養酵母

半茶匙乾牛至

¼ 茶匙鹽

¼ 茶匙新鮮研磨的黑胡椒

約 230 公克硬豆腐,瀝乾並擠壓(參見專業提示)

1. 將味噌、2 湯匙水、檸檬汁、醋、營養酵母、牛至、鹽和胡椒放進一個碗裡攪打至味噌溶解。將弄碎的豆腐加進碗裡,然後輕輕地折疊混合,直到豆腐充分被濕料覆蓋為止。

2. 蓋上蓋子,放進冰箱冷藏至少 1 小時。菲達起司在靜置過程中風味會變得更佳。

專業提示:

擠壓豆腐能除去多餘水分,好增加硬度並保持豆腐的形狀。你可以使用豆腐壓模,或只要將豆腐放在一張廚房紙巾上,然後再蓋上另一張紙巾。將像是一本厚重的書,或者是從食品儲藏室拿出來的罐頭等重物放在上面。靜置至少 30 分鐘,直到紙巾不再吸收水分為止。然後把豆腐切成你想要的任何形狀,放進冰箱或冷凍庫儲存。

低 FODMAP 腸道好菌高湯

LOW FODMAP BIOME BROTH

可製作8杯份

在你採行低 FODMAP 飲食時，你會需要一份風味濃郁、不用依賴大蒜和洋蔥的高湯食譜。在你為自己打造未來的時候，這份食譜將為你建立基礎，同時能藉由訓練你的腸道，將那些風味十足的食物加進來。在你意識到以前，你就進展到「高效腸道好菌高湯」了（第239頁）。

1 大塊乾昆布

1 杯切碎的胡蘿蔔

1 杯切碎的芹菜

1/3 杯乾香菇或1茶匙香菇粉

約2.5公分長的生薑，切片

2 湯匙營養酵母

2 湯匙橄欖油

3 湯匙日本醬油

1/4 茶匙薑黃粉

1. 昆布、胡蘿蔔、芹菜、香菇、薑、營養酵母、橄欖油、日本醬油、薑黃還有8杯水放進慢燉鍋裡，以低溫煨煮至少6小時。或者，你可以將上述材料放進一個大湯鍋，用小火燉煮至少2小時，中途不時攪拌。

2. 放涼，然後用細篩子將湯汁瀝出。分裝到玻璃瓶內，將一部分冷凍供當週稍後或接下來的數週使用，一部分放在冷藏立即可用。

專業提示：

把你的廚餘留下！腸道好菌高湯能幫你減少食物的浪費。只要在你的冷凍庫留出一個讓你可以將植物剩餘部分——蔬菜皮、水果皮、果核、葉尖、菜葉、嫩枝、球莖，還有蒂頭放進去的儲物容器，讓你之後可以用在你的腸道好菌高湯裡。你可以在配方中任意實驗各種各樣的材料，並將它們張貼在社群媒體，讓所有人享用！為了保持低 FODMAP，留出一個只能放進低 FODMAP 材料的特殊容器吧。

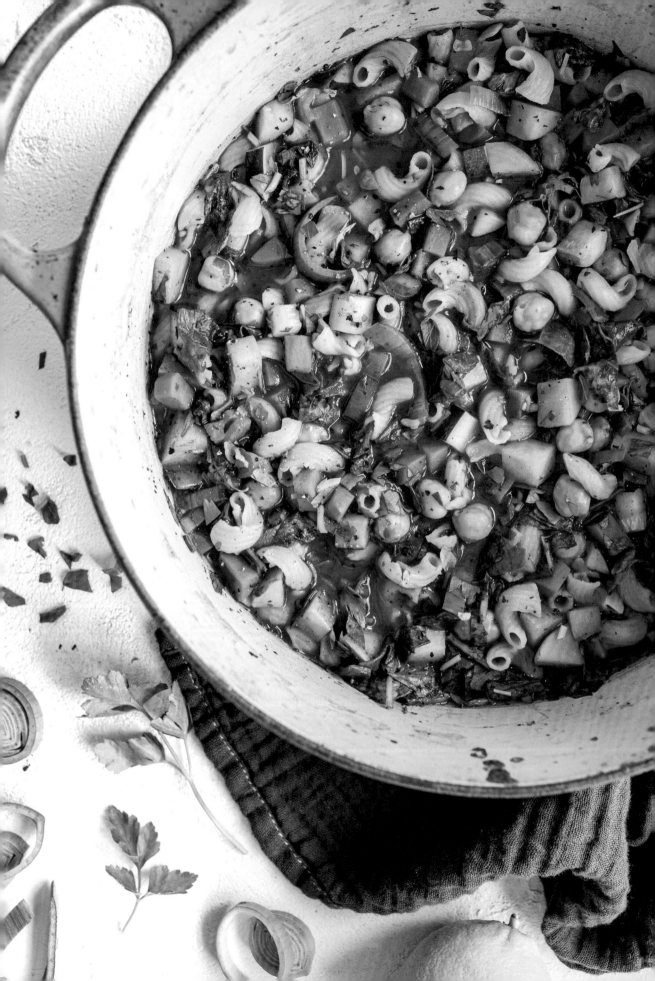

工作日夜晚的義大利雜蔬湯

WEEKNIGHT MINESTRONE SOUP

9+ 植物點數

4人份

雜蔬湯是我還是個孩子時最喜愛的湯品。我喜愛其中的香料花樣，還有它在紐約雪城寒冷的一天裡，有多麼豐盛和令人飽足。

1 湯匙油封蒜橄欖油或高湯（參見專業提示）

半杯韭蔥（只用綠色的葉尖），切細

2 根中型的胡蘿蔔，切丁

1 個小的育空黃金馬鈴薯（Yukon Gold Potato），切丁

2 茶匙半義大利香料（為了低 FODMAP，選用無大蒜的）

1/4 茶匙煙燻紅椒粉

1/4 茶匙鹽

1/4 茶匙新鮮研磨的黑胡椒

1 杯櫛瓜丁

半杯罐裝番茄醬

4 杯低 FODMAP 腸道好菌高湯（第 85 頁），或其他蔬菜高湯

1 杯罐頭鷹嘴豆，瀝乾並沖洗過

1 杯無麩質義大利麵（通心粉或是貝殼麵）

2 杯粗略切碎的嫩菠菜

1 湯匙鮮榨檸檬汁

半杯切碎的新鮮平葉荷蘭芹

2 瓣大蒜（自由選項）

1. 在一個大平底鍋中以中火加熱橄欖油，並放入韭蔥和胡蘿蔔。煎炒 5 分鐘，偶爾攪拌一下。加入馬鈴薯、義大利香料、紅椒粉、鹽還有胡椒，再烹煮 10 分鐘，不斷翻動以避免黏鍋。如果蔬菜黏鍋，潑一點水或更多高湯進去。

2. 放入櫛瓜、番茄醬、高湯、1 杯水、鷹嘴豆，還有義大利麵煮滾。轉成小火燉煮 5 分鐘，然後關火再靜置 5 分鐘直到義大利麵變軟（如果你用的是無麩質義大利麵，那可能會在這道湯靜置時糊掉。如果有打算留下剩餘的雜蔬湯，將義大利麵分開煮，上菜前再加進湯裡。）

3. 要上桌前加入嫩菠菜，攪拌至菜呈現萎軟狀。攪拌加入檸檬汁和荷蘭芹。

釋放纖維動力：

如果你並未採行低 FODMAP 方法，你可以用一個大的白洋蔥或黃洋蔥及 2 瓣大蒜取代韭蔥。

專業提示：

油封蒜橄欖油為低 FODMAP 食譜帶來絕佳的風味提升。FODMAPs 不溶於油，所以你可以在油中添加大蒜的風味，而不會將 FODMAP 帶入其中。要製作油封蒜橄欖油時，在一個平底深鍋中用小火將半杯橄欖油和 4 瓣打碎的大蒜加溫 5 分鐘。將鍋子從熱源移開並徹底放涼，然後拿掉大蒜，把油裝進密封容器裡。放進冰箱儲存，最長可保存一個月。

療癒味噌湯
HEALING MISO SOUP

味噌是由一種叫做米麴菌（Aspergillus oryzae），也叫做麴黴菌（koji mold），是從黃豆中生產出來的。醬油、清酒還有米醋的生成也有賴於米麴菌。近期的研究已經發現，米麴含有豐富的葡萄糖神經醯胺（glycosylceramide），這種物質已被發現對腸道微生物群具有益生元的益處。科學家推測，這可以為食用這類食物族群的長壽提供一部分的解釋。

8杯低 FODMAP 腸道好菌高湯（第85頁）

1到2茶匙剁碎的生薑

1茶匙低鈉醬油或日本醬油

3根中型胡蘿蔔，切成薄片

約230公克硬豆腐，瀝乾、擠壓並切丁

2杯半切細的白菜葉

3到4湯匙白味噌

讓它更強大！
（非必須配料）：

蔥

芫荽

芝麻

海苔絲

1. 用一個大湯鍋將高湯煮滾。加入薑、醬油還有胡蘿蔔烹煮4分鐘，煮到胡蘿蔔剛開始軟化。

2. 加入豆腐和白菜，再煮5分鐘，偶爾攪拌一下。

3. 將湯從火源移開，攪拌加入味噌。一開始先放3湯匙，然後根據你個人的偏好再加更多。

4. 分裝到碗裡，再放上你喜歡的配料：蔥、芫荽、芝麻，以及／或海苔絲。

釋放纖維動力：
如果你並未採行低 FODMAP 方法，你可以把兩瓣剁碎的大蒜和薑一起加進湯裡。

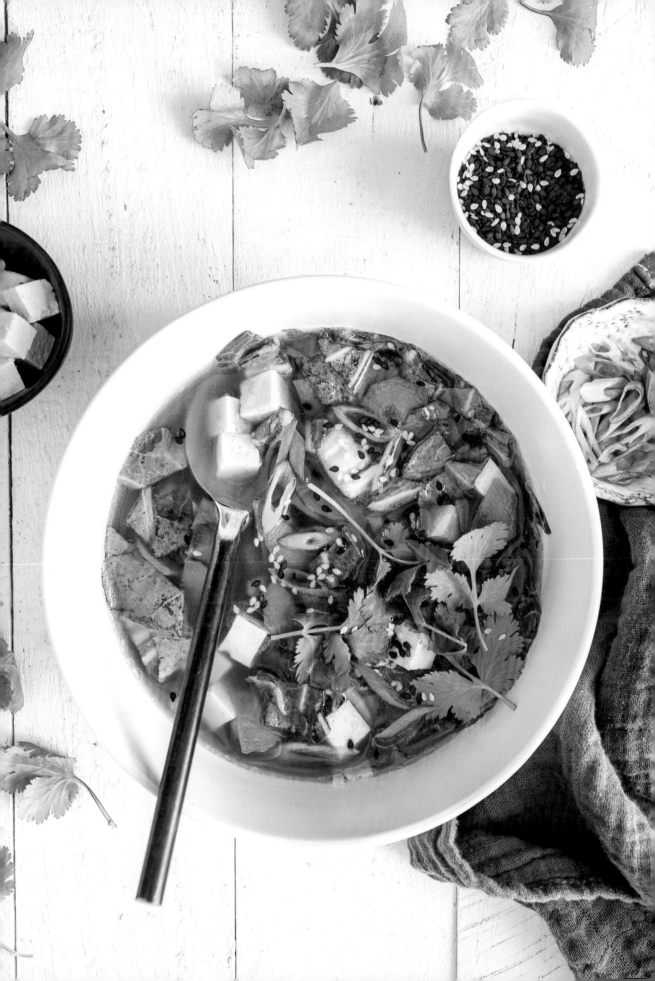

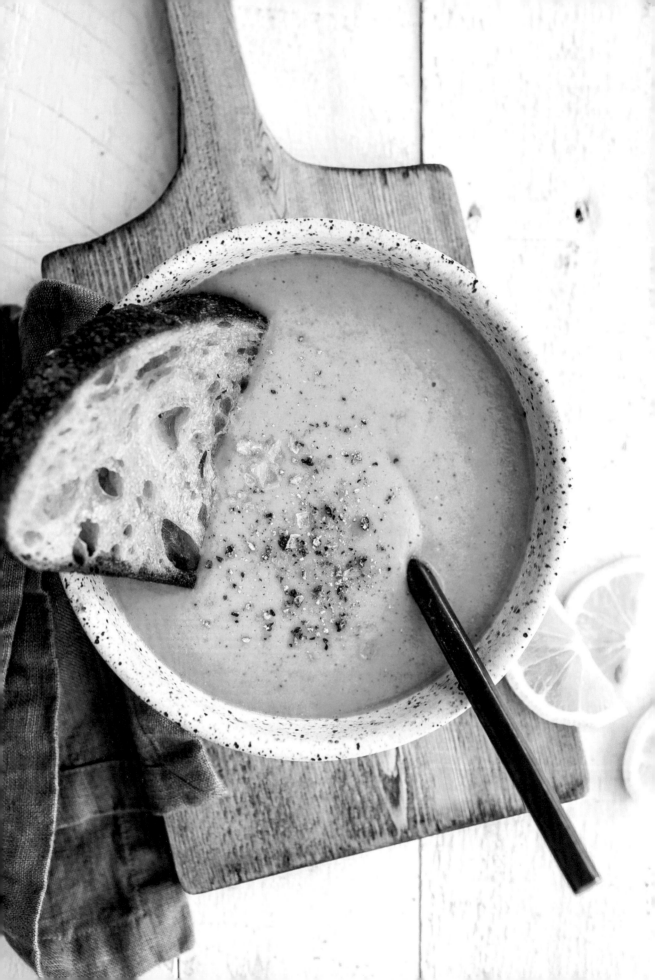

起司綠花椰&馬鈴薯湯
CHEEZY BROCCOLI & POTATO SOUP

誰說你在低 FODMAP 飲食中吃不到綿密、起司味濃厚的綠花椰菜湯？ 營養酵母是一種叫做釀酒酵母（Saccharomyces cerevisiae），被認為能帶來起司風味的酵母菌品種。它含有蛋白質、維他命 B 群、微量礦物質，還有益生元纖維。營養酵母也已經被去活化，不是活著的。不過，唯一我會建議不要食用營養酵母的，是那些患有克隆氏症的人，因為存在營養酵母會使病況惡化的疑慮。

1根中型胡蘿蔔，切丁

約半公斤去皮切丁的育空黃金馬鈴薯

4到5湯匙營養酵母

3到4茶匙鮮榨檸檬汁

2湯匙水（或橄欖油，為了更濃厚的風味）

1/4到半茶匙煙燻紅椒粉

半茶匙到1茶匙鹽，可增加更多用來調味

2茶匙油封蒜橄欖油（參見專業提示，第87頁）

1杯綠韭蔥葉尖，粗略切成丁

1根小的櫛瓜（將末端切掉），切丁

3杯剁碎的綠花椰菜小花

4杯低 FODMAP 腸道好菌高湯（第85頁）或低 FODMAP 高湯

1/4 杯生核桃

新鮮研磨的黑胡椒

1. 將胡蘿蔔和約230公克的馬鈴薯放進一個中型的平底深鍋裡，加水淹過材料。煮滾後轉成中小火，煮製10到15分鐘，直到蔬菜變軟即可。瀝乾，與2湯匙營養酵母、2茶匙檸檬汁、水、紅椒粉，還有半茶匙鹽一起放進攪拌機。攪打至綿密滑順，需要時可刮一下四壁。這個帶起司味的醬汁應該要非常濃厚，但如果太濃稠無法攪打，可以加1或2湯匙的水或是高湯。依口味調味並將醬汁放進一個大的平底深鍋內。

2. 將用來煮製胡蘿蔔和馬鈴薯的中型平底深鍋擦乾淨。將油封蒜橄欖油放進鍋子裡以中火加熱。加入韭蔥，拌煮4分鐘，偶爾攪拌一下，然後把剩餘的馬鈴薯、櫛瓜，還有綠花椰菜加進鍋子裡。再煮5分鐘，持續攪拌以免黏鍋。

3. 加入高湯、核桃、2湯匙剩下的營養酵母，還有1茶匙剩下的檸檬汁。蓋上密封蓋，以中火燉煮15分鐘，直到蔬菜軟化。

4. 將櫛瓜─馬鈴薯的混合物移到攪拌器內，攪打至綿密滑順（也可以在有蔬菜粗粒的情況下享用，只要在攪打過程暫停攪拌器／食物處理機幾次來獲得想要的稠度），然後加進裝著起司風味醬汁的平底深鍋裡。將兩者攪拌在一起並依照口味調味，隨興加入更多的新鮮研磨黑胡椒、鹽、檸檬汁、營養酵母或煙燻紅椒粉。

5. 就這樣享用，或搭配酸種麵包。剩下的冷凍起來就是一頓很棒的快速餐點。

專業提示：

製作給這道湯用的起司風味油炸麵包丁，把麵包丁和營養酵母與一點點橄欖油拌在一起（還有蒜粉，如果你沒有限制食用 FODMAPs 的話），在約攝氏205度烘烤大約5分鐘，或者烤到酥脆。

釋放纖維動力：

如果你沒有限制食用 FODMAPs，你可以用腰果取代核桃，並且在湯裡加入2瓣大蒜的蒜末。

椰子咖哩碗
COCONUT CURRY BOWL

4+ 植物點數

可製作4份

在一個超過2000份食譜的研究中，科學家發現，咖哩廣受歡迎的祕密，就是具有非常多不同風味的混合香料。實際上，這能喚醒你味蕾的風味大爆發。香料的多樣性獲得勝利！

FODMAP 備註：許多預製的蔬菜高湯中都含有大蒜和洋蔥，以及像是芹菜等其他高 FODMAP 食材。由於很難知道其中所包含每種蔬菜的分量，我們會建議用無大蒜和無洋蔥的蔬菜高湯，或者明確是低 FODMAP 的。低 FODMAP 腸道好菌高湯（第85頁）是為了滿足這個目的而設計的。

1塊約400公克裝的硬豆腐，瀝乾並擠壓（參見專業提示，第84頁）

3茶匙橄欖油

1茶匙薑黃粉

¼到半茶匙新鮮研磨的黑胡椒

¼茶匙辣椒粉（給低 FODMAP 用的無大蒜版本）

1湯匙加1茶匙的低鈉日本醬油或醬油

2茶匙咖哩粉

半茶匙葛粉（自由選項）

約230公克米粉

¼杯切細的蔥綠

1茶匙磨碎的生薑

2杯撕碎的羽衣甘藍菜葉

1杯淡椰奶

2杯低 FODMAP 腸道好菌高湯（第84頁）或其他的低 FODMAP 蔬菜高湯

2湯匙鮮榨檸檬汁

讓它更強大！
（非必須配料）：

墨西哥辣椒，去籽切丁

切碎的新鮮芫荽葉

芝麻

1. 將烤箱預熱至攝氏205度。

2. 將豆腐切丁，和1茶匙橄欖油、半茶匙薑黃粉、黑胡椒、辣椒粉、1湯匙日本醬油、1茶匙咖哩粉，還有葛粉（如果有用的話）一起翻動攪拌。在一個有邊框的烤盤裡鋪上一層上述混合物，烘烤15分鐘，在烹煮的中途翻面。

3. 在豆腐進行烘烤時，依照包裝上的指示將米粉弄軟，然後放在一旁備用。

4. 將剩下的2茶匙橄欖油放進一個中型湯鍋裡用中火加熱，加入蔥和薑。攪拌烹煮30秒，直到開始有香味。加入撕碎的羽衣甘藍菜葉，再煮30秒，然後把剩下的1茶匙日本醬油、半茶匙薑黃粉，還有1茶匙咖哩粉、椰奶、高湯一起加進去。

5. 慢慢燒開讓它煮10分鐘。從爐火上移開，邊攪拌邊加入檸檬汁。

6. 將豆腐和米粉分裝在四個碗裡。搭配椰子咖哩高湯和所選擇的配料。

專業提示：

薑黃含有一種絕佳抗發炎的植化素，稱為薑黃素。如果你把黑胡椒加進薑黃裡，就像我們在這則食譜中所作的一樣，你就能讓薑黃素的吸收提高百 2000%。這可不是打字錯誤。

釋放纖維動力：

如果你並未採行低 FODMAP 方法，你可以加入2瓣大蒜的蒜末和洋蔥，並用半杯切碎的白洋蔥或黃洋蔥取代蔥。你也可以加入更多的罐裝椰奶。

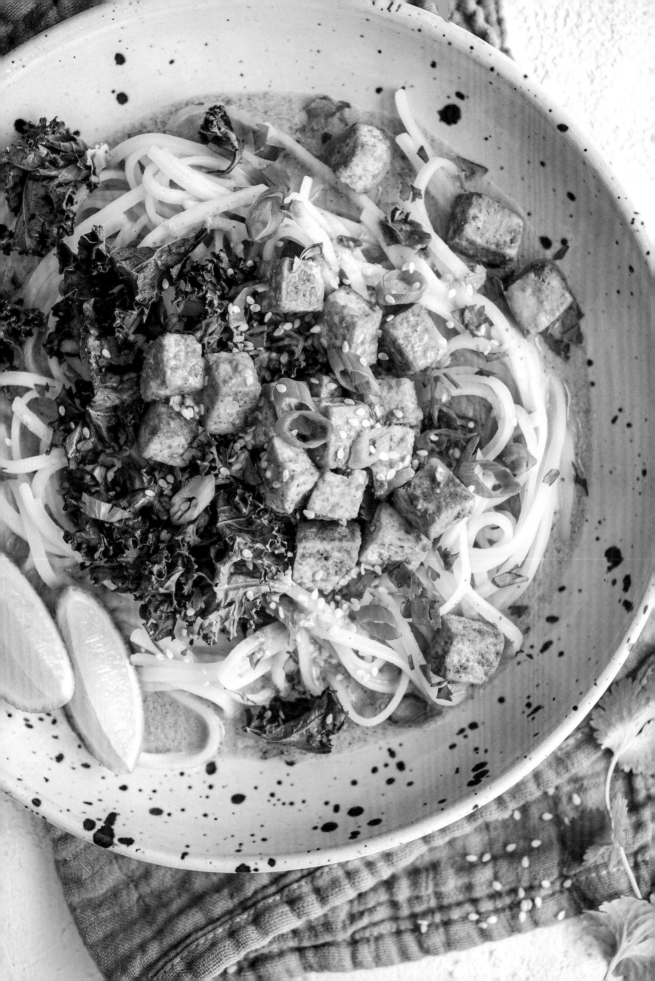

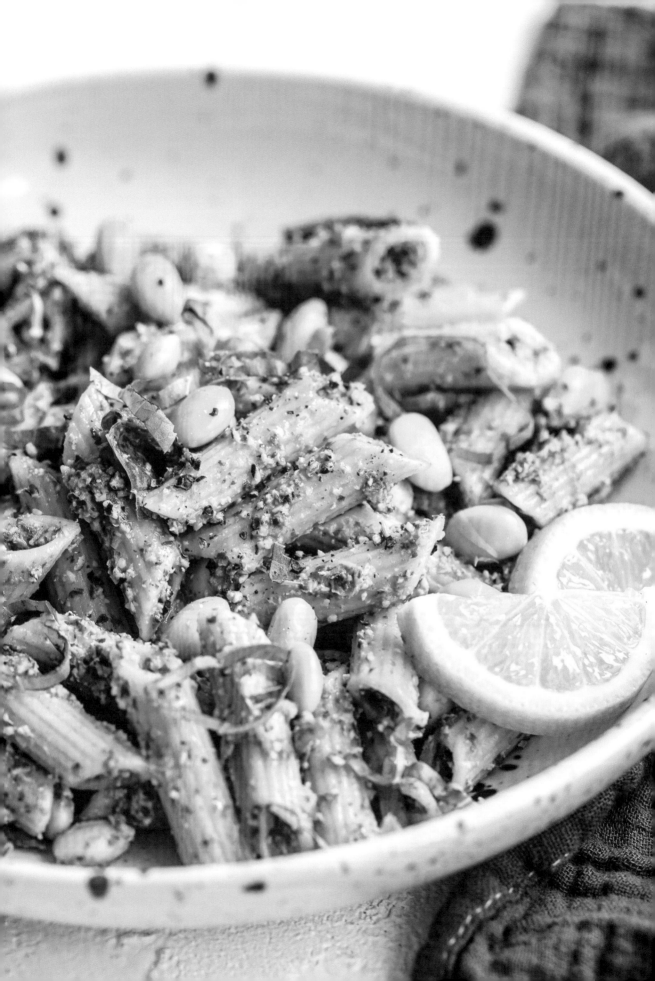

毛豆青醬義大利麵
（搭配藜麥義大利麵 / 無麩質義大利麵）

EDAMAME PESTO PASTA (with quinoa pasta/gluten- free pasta)

青醬起源於熱那亞（Genoa），位於義大利西北角的一個港口城市。青醬的名稱是由義大利文 pestare 衍生而來，意思是「搗碎」。根據義大利的傳統，青醬的材料是放在大理石研缽裡，以一根木杵用劃圈的動作「搗碎」的。擁抱這項傳統吧！讓我知道你是不是把研缽和杵翻出來了。

約340克無麩質義大利麵、螺旋麵，或者是水管麵

1杯半煮熟的毛豆

2杯袋裝新鮮羅勒，加上半杯裝飾用、撕碎的羅勒

2杯袋裝新鮮菠菜葉

1湯匙營養酵母

1到2湯匙鮮榨檸檬汁

2湯匙油封蒜橄欖油（參見專業提示，第87頁）獲低 FODMAP 腸道好菌高湯（第85頁）

半茶匙鹽

讓它更強大！
（非必須配料）：

對半切開的小番茄（5顆小番茄是低 FODMAP 友善的）

松子

專業提示：
如果你買的是水耕法的羅勒植株，把它插到一瓶水裡放在流理臺上存放，一天換一次水。同樣地，你可以用相同的方法保存剪切下來的羅勒。羅勒是一種生長於氣候溫暖地區的香草，所以冰箱對它來說有點太冷了。

釋放纖維動力：
如果你並未採行低 FODMAP 方法，你可以使用全麥義大利麵或豆製義大利麵。在攪打青醬前加入2瓣大蒜，並用更多的小番茄當作配料。

1. 將一大鍋水燒開。加入義大利麵，依照包裝上的說明煮到剛好彈牙的程度。瀝乾，留下半杯煮麵水。放到一個大碗中備用。

2. 把3/4杯毛豆放進攪拌機裡，斷續攪打10到15次，直到毛豆被粗略打碎。加入2杯羅勒、菠菜葉，還有營養酵母，再斷續攪打10次，直到充分混合。

3. 在攪拌機馬達還在運轉時，加入檸檬汁和橄欖油，直到充分混合。依照口味加鹽調味。在攪拌機馬達還在運轉時，慢慢地加入煮麵水，一次1湯匙，直到達到想要的濃稠度（我最後通常會用掉1/3杯）。

4. 把毛豆青醬和剩下的毛豆、煮熟的義大利麵拌在一起，需要的話，加入1湯匙左右預留的煮麵水稀釋。加上撕碎的羅勒葉與義大利麵一起翻動攪拌。邊攪拌邊加入你選用的「非必須配料」。

快手芫荽碗
ZIPPY CILANTRO BOWL

11+ 植物點數
可製作4份

我是醬汁的狂熱粉絲。我認為那是隨你心意為菜餚澆上風味的機會。有任何人跟我有同樣的感覺嗎？嗯，對我來說，把芫荽和檸檬汁一起加進醬汁裡，就好像窺見天堂的一角。儘管如此，你可曾注意過有些人是多麼痛恨芫荽？科學家們發現，事實上有一種基因決定了這些強烈的感受。憎惡者是不由自主的，他們天生就是如此。

FODMAP 備註：本南瓜是低 FODMAP 的。一個 1/4 杯罐裝的鷹嘴豆是低 FODMAP 友善的分量。

半杯糙米或藜麥

2杯去皮去籽切成丁的日本南瓜（kabocha squash）

2根大的胡蘿蔔，切丁

2茶匙橄欖油（自由選項）

1/4茶匙鹽，需要的話可加更多

1/4茶匙胡椒，需要的話可加更多

2杯切成細絲的紫甘藍

2杯芝麻菜葉

半杯切細的蔥（只用蔥綠）

3/4杯罐裝鷹嘴豆，瀝乾並沖洗過

1杯袋裝新鮮芫荽葉

1杯袋裝新鮮平葉荷蘭芹

1/3鮮榨萊姆汁，需要的話可加更多

3湯匙中東芝麻醬，需要的話可加更多

2湯匙橄欖油、高湯，或水

讓它更強大！
（非必須配料）：

4湯匙生南瓜籽

2湯匙葵瓜子

球芽甘藍

1. 將糙米和不到一杯的水一起放進一個中型平底深鍋裡煮滾。關小火，蓋上密封烹煮40到45分鐘，直到糙米軟化而且水分都被吸收。用叉子將飯撥散，然後放在一旁晾涼。你可以提前進行這個步驟，以便輕鬆組合餐點。

2. 將烤箱預熱到攝氏205度。把南瓜、胡蘿蔔、橄欖油、鹽還有胡椒一起放進一個大碗裡。攪拌到醬汁充分覆蓋蔬菜，接著將它鋪一層在有邊框的烤盤內，蓋上鋁箔或是倒置的淺盤，烘烤25到30分鐘，直到蔬菜變軟。在烘烤的最後5分鐘把覆蓋物移開，讓其烘烤上色，呈棕色（如果你想用無油的方式烘烤南瓜和胡蘿蔔，請參見第78頁的專業提示）。

3. 在烤南瓜和胡蘿蔔的同時，將紫甘藍、芝麻菜、蔥、鷹嘴豆，還有糙米飯放進一個大碗內。放在一旁備用。

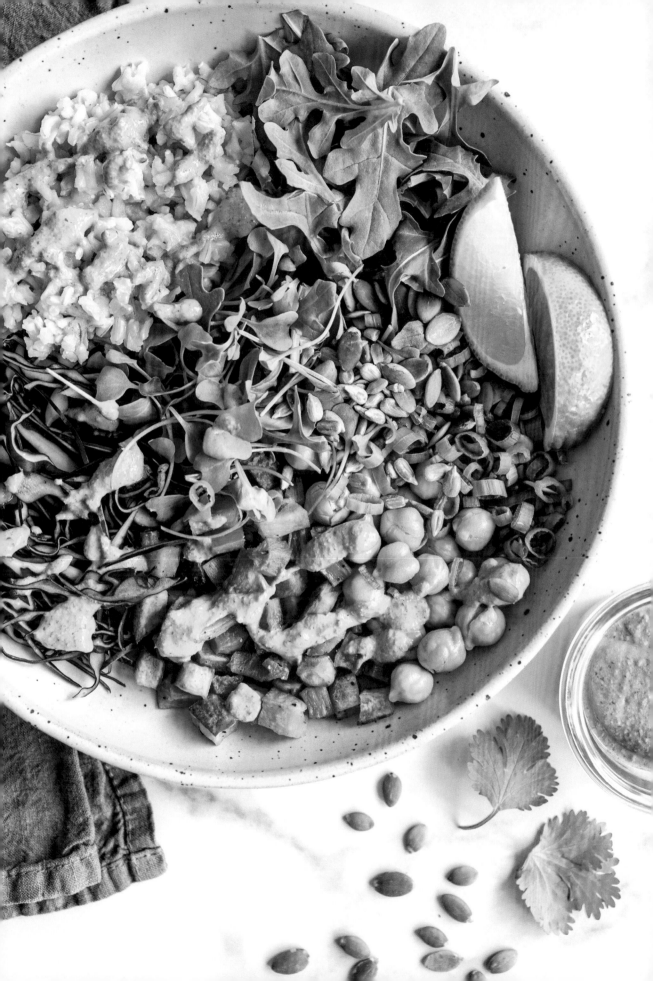

4. 製作醬汁。將芫荽、荷蘭芹、萊姆汁，以及中東芝麻醬放進攪拌機或食物處理機。斷續攪打 10 到 15 次使其混合，直到香草被切得細碎為止。在攪拌機馬達還在運轉時加入橄欖油，直到混合物形成綿密的醬汁。試味，隨你喜好加入鹽和胡椒，或者在需要時加入萊姆汁還有或中東芝麻醬。

5. 將烤好的南瓜和胡蘿蔔從烤箱中取出，稍微放涼。把蔬菜和醬汁拌在一起，如果想要的話，可以搭配「非必須配料」一起上桌。

釋放纖維動力：
如果你並未採行低 FODMAP 方法，你可以不用胡蘿蔔，全部用南瓜來做這道菜，或者換成奶油南瓜或地瓜。

SP & L 漢堡餡餅

SP&L BURGER PATTIES

10+ 植物點數
可製作 15 個餡餅——
冷凍起來日後使用

SP & L 是代表如此完美＆宜人，還是代表地瓜＆扁豆？我不會回答這個問題。這些漢堡餡餅需要一些時間來準備，不過它們令人驚喜，而且絕對值得。把它們當成漢堡肉享用，或者弄碎灑在你喜歡的沙拉上。它們可以冷凍起來供整個星期製作快速餐點用。你的冰箱裡有多出來的熟穀類時就是製作這道菜的理想時機，因為糙米和藜麥需要提前煮製和冷卻。

FODMAP 備註：乾的扁豆和鷹嘴豆是高 FODMAP 的，但是 1/4 杯罐頭鷹嘴豆或半杯罐頭扁豆的分量是低 FODMAP 的。罐頭製造實際上能減少 FODMAP 含量。原因在於 FODMAPs 是水溶性的，所以它們會轉移到你接下來要倒掉的水裡。你可以藉由徹底沖洗進一步減少其中的 FODMAP 含量。

3 杯去皮切成塊的地瓜

2 湯匙奇亞籽

1 罐 15 盎司裝的扁豆或黑豆（非低 FODMAP）

1 杯袋裝切細的蔥（只用蔥綠）

2/3 杯切碎的新鮮芫荽

1 杯半磨碎的胡蘿蔔

2/3 杯紅甜椒，切丁

1/4 杯鮮榨萊姆汁

1 茶匙萊姆皮屑

1 茶匙煙燻紅椒粉

1 茶匙孜然粉

1 茶匙乾牛至

半茶匙到 1 茶匙鹽

1 茶匙奇波雷煙燻辣椒粉（chipotle powder）

半茶匙新鮮研磨的黑胡椒

1/4 茶匙卡宴辣椒粉（自由選項）

1 1/4 杯糙米飯

1 1/4 杯煮熟的藜麥

6 湯匙無麩質麵包粉

橄欖油，用來將烘焙紙上油和刷在肉餅上

1 杯煮熟的洋蔥（自由選項；非低 FODMAP）

2 瓣大蒜（自由選項；非低 FODMAP）

1. 將地瓜放進微波爐可用的碗裡，灑上一點水並蓋上密封蓋。用微波爐的大火微波4分鐘或者到地瓜變軟。或是可以將地瓜蒸軟，放在一旁備用。

2. 將奇亞籽和5湯匙滾水在一個小碗內攪打混合，放在一旁備用。

3. 將罐頭扁豆瀝乾並沖洗，預留出 $1/3$ 杯（如果你並未限制食用 FODMAP，你可以用罐頭黑豆取代扁豆。）

4. 將蔥、芫荽、胡蘿蔔、甜椒、萊姆汁、萊姆皮屑、紅椒粉、孜然粉、牛至、鹽、煙燻辣椒粉、黑胡椒、卡宴辣椒粉、煮熟的地瓜，還有扁豆都放進食物處理機內，斷續攪打至剛好混合在一起，需要時可刮一下四壁。試味，依你的偏好加入更多的調味料／鹽／萊姆汁。

5. 將上述混合物移進一個大碗裡，加入糙米飯、藜麥、預留的扁豆、麵包粉，還有奇亞籽混合物。攪拌至充分混合，想要的話可以加入更多的鹽／胡椒／調味料。

6. 將烤箱預熱到攝氏205度。

7. 將烤盤內鋪上烘焙紙並刷上橄欖油。舀出 $1/3$ 杯步驟5的混合物，用手塑型成餅狀。放在托盤上稍微壓扁，然後重複這個步驟直到全部用完。你可能會需要兩個烤盤，取決於你的餡餅做出的尺寸。將做好的餅頂部刷上橄欖油，烘烤25到30分鐘，直到微呈棕色，中途翻面。

8. 這些蔬菜餡餅冷藏可以保存4天，或者在冷凍庫保存4個月。冷凍時，將它們鋪一層在有襯墊的烤盤上直到結凍，然後移進密封容器內存放。重新加熱時，可以用微波爐每面微波1分鐘或每面用油煎2到3分鐘，直到完全熱透且酥脆即可。

釋放纖維動力：

如果你並未採行低 FODMAP 方法，你可以用黑豆取代扁豆，並且用1杯煮熟的洋蔥代替蔥。加入2瓣大蒜的蒜末，並用辣椒粉取代奇波雷煙燻辣椒粉。

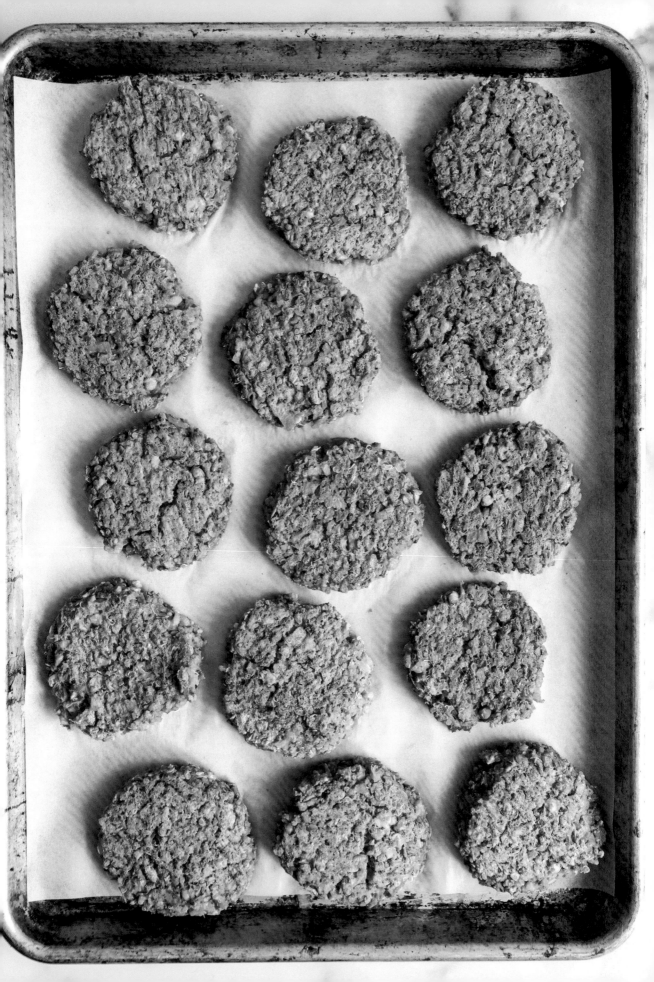

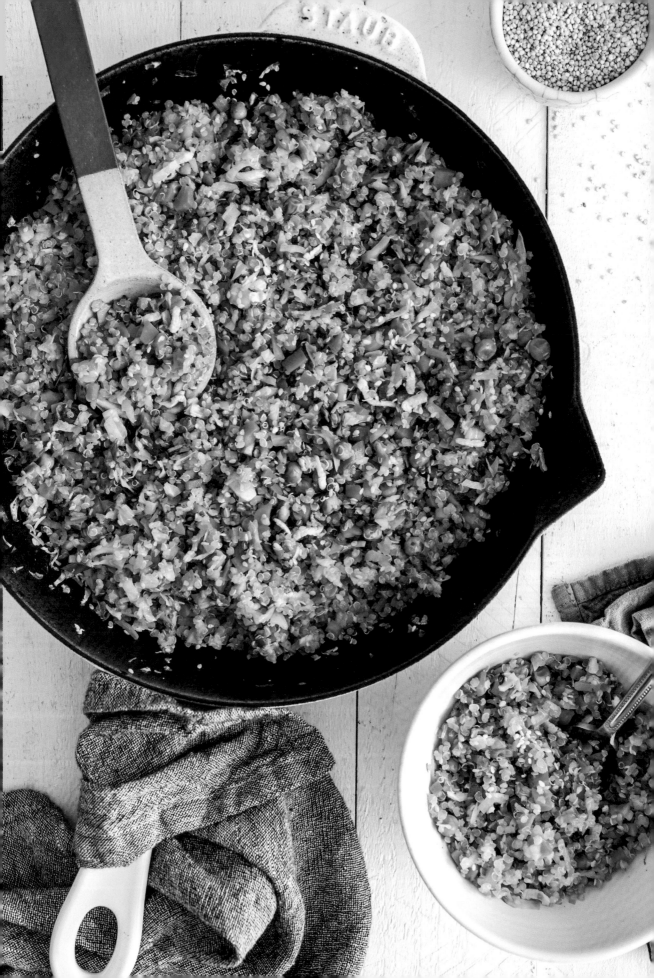

藜麥炒飯
QUINOA FRIED RICE

8植物點數
4人份

藜麥的蛋白質、維他命 B 群、礦物質，還有植物性 omega 脂肪含量都很高。有些人稱它為「超級食物」，不過最早開始栽培這種作物的印加人稱它為「穀物之源」。有趣的是，藜麥與甜菜及菠菜的親緣關係比它與全穀類之間的關係更接近，這讓它成為一種偽穀類。沒錯，這對我來說也是個意外的轉折。

2湯匙低鈉醬油或日本醬油

2湯匙100%鳳梨汁或半茶匙100%楓糖漿

2湯匙米醋

1茶匙新鮮薑末

1茶匙是拉差辣椒醬（自由選項）

1到2湯匙烤芝麻油、油封蒜橄欖油（參見專業提示，第87頁），或高湯

1杯切成丁的硬豆腐

3根中型胡蘿蔔，切成小丁

1/4杯豌豆

2杯切成細末的高麗菜

半杯切細的蔥（只用蔥綠）

3杯煮熟並晾涼的藜麥（用一杯乾藜麥煮製）

3湯匙芝麻

1. 將日本醬油、2湯匙水、鳳梨汁、醋、薑，還有是拉差辣椒醬（如果有用的話）在一個小碗中攪打混合。放在一旁備用。

2. 用一個長柄平底煎鍋或中式炒菜鍋熱油。放入豆腐烹煮2到3分鐘，不斷攪拌，直到豆腐剛剛轉變成金棕色即可。

3. 加入胡蘿蔔、豌豆和高麗菜，再煮10分鐘，不斷攪拌，直到蔬菜開始軟化。如果蔬菜開始黏鍋，額外再加入一點高湯。

4. 加入蔥、藜麥、混合醬汁，還有芝麻。再翻動攪拌1或2分鐘，直到藜麥被徹底加熱即可。依口味調味並上桌。

釋放纖維動力：

如果你並未採行低 FODMAP 方法，你可以將藜麥加進長柄平底煎鍋時，多加入 2 瓣大蒜的蒜末。

甜辣花生天貝捲

SWEET & SPICY PEANUT TEMPEH WRAPS

天貝起源於印尼，最開始是水煮過的大豆，再由一種叫做少孢根黴菌（Rhizopus oligosporus）的真菌進行發酵轉換。最終產物含有25種不同的微生物。一項關於人類的小型研究發現，食用天貝能增加艾克曼嗜黏蛋白菌（Akkermansia muciniphila）的生長，這是一種能保護我們，讓我們免於罹患肥胖症、第二型糖尿病，還有發炎性腸道疾病的益菌。

5湯匙綿密花生醬

3湯匙鮮榨萊姆汁

3湯匙低鈉
日本醬油

1/4到半茶匙壓碎的
紅辣椒片

1茶匙磨碎的生薑

1杯半切碎的鳳梨

1湯匙烤芝麻油
（參見專業提示）

約230公克天貝，
粗略切碎

8棵奶油萵苣的
菜葉

1杯胡蘿蔔絲

1杯切成細絲的紫
甘藍

1. 將花生醬、萊姆汁、日本醬油、紅辣椒片、薑，還有半杯鳳梨放進一臺小型食物處理機或攪拌機，攪打至綿密滑順。如果需要的話，加1湯匙水稀釋。預留下1/4杯醬汁，放在一旁備用。

2. 將芝麻油放進一個大的無柄平底煎鍋，以中火加熱。加入天貝烹煮5到6分鐘，持續攪拌至天貝變得酥脆並呈金棕色。將花生醬汁加入鍋中，再煮3到4分鐘，持續攪拌至天貝裹上醬汁，同時醬汁被完全溫熱。

3. 用胡蘿蔔絲、剩下的1杯鳳梨、煮好的天貝，還有紫甘藍菜絲裝填在萵苣葉上。淋上剩餘的花生醬汁。

專業提示：
烤芝麻油能帶來一種傳統的滋味，並讓天貝變得爽脆。如果你想要的話，可以用其他的油替代或乾脆省略。

釋放纖維動力：
如果你並未採行低 FODMAP 方法，你可以在花生醬汁裡加入2茶匙像是參巴醬（sambal oelek）等辣味大蒜醬。

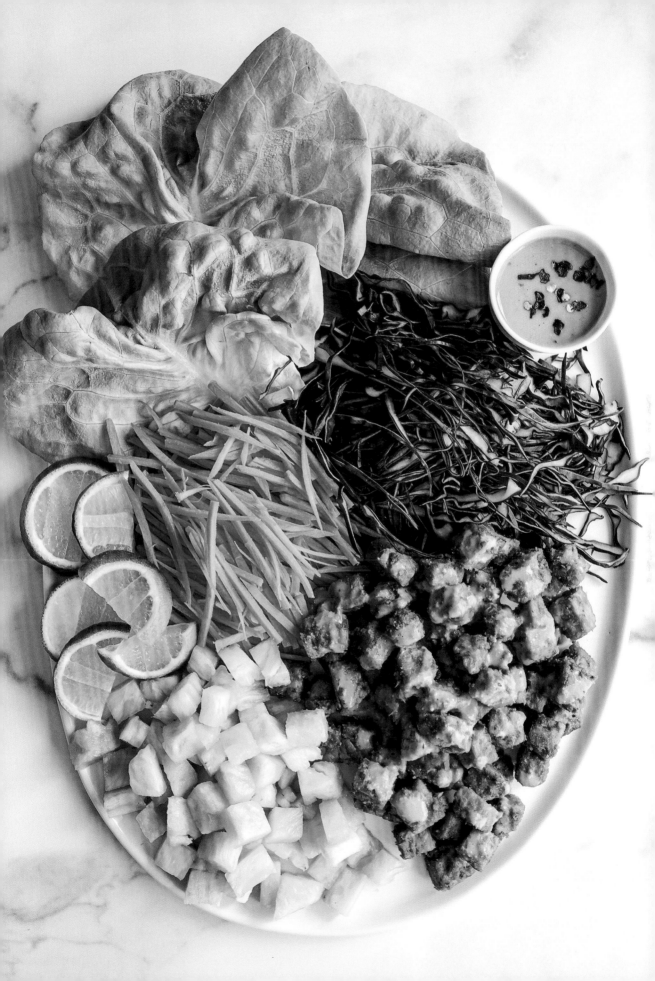

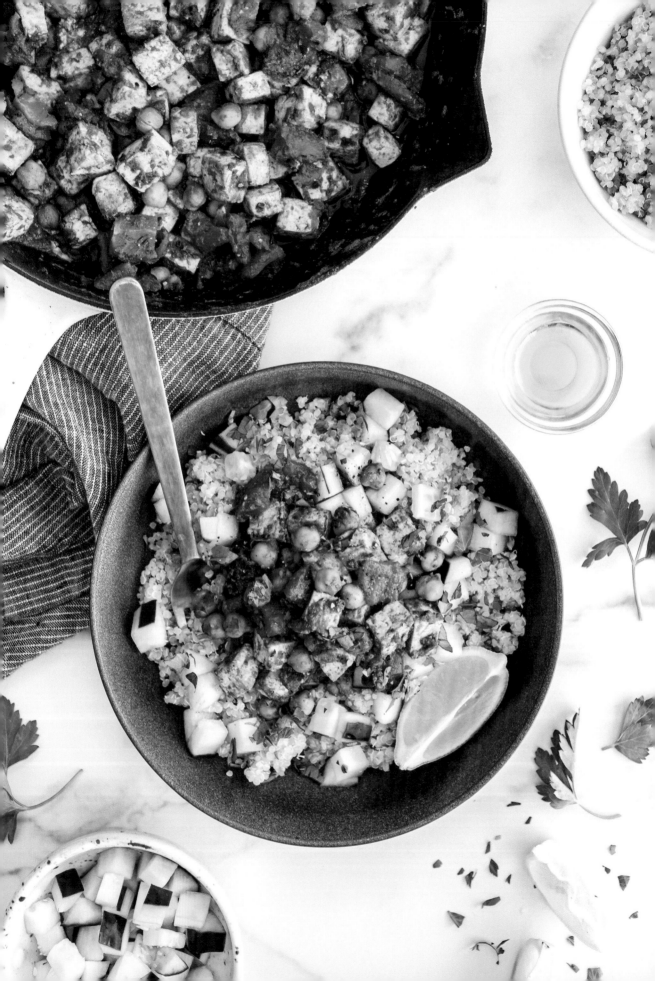

閃亮亮鷹嘴豆碗
CHICKPEA GLOW BOWL

8 植物點數

4 人份

在印度由大君和大君后統治的年代，禦廚為了繁複、芳香馥鬱的烹飪體驗創作出豐富的綜合香料。葛拉姆馬薩拉香料（garam masala）的組成在印度各地區都有所不同，而且可能包括多達 30 種不同的原料。根據阿育吠陀的傳統，葛拉姆馬薩拉因為能增強消化火（agni）的能力，支持免疫力和長久健康的生活，因而獲得恰如其分的名稱。

FODMAP 備註：這則食譜用 1 杯鷹嘴豆製作出四份菜餚。請注意，¼ 杯罐頭鷹嘴豆被認為是低 FODMAP 的，而半杯則被認為是一般 FODMAP。

（編按：消化火是一個在古代印度醫學——阿育吠陀中的概念，指的是人體消化系統中代謝和能量轉化的過程。）

2 茶匙油封蒜橄欖油（參見專業提示，第 87 頁）或高湯，增加更多以作為裝飾用（自由選項）

2 湯匙細香蔥（新鮮的或冷凍乾燥的）

2 茶匙煙燻紅椒粉

2 茶匙孜然粉

半茶匙葛拉姆馬薩拉

半茶匙薑黃粉

半茶匙鹽

¼ 茶匙新鮮研磨的黑胡椒

¼ 茶匙卡宴辣椒粉

1 杯鷹嘴豆，瀝乾並沖洗過

1 塊約 400 公克的豆腐，瀝乾，切成小塊

1 罐 14.5 盎司裝的番茄丁罐頭

2 杯煮熟的藜麥

1 顆檸檬的檸檬汁

1 杯半小黃瓜丁，裝飾用

新鮮的平葉荷蘭芹，裝飾用

1. 將在一個長柄平底煎鍋內用中火加熱油封蒜橄欖油。加入細香蔥、紅椒粉、孜然粉、葛拉姆馬薩拉、薑黃粉、鹽、胡椒、卡宴辣椒粉、鷹嘴豆和豆腐。偶爾攪拌一下，烹煮約 5 分鐘，直到豆腐的表面變得有點酥脆。

2. 加入番茄丁，讓混合物在你準備其他材料時燉煮約 20 分鐘。

3. 組合餐點時，先將底部裝滿煮熟的藜麥，然後放上鷹嘴豆—豆腐混合物。如果想要的話，灑上檸檬汁和更多的橄欖油。用黃瓜丁和新鮮荷蘭芹裝飾。

「難以置信之 FODMAP 友善」義大利麵醬

I CAN'T BELIEVE THIS IS FODMAP FRIENDLY" PASTA SAUCE

5 植物點數
4 人份

每個人在生命中都需要美味可口的義大利麵醬。不幸的是,洋蔥、大蒜,還有番茄糊讓大部分的義大利麵醬成為高 FODMAP。不過不用擔心。你將會很高興以這份「難以置信之 FONMAP 友善」食譜開創一個義大利麵醬的新時代。

1 湯匙油封蒜橄欖油(參見專業提示,第 87 頁)

3 根胡蘿蔔,切成細末

半杯切成細末的茴香球莖

2 湯匙巴薩米克醋

1 湯匙低鈉醬油或日本醬油

2 湯匙番茄糊

1 茶匙乾鼠尾草

半茶匙乾迷迭香

半茶匙乾牛至

1 小撮肉桂粉

半茶匙新鮮研磨的黑胡椒

1 茶匙 100% 楓糖漿或蘋果汁(自由選項)

約 230 公克擠壓過的硬豆腐

1 罐 14.5 盎司裝的番茄碎

1 杯低 FODMAP 腸道好菌高湯(第 85 頁)

鹽和新鮮研磨的黑胡椒

壓碎的紅辣椒片(自由選項)

半杯切碎的新鮮羅勒

你自選的約 340 克煮熟的無麩質義大利麵,作為一份主食

1. 在一個長柄平底深鍋中以中火加熱橄欖油。加入胡蘿蔔和茴香,煎炒至完全變成褐色,需時 10 到 15 分鐘。

2. 在烹煮胡蘿蔔的同時,準備一個小碗,將醋、醬油、番茄糊、鼠尾草、迷迭香、牛至、肉桂粉還有胡椒放進碗裡攪打混合。如果你喜歡你的紅醬偏甜一點就加入楓糖漿。否則的話就將它省略。

3. 將番茄混合物加進胡蘿蔔裡,收汁,將鍋底任何一點變成褐色的物質都刮起來。轉成小火,把豆腐弄碎,與番茄和高湯一起加進鍋子裡。燉煮至少 20 分鐘,讓混合物變得濃稠並結合在一起。調味,依個人口味加入鹽和胡椒。如果你可以耐受,依個人口味加入紅辣椒片。

4. 在上菜前攪拌加入羅勒,澆在煮熟的義大利麵上上桌。

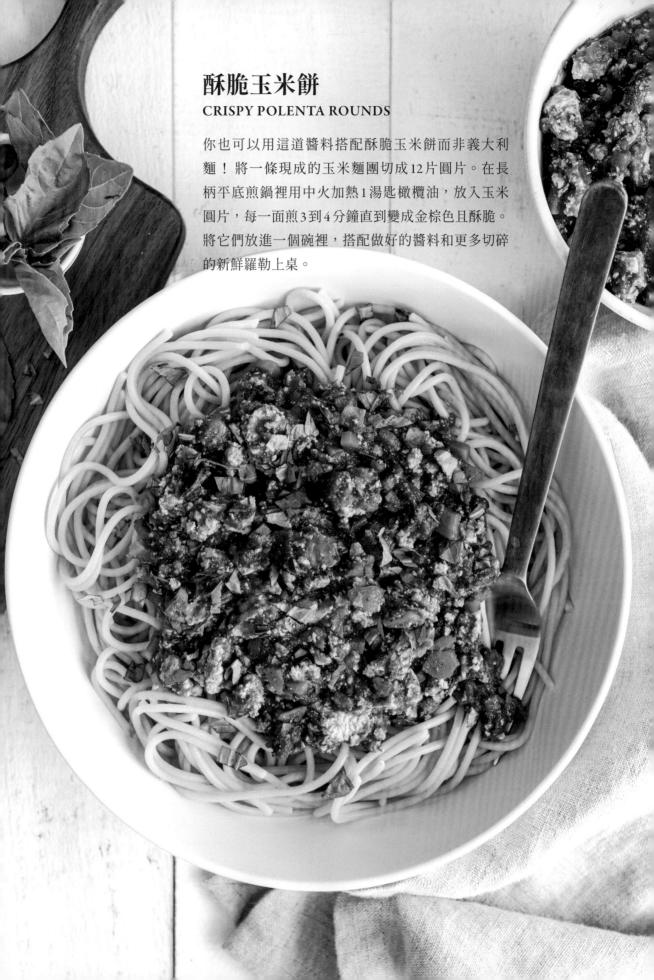

酥脆玉米餅
CRISPY POLENTA ROUNDS

你也可以用這道醬料搭配酥脆玉米餅而非義大利
麵！將一條現成的玉米麵團切成12片圓片。在長
柄平底煎鍋裡用中火加熱1湯匙橄欖油,放入玉米
圓片,每一面煎3到4分鐘直到變成金棕色且酥脆。
將它們放進一個碗裡,搭配做好的醬料和更多切碎
的新鮮羅勒上桌。

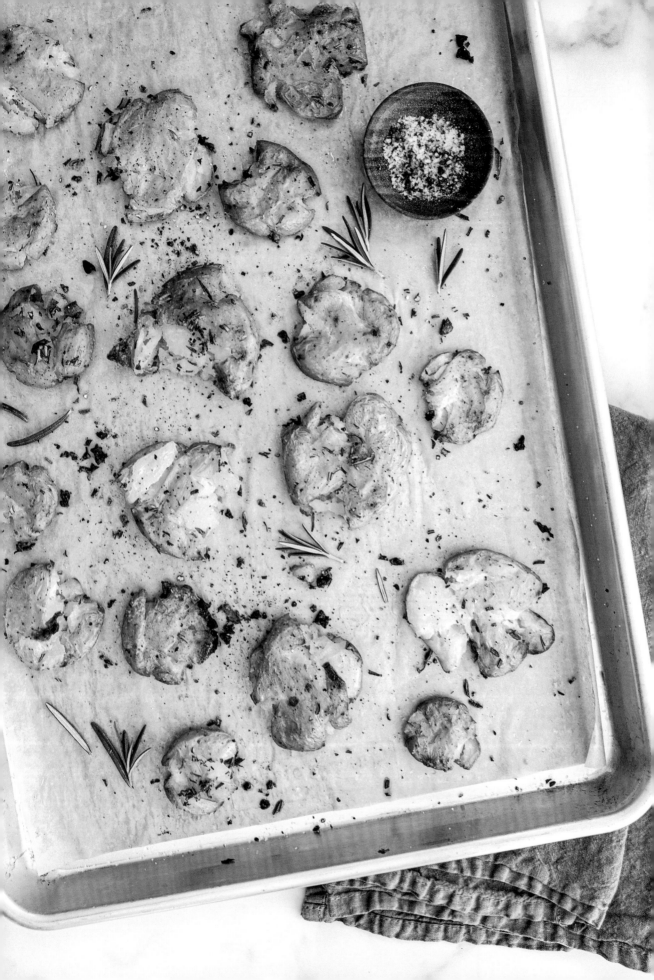

迷迭香厚烤馬鈴薯
ROSEMARY SMASHED POTATOES

1植物點數

4人份

「壓碎」是一個很棒的烹飪詞彙。這道食譜是 SP & L 漢堡餡餅（第101頁）的絕佳配菜。馬鈴薯是低 FODMAP 的，所以你可以大量享用這些馬鈴薯。

約0.5公斤的黃金馬鈴薯或褐皮馬鈴薯，擦洗乾淨並切開

1湯匙橄欖油

半茶匙乾迷迭香或1匙半切碎的新鮮迷迭香

鹽和新鮮研磨的黑胡椒

1. 將烤箱預熱到約攝氏230度。在烤盤內鋪上烘焙紙或不沾烤墊，例如矽膠墊，放在一旁備用。

2. 將馬鈴薯放進一個平底深鍋裡，加水蓋過馬鈴薯。燒開後煮15分鐘，或煮到馬鈴薯開始變軟，小心不要煮過頭了。瀝乾。

3. 將馬鈴薯放進準備好的烤盤裡，輕輕地用馬鈴薯搗碎器或木質湯匙的背面將它們壓碎。灑上橄欖油、迷迭香、鹽和胡椒。用你的手輕輕地把所有的馬鈴薯都沾上香料。

4. 烘烤30到40分鐘至馬鈴薯呈金棕色且酥脆。

專業提示：

如果你的馬鈴薯有剩，將它們放進冰箱，然後用油鍋煎2到3分鐘直到它們變得熱且酥脆。

香煎天貝 搭配番紅花飯
TEMPEH SKILLET with Saffron Rice

8+ 植物點數

4 人份

番紅花是全世界最昂貴的香料。中國的佛教僧侶用番紅花將他們的袈裟染成紅色，而埃及豔后則用番紅花香味的洗澡水洗浴。現在你得以在隨便一個週二夜晚，搭配晚餐享用這跨越時空的永恆經典香料。你這幸運的傢伙！

1 杯半低鈉醬油或日本醬油

1 湯匙加 1 茶匙的橄欖油或水

1 茶匙椰棗泥或 100% 楓糖漿

2 茶匙鮮榨萊姆汁

1 茶匙奇波雷煙燻辣椒粉（自由選項；如果不採行低 FODMAP 的話，可以用辣椒粉代替）

1 瓣大蒜，剁碎成蒜末（自由選項；非低 FODMAP）

半茶匙新鮮研磨的黑胡椒，依個人口味可以加更多

半茶匙乾牛至

半茶匙冷凍乾燥或新鮮的細香蔥

半茶匙煙燻紅椒粉

半茶匙孜然粉

約 230 克天貝，弄碎

1 根小的櫛瓜，切片

1 個紅甜椒，切碎

3 湯匙切細的蔥（只用蔥綠）

1/4 杯切碎的新鮮芫荽

1/4 茶匙品質優良的番紅花絲

1 茶匙特級初榨橄欖油

1 杯沖洗過的印度棕香米

半茶匙鹽，依個人口味可以加更多

1. 將在一個大的攪拌盆中，將醬油、半湯匙橄欖油、椰棗泥、萊姆汁、奇波雷辣椒粉（如果有用的話）、大蒜（如果有用的話）、黑胡椒、牛至、細香蔥、紅椒粉還有孜然粉攪拌在一起。將天貝、櫛瓜、甜椒、蔥還有芫荽加進攪拌盆裡，翻動攪拌使蔬菜裹上香料。蓋上蓋子，放進冰箱冷藏醃製至少一小時或過夜。

2. 在準備好要食用時，將番紅花絲放進一個小碗內，加熱水蓋過浸泡，使其舒展開來。在一個中型長柄平地深鍋裡用中火加熱特級初榨橄欖油，放入洗好的米。煎烤 1 到 2 分鐘，直到米散發出香味並呈金棕色。加入預留的番紅花混合物、鹽、1 3/4 杯水，然後煮開。轉成小火，蓋上密封蓋，烹煮 40 分鐘或直到米將水吸收變軟。

3. 在一個大的長柄平底煎鍋裡用中火加熱剩下的半湯匙橄欖油。放入天貝和綜合蔬菜煎炒 10 分鐘，持續攪拌，直到天貝變得酥脆，同時蔬菜完全熟透。

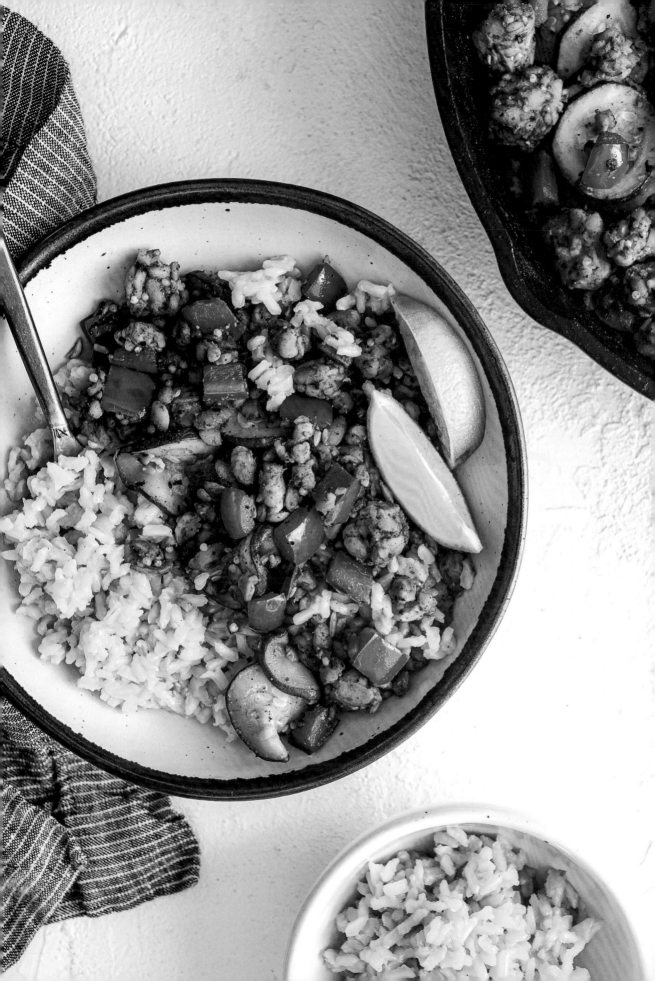

如果天貝開始黏鍋就加一點點水、蔬菜高湯或是油。試味，需要的話再加更多的鹽。我通常會多加1/4茶匙鹽和多一點點的黑胡椒。

4. 搭配番紅花飯一起上桌。

專業提示：

番紅花的關鍵化合物和色素——番紅花苦素（picrocrocin）、番紅花醛（safranal），還有番紅花素（crocin），容易在熱水而非油中溶解，但需要浸泡和釋放的時間。要達到最大程度的釋放，將番紅花用研缽和杵研磨後，浸泡至少20分鐘。

釋放纖維動力：

如果你並未採行低FODMAP方法，你可以在醃料中加入1瓣大蒜的蒜末，並用1茶匙辣椒粉取代奇波雷煙燻辣椒粉，同時在食譜中加入任何你想要的蔬菜——更多甜椒、番茄、洋蔥等等。

酥脆天貝飯碗 搭配清蒸綠色蔬菜

CRISPY TEMPEH RICE BOWL with Steamed Greens

這道菜我最喜歡的部分是其中不同的口感：酥脆的天貝、耐嚼的米飯、柔軟的蔬菜。口感怎麼討論都不夠，它為我們的飲食體驗大大加分，不應該被忽略。

6+ 植物點數
可製作2碗

1/2杯未烹煮的糙米

1杯綠花椰菜的
小花，切成小塊

3湯匙低鈉日本
醬油或醬油

2杯羽衣甘藍，將
主葉脈去除，切碎

1顆大檸檬的
檸檬汁

1湯匙橄欖油或
高湯

約110公克天貝，
切成極細的細末

1湯匙半
中東芝麻醬

1茶匙椰棗泥或
100% 楓糖漿

1/4茶匙壓碎的紅
辣椒片（自由選
項）

讓它更強大！
（非必須配料）：

半根小黃瓜，切碎

2根蔥，切碎
（只用蔥綠）

1湯匙大麻籽

2茶匙芝麻

1. 將一大鍋水 —— 至少3杯，將它燒開。放入糙米並轉成小火，加蓋讓它燉煮30分鐘。試吃口感調整熟度；米飯應該接近有嚼勁的狀態。接著加入綠花椰菜烹煮約5分鐘，直到變軟但仍有些脆口。

2. 將米飯和綠花椰菜瀝乾後放回鍋子裡。用一湯匙日本醬油調味，放在一旁備用。

3. 在煮飯的同時，將蒸籠架在一個裝了水的大鍋子上。將水燒開，然後把羽衣甘藍放進蒸籠，調成小火。蒸7分鐘，或蒸到羽衣甘藍變軟。

4. 將煮好的羽衣甘藍從鍋子上移開，把鍋子裡的水瀝乾，移走蒸籠。將羽衣甘藍放回鍋子裡，與半顆檸檬的檸檬汁翻攪混合。

5. 在蒸蔬菜的同時，用中火加熱加入長柄平底煎鍋裡的橄欖油。將天貝煸炒至微褐色且酥脆，需時5到8分鐘。從爐火上移開並放置一旁備用。

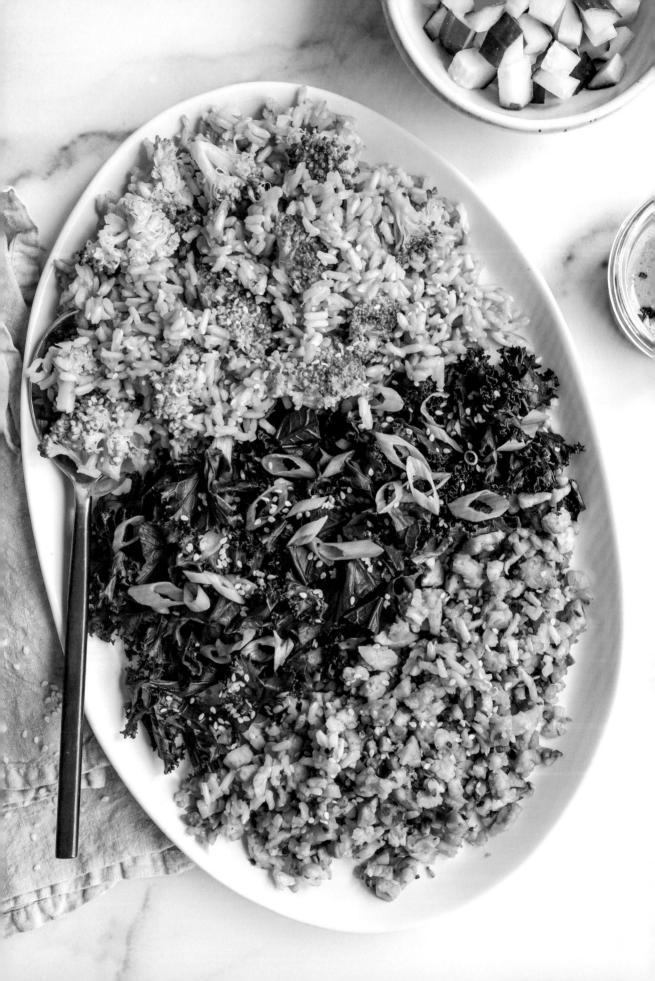

6. 在煸炒天貝的同時，把剩下的2湯匙日本醬油、一半的檸檬汁、中東芝麻醬、椰棗泥，還有紅辣椒片（如果有用的話）攪打混合。慢慢淋入2湯匙水，直到醬汁綿密濃稠。 依個人口味調味，隨個人喜好加入更多的檸檬／鹽／胡椒。

7. 上菜時，將飯和花椰菜的混合物分裝到兩個碗裡。每碗加進一半的羽衣甘藍，上面用你自選的「非必須配料」裝飾，然後淋上醬汁。灑上煮好的天貝。

專業提示：
清蒸你的蔬菜能減少其中的草酸含量達53％，這能讓像是鈣、鐵，還有鎂等礦物質的吸收率。

茄子鷹嘴豆泥佛陀碗
EGGPLANT HUMMUS BUDDHA BOWL

佛陀碗永遠是色彩、美觀、植物多樣性，還有風味的贏家。我強烈建議在這道菜裡面加上一些豆腐菲達起司（自製豆腐菲達起司請參見第84頁）！

FODMAP 備註：每份¼杯罐頭鷹嘴豆和每份5顆小番茄是低 FODMAP 的。

半杯罐裝鷹嘴豆，瀝乾並沖洗過

1茶匙油封蒜橄欖油（參見專業提示，第87頁）、高湯或水

¼茶匙孜然粉

¼茶匙煙燻紅椒粉

鹽和新鮮研磨的黑胡椒

1杯半糙米飯

半杯烤茄子沾醬（第74頁）

半杯切碎的新鮮平葉荷蘭芹

半杯卡拉瑪塔橄欖（Kalamata olives），粗略切碎

半杯小番茄，對半切開

1根中型小黃瓜，薄切成半月形

1根中型胡蘿蔔，磨碎

1. 將烤箱預熱至攝氏約205度。在一個有邊框的烤盤內鋪上烘焙紙或1塊矽膠烘焙墊，放在一旁備用。

2. 將鷹嘴豆和油封蒜橄欖油、孜然、煙燻紅椒粉、鹽還有胡椒在準備好的烤盤上拌勻。烘烤約15分鐘，或是烤到有點酥脆。

3. 組合這道餐點時，將糙米飯分裝在兩個碗裡，然後每碗上面放上茄子沾醬、荷蘭芹、橄欖、小番茄、黃瓜、胡蘿蔔，還有酥脆的鷹嘴豆。

釋放纖維動力：
如果你並未採行低 FODMAP 方法，你可以加入更多的罐頭鷹嘴豆，或者如果你並未限制攝取 FODMAPs 的話，也可以用煮熟的乾鷹嘴豆替代。每份餐點你也可以加入超過5顆的小番茄。

▶ 欲查看本章所引用的69篇科學文獻，請造訪 theplantfedgut.com/cookbook。

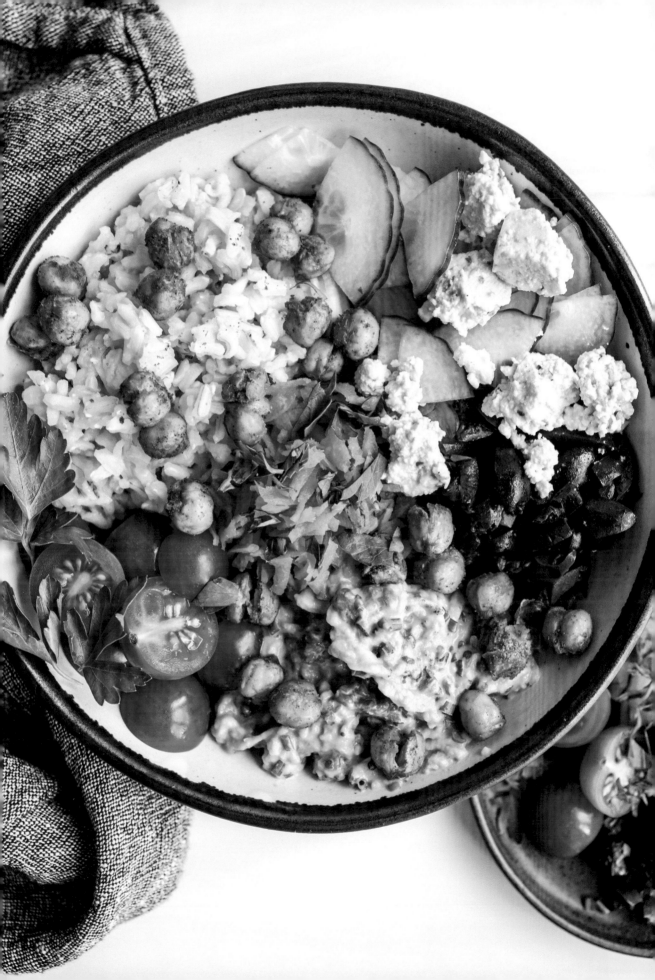

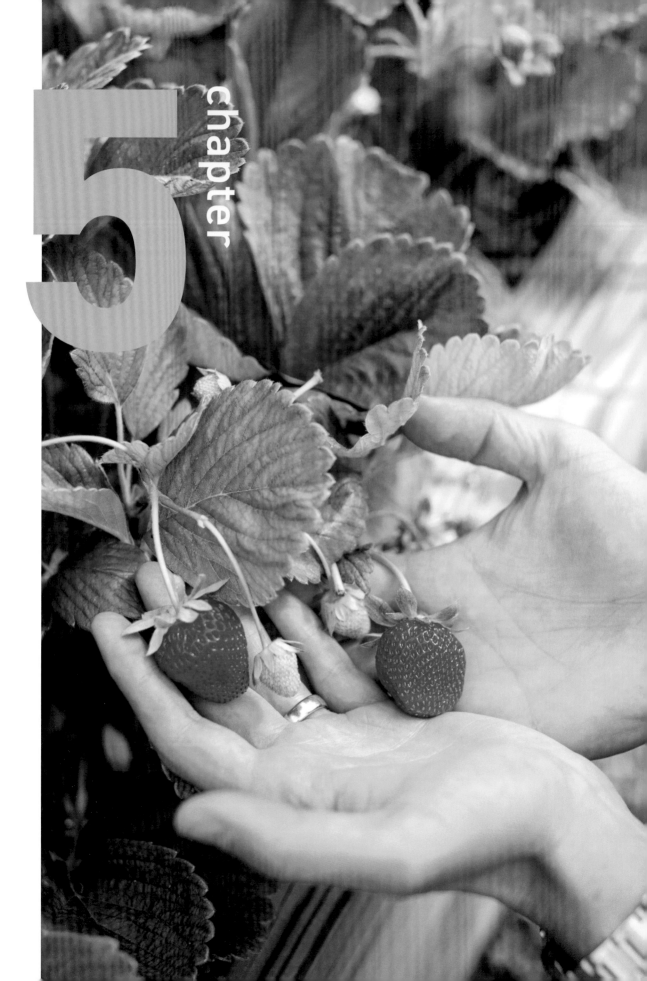

chapter

5

Hope for
Histamine Intolerance

組織胺不耐症的希望曙光

組織胺可能是導致你症狀發生的原因
這裡有你試圖釐清狀況所需要的知識和食譜

你還記得 2020 年 5 月的時候你在哪裡嗎？ 全世界大部分地區都因為快速演化的全球性疫情而處於封鎖狀態，而當時我正要發行我的第一本書《纖維動力》。不過瑞典反其道而行，讓當地的餐廳和大多數的商業交易都繼續開放。在這段時間內，瑞典全國各地爆發人們出現腫脹、蕁麻疹（hives）、心律不整、頭痛、噁心反胃、腹瀉，還有嘔吐等症狀的疫情。第一波爆發有 30 名病患，六月初新增了 9 名，然後七月又再多增加 20 名——所有患者都分布在不同地區。有關當局介入，流行病學家追蹤的所有線索都回溯到三家餐廳。難道這些超級傳播事件是因為新型冠狀病毒懲罰瑞典開放餐桌政策嗎？ 並不是。這是因為變質鮪魚而引起的。

當你吃下因為不當處理或儲存而含有超高組織胺的魚時，就會發生鮪魚中毒。信不信由你，這根本就不是傳染病。這完全是過多組織胺造成的結果。組織胺是一種在體內生成的化學物質，與許多正常、健康的身體機能有關。事實上，我們需要組織胺才能正確地運作。但當我們一次一口氣吃下極為大量的組織胺時，我們就會出現上述你所看到的反應，這被稱為組織胺中毒。組織胺中毒在吃下壞起司時也會發生（雖然大多數案例都是因魚而起）。在這場爆發中，他們得以將鮪魚的源頭追溯到一個共同的海外來源。

你看看，這就是組織胺的威力！根據我的臨床經驗，組織胺不耐和 FODMAP 不耐是兩種最重要的食物不耐症。FODMAP 不耐更居於主流，而組織胺不耐通常不會受到太多關注。我很高興向你介紹組織胺不耐，因為我誠心相信，對你們其中一些人來說，這是能改變人生的資訊，將會為你們串聯一些線索，帶來豁然開朗的時刻。

組織胺不耐可能會伴隨著消化問題一起出現；它也可能是許多其他問題的根源：偏頭痛、潮紅、濕疹、蕁麻疹、皮膚搔癢、呼吸急促、哮喘，或引起像是流鼻水、鼻塞，還有打噴嚏等過敏症狀。我將協助你應用 GROWTH 策略來正確辨識你是否患有組織胺不耐，還有你能針對它做些什麼。

我的目標之一是闡釋體內組織胺的廣泛影響。無論是你，或者是你認識的人，組織胺不耐都可能同時成為問題和解決方案兩者的來源。所以，不要羞於分享你在本章所學到的——能夠幫助我將本書送到那些需要的人手中！將你最喜歡的論據發表在社交媒體上。幫我把訊息傳出去！有太多太多人受這些症狀之苦，而他們沒有意識到組織胺不耐可能是他們的問題。

組織胺的說明

讓我們從頭開始：組胺酸（Histidine）是20種建構蛋白質的胺基酸基礎材料之一，而且它正好是組織胺的前驅物。當組胺酸接觸到一種酶時——對和我一樣的書呆子們來說，那叫做 L-組胺酸脫羧酶（L- histidine decarboxylase），就會轉變成組織胺。許多種細菌具有這種酶，而且這種轉換是那些細菌正常發酵作用或正常食物生命週期（在腐爛前的成熟過程）的一部分。你也會發現這些細菌也是正常腸道菌叢的一部分。但是體內組織胺最主要的來源是由嗜鹼性白血球（basophils）和肥大細胞的免疫細胞（mast cells）所產生的，此外還儲存在神經、血小板及腸壁細胞內，在受到刺激時釋放出來。

組織胺是人類生理正常且重要的部分。全身上下分布四種不同的組織胺受體，包括消化道、皮膚、心臟和周邊血管、大腦、肺部、骨髓還有子宮。沒錯，那差不多是每個地方都有了。組織胺是一種有著廣泛而影響深遠的訊息分子：它能刺激肺部或腸道的平滑肌收縮、

增加胃酸的生成、使血管舒張。在女性中，組織胺能增加雌激素的生成，而男性則參與了陰莖的勃起。當身體處於平衡狀態時，組織胺是這種狀態中重要的組成部分，對我們完全沒有威脅。我們擁有那些受體是有理由的，它們對我們有益，而不是有害。

組織胺不耐是由於身體失去平衡，導致受體受到過度組織胺刺激造成的。最終結果可能就是表現出如前所述的症狀。在一篇近期關於組織胺不耐確診患者的文獻回顧中，他們發現頭號症狀就是腹脹。幾乎每個人都會腹脹。然後，症狀會朝可說是幾千個方向發散。有超過24種不同的症狀被登記在案。總計有97%的人會出現三種或更多不同的症狀。單一一名患者平均所經歷的症狀是11種！這是在談到組織胺不耐時會遇到的數項挑戰中的第一項。症狀的表現方式可能千變萬化，使得要為這個病症的症狀賦予模式變得極為困難。

組織胺與荷爾蒙

組織胺是女性健康正常的一部分。不管怎樣，組織胺和雌激素就像《我倆沒有明天》(Bonnie and Clyde)裡的邦妮和克萊德一樣綁在一起。雌激素促使更多組織胺生成。組織

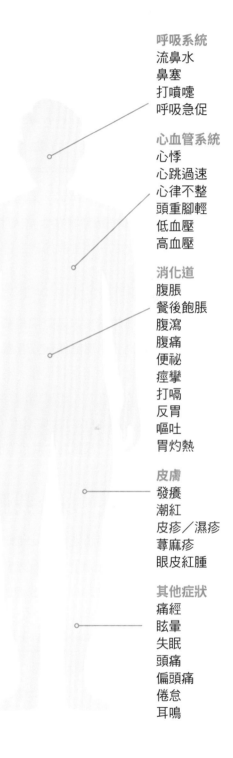

呼吸系統
流鼻水
鼻塞
打噴嚏
呼吸急促

心血管系統
心悸
心跳過速
心律不整
頭重腳輕
低血壓
高血壓

消化道
腹脹
餐後飽脹
腹瀉
腹痛
便祕
痙攣
打嗝
反胃
嘔吐
胃灼熱

皮膚
發癢
潮紅
皮疹／濕疹
蕁麻疹
眼皮紅腫

其他症狀
痛經
眩暈
失眠
頭痛
偏頭痛
倦怠
耳鳴

胺則會促使更多雌激素生成。當它們大幅增加時，它們會一起發生高峰分泌。當它們處於平衡時世界非常美好。組織胺參與女性所有的重要事項，包括性慾、排卵，甚至在受精卵進入子宮內的著床都有作用。但是，當組織胺和雌激素變得「要嘛一起活、要嘛一起死」的時候，事情就開始有點嚇人了。在排卵期間，即月經前夕，雌激素濃度會大幅增加。組織胺濃度亦會同時增加。這或許可以解釋為什麼有些女性在月經週期這個時間點，會經歷頭痛或是消化症狀惡化。但有趣的是：在懷孕期間，此時雌激素濃度爆表，但組織胺不耐症候群通常卻會改善。這是個矛盾現象，直到你意識到，胎盤所生成分解組織胺的酶（雙胺氧化酶，即 DAO），是懷孕前的五百到一千倍。說真的，人體和大自然所展現的出來的智慧實在太驚人了，不是嗎？這裡的重點是，荷爾蒙和組織胺是相互關聯的，這能夠解釋月經週期某些特定時刻，食物敏感性或症狀表現的差異性。

　　即使這一切相當複雜，但是瞭解組織胺不耐並不困難。事實上相當簡單：如果你遭受兩種或更多這些症狀之苦，那麼你就該考慮組織胺不耐是否就是原因。查看症狀列表。你有沒有其中兩項症狀？如果你是在診所裡、坐在我的對面，我會看著你的眼睛說，「組織胺不耐是我們現在必須考慮的事之一。如果你沒有好轉，那麼我們需要採取必要的步驟，來確認這是不是你問題來源。」在 GROWTH 策略中，我們從辨識症狀的起源開始。組織胺不耐會是你的問題起源嗎？在本章中，我將為你展示限制、觀察，還有努力重新加回等步驟來確認它是不是。

組織胺的平衡，以及我們是如何顛覆平衡的

　　身體因平衡和規律而茁壯。當身體在平衡狀態時，我們飲食中的組織胺會在小腸和大腸內，由叫做 DAO（雙胺氧化酶）的酵素進行分解。組織胺進入身體的通道是腸道內壁、叫做上皮組織的單層細胞。DAO 擔任我們的防禦系統，能在組織胺跨越上皮組織這層障壁前將其中和。

　　組織胺不耐是相對於身體的中和系統而言，組織胺過量所造成的病症。把 DAO 想像成列隊在你的城堡牆壁（上皮組織）前的士兵，確保上皮組織不會受到組織胺的侵擾。當 DAO 濃度足夠而且城牆完好無損時，組織胺會被完全中和。但如果組織胺濃度遠超過防禦機制，那麼它就會進入堡壘。那就是我們表現出症狀的時刻。

這是一個臨界值事件。如果你保持在臨界值以下，你就能維持無症狀的狀態。但如果你跨越了臨界值，就有麻煩了。問題是，這個臨界值可能是個活靶，對我們每個人來說都不一樣，甚至每天都會出現波動。如果我們要瞭解組織胺不耐，就需要更深入挖掘我們是否患有組織胺不耐的三個因素：

1、**組織胺過量：**我們知道組織胺是細菌在發酵過程中形成的，還有使易變質食物熟成及劣變過程中的一部分。這代表某種食物的組織胺含量會根據它處於熟成過程中哪一個階段而變化。舉例來說，我們談過的瑞典變質鮪魚案例。如果你在鮪魚被捕獲的那一刻馬上吃下它，這些問題絕對不會發生。不過就是這段介於被捕獲後和不當儲存的時間，讓微生物在魚中的組氨酸上發揮作用並產生組織胺。

避免組織胺濃度過高的通用忠告

我們馬上將會回顧你在低組織胺飲食中需要留意的特定食物。不過在討論細節之前，先來討論一下主題情境：

- 無論何時，盡可能食用新鮮食物。大多數新鮮水果和蔬菜完全包括其中！
- 易變質的食物在收穫的那一刻組織胺含量最低，而且組織胺濃度會從那時起持續上升。
- 冷藏會減緩組織胺生成。冷凍能更進一步減緩。如果產品在收穫後立即冷凍，便能防止組織胺釋放。
- 所有的發酵食品都含有大量組織胺。
- 酒精是一種發酵食品。巧克力也是。還有醋。抱歉啦！
- 試著避開罐頭食品、即食餐點，還有加工過的易變質食品。
- 油炸和燒烤食物會使組織胺濃度增加。

▶ 你飲食中的組織胺並不是讓你組織胺濃度過量的唯一途徑。另一個路線是藉由刺激你本身的免疫細胞釋放出它們的組織胺。有一些食物——例如柑橘類，本身的組織胺含量並不高，但被認為會觸發組織胺的釋放。別擔心，我會為你把狀況弄得超級簡單。會產生過量組織胺的食物總表中將包括所有這些食物，你不需要為細節感到焦慮。我只是想要你在我提出簡單的解決方案前，對這個方法如何運作能有全面的瞭解。

▶ 此外，居住在我們腸道內的微生物，它們具有能生成組織胺的酵素。我們還沒有證據證明由我們自身微生物所生成的組織胺會驅使組織胺不耐，但我們的腸道微生物確實有這項功能，因此可能參與了組織胺的平衡，這件事是值得注意的。

2、**DAO 活性不足：** DAO 是站在我們城堡門口守衛的士兵，保衛我們免於組織胺超負荷。但有許多種途徑會使 DAO 濃度減少，最終變得不足以控制組織胺的分解。

▶ DAO 是由我們的腸壁細胞生成。如果你讓那些細胞受傷，你可能會使它們生成 DAO 的能力受損。乳糜瀉、克隆氏症、腸激躁症、短腸症候群（short bowel syndrome），還有消化道外科手術是一些已被發現與 DAO 生成不足有關連的問題。針對根本性原因進行治療，如此 DAO 濃度便將會上升。

▶ 可能存在某種基因能改變 DAO 功能、降低組織胺降解速率。在被稱為 AOC1 的含銅胺氧化酶 1 基因（amine oxidase copper- containing 1 gene）編碼中，也可能有微小的變異。這些微小的變異可能會影響 27% 或更多人的 DAO 生產量，減少 DAO 的產量。這種情況很常見，所以像 SelfDecode 這樣的個人基因檢測公司，能預測一個人是否有更高的可能性發生組織胺不耐。

▶ DAO 的活性可能會被藥物、酒精，還有其他食物抑制。舉例來說，有一種叫做生物胺（biogenic amines）的食物成分與組織胺的結構相似，有可能會改變 DAO 的活性。在這種情況下，DAO 不足是暫時性的，而且可藉由排除問題的原因加以逆轉。別擔心，我會用以下的食物和藥物清單來讓它變得超級簡單。

3、**腸道微生物菌叢失調：** 食物不耐症與腸激躁症（IBS）間有相當密切的關係。足足有 80% 的腸激躁症患者都證實食物會觸發他們的消化道症狀，而且超過一半的人在食用高組織胺含量的食物後回報症狀出現惡化。或許藉由更仔細檢視與組織胺不耐最有密切關係的病症——腸激躁症，能讓我們對組織胺不耐有更好的瞭解。老派的醫師，像是我的導師道格・德羅斯曼博士（Dr. Doug Drossman），教導我們腸激躁症候群牽涉到內臟過敏反應的改變，在這種情況下，排列在你腸道中的五億條神經變得緊張且過度活躍。像我一樣的新派醫師則會強調生態失調在腸激躁症候群中的角色，其中包括了腸道微生物的紊亂、腸道通透性的增加，還有腸道內容物滲漏到血流中。但我們實際上是在講同一件事，因為腸道通透性的增加已被發現會和內臟過度敏感性同時存在。重要的是，對腸道生物群造成的傷害（生態失調），可能會讓人更容易透過這些機制

罹患食物不耐症。這有沒有可能是潛在的組織胺不耐？當然有！對組織胺不耐症患者詳細的腸道微生物菌叢分析揭示出細菌的型態，還有代表生態失調的多樣性喪失。簡而言之，我要表達的是，受損的腸道會使臨界值降低，並讓組織胺不耐更容易發生。但反過來說也能成立：如果我們治癒腸道，那麼我們就能恢復上皮組織作為障壁的能力，就好像讓城牆復活到它最具強大力量的全盛時期一樣。豎起高牆將能提升你對組織胺不耐的臨界值。你的腸道被治癒，將更有能力處理組織胺。

所以我們應該服用益生菌來治療組織胺不耐嗎？

在這裡，我們必須要小心。有些常見的益生菌菌株——乾酪乳桿菌（Lactobacillus casei）、保加利亞乳桿菌（Lactobacillus bulgaricus）、嗜熱鏈球菌（Streptococcus thermophilus）、德氏乳桿菌（Lactobacillus delbrueckii）、瑞士乳酸桿菌（Lactobacillus helveticus）都是知名的組織胺生產者。此外，我們還沒有針對組織胺不耐的高品質益生菌隨機安慰劑對照試驗。考慮到組織胺不耐的複雜性，我們不會想要在多菌株益生菌（multistrain probiotic）上冒險。相反地，我們想要讓事情保持單純，並依靠我們已知的事物。布拉酵母菌（Saccharomyces boulardii）是現存受到最多研究的益生菌。它的安全性和功效已在90多項臨床試驗中進行研究。布拉酵母菌能藉由修復緊密連接（tight junctions）使腸道通透性下降的方式來加強腸道障壁。它增進短鏈脂肪酸（SCFA）、尤其是丁酸鹽的生成。不過對於我們的組織胺討論來說，最重要的或許是布拉酵母菌已被證實能增加 DAO 的濃度。直到我們有益生菌在組織胺不耐的隨機對照試驗前，對我來說目前可取得的最好資訊，就是布拉酵母菌在每日500到1000毫克的劑量下，可能會是患有組織胺不耐患者一個不錯的選擇。不過，這總是會伴隨著一個但書，如果你覺得布拉酵母菌實際上讓你的症狀變得更嚴重的話，那就應該停止服用它。

利用 GROWTH 策略診斷組織胺不耐

「組織胺不耐有沒有可能是引起我症狀的原因？」

這是需要你仔細思考的第一個問題。如果你出現兩種以上的組織胺不耐症狀，那麼對你來說，採取確認你是否真的罹患這種病症的必要步驟就很合理了。如果你沒有出現症狀，那我有好消息給你。在接下來的內容裡，有一些意在讓所有人享用、真的真的很美味的食譜，不

管你有沒有組織胺不耐都一樣。

不過對那些試圖確認你是否患有組織胺不耐的人來說，接受測定 DAO 的血檢很可惜地並不是診斷組織胺不耐的可靠方法。組織胺不耐的臨界值是一個活靶，並非單純與在血液中循環的 DAO 成正比。那是組織胺、DAO，還有腸道屏障能力之間的平衡。這樣的平衡，還有它是否引起你的症狀（以及是哪些因素）都是你所獨有的，而且隨著每一天、每一頓飯都會有變化。

聽起來很複雜，對吧？這樣的複雜性以及黃金標準檢驗法的缺乏，為我們在辨識組織胺不耐的患者以及執行高品質研究方面帶來困難。

但事情並不需要那麼複雜。我們只需要運用 GROWTH 策略，這個策略能再次將複雜的過程變得簡單，同時也是可靠的，並能引領我們走向治癒之路。

G：辨識起源

首先，我們需要確定你症狀的根源不是其他原因。稍早我提曾到乳糜瀉、克隆氏症，還有潰瘍性結腸炎全都與組織胺不耐有關，因為它們都會破壞腸壁。此外還有我們在第三章討論過的診斷，像是便祕和膽囊問題等，需要加以考慮。但在這些參與者之外，我要向你介紹兩個需要納入考慮的新因素——食物過敏（food allergy）和肥大細胞活化症候群（cell activation syndrome）。

食物過敏可能表現出許多症狀，而這些症狀通常被歸因於組織胺不耐，因為它們兩者的症狀太相似，我們需要對此做出區分，因為組織胺不耐並不是一種免疫介導的過敏病症，所以如果你有食物過敏，治療方法和解決方式都會有所不同。為了知道你罹患的究竟是組織胺不耐還是食物過敏，將你吃的食物和你的症狀都記錄下來。組織胺不耐的症狀應該會伴隨著各式各樣的食物（以下將描述的那些）發生，然而食物過敏則應該是明確發生在特定的食物上。如果有需要的話，與一位過敏專科醫師一起進行測定食物過敏的皮膚點刺測試（skin-prick）和免疫球蛋白 E 抗體測試（IgE antibody testing），幫忙釐清這個問題。

肥大細胞活化症候群是另一種有時候會與組織胺不耐混淆的病症。這種病症的特徵是突然發作嚴重症狀的事件——蕁麻疹、腫脹、低血壓、呼吸困難，還有嚴重腹瀉。所有症狀都與組織胺不耐類似，雖然整體來說程度更為劇烈。肥大細胞實際上是身體固有的組織胺攜帶者，而在肥大細胞活化的時候，它們本質上就是把組織胺倒進你的血液中。如果你的症狀是劇烈而且偶發的，你可能會想檢查肥大細胞活化症候群的可能性，這包括在一次發作後的兩

小時內，檢查你的血液中是否有類胰蛋白酶（我通常會將實驗室檢驗的訂單交給我的患者，讓他們放在手邊），以及進行24小時的尿液收集，來尋找肥大細胞活化的特定標記。和食物過敏一樣，如果你認為肥大細胞活化症候群是可能的，那麼就應該諮詢一位過敏專科醫師。

患有組織胺不耐的人會同時出現其他食物不耐症，尤其是乳糖不耐和果糖不耐，這也是相當常見的。傷腦筋嗎？絕對是的。意外嗎？肯定不會。共同的威脅就是在腸道受損的人身上發生的食物不耐症。你不會在擁有健康腸道的人身上看見食物不耐症，除非有遺傳上的原因。如上所述，生態失調有許多種方法讓我們在處理食物時陷入困境。但如果腸道受損是問題的根源，那麼我們也會知道到從哪裡尋找解決方法。

你可能也會擔心說不定你同時患有 FODMAP 不耐和組織胺不耐。如果是這種情況，我會鼓勵你從遵循低 FODMAP 方法開始。在一項高 FODMAP 飲食相對於低 FODMAP 飲食的隨機對照試驗中，研究人員發現，低 FODMAP 飲食實際上能讓組織胺濃度減少八倍。在你控制好 FODMAP 之後，你就能進一步評估組織胺不耐的問題。有鑑於這其中的複雜性，一位註冊營養師將毫無疑問地能派上用場。

讓我們來聊聊關於組織胺和麩質間的關連性

組織胺不耐和乳糜瀉之間有很強的重疊性。事實上，一項近期的研究發現，無法因無麩質飲食而有所改善的乳糜瀉患者當中，有超過50%的機會是因為組織胺不耐的關係。就像我們在第三章討論過的，你會想確認乳糜瀉並沒有發生，因為你在組織胺不耐症中會發現的大部分症狀也可能是乳糜瀉。最後決定性的檢驗會需要進行基因檢測或小腸活組織切片，如果有發生乳糜瀉，那麼麩質就需要完全被排除在飲食之外。

但是不是每個有組織胺不耐的人都應該採行無麩質飲食呢？我還沒有看見足夠說服我這樣做有極大好處的證據，雖然普遍來說，減少食用含麩質的食物能在不經意間帶來組織胺攝取減少的結果，而這一點或許能使症狀有所改善。問題是，這是通往飲食更加受限的一步，這種限制可能會導致營養缺乏，並使腸道微生物群受損。如果你選擇採行無麩質飲食，我會鼓勵你努力嘗試從無麩質全穀類——藜麥、高粱、畫眉草籽（苔麩）、小米、莧菜籽、蕎麥、糙米當中攝取全穀類營養。低麩質飲食已被發現與第二型糖尿病及冠狀動脈疾病有關，這是因為減少含麩質食物所導致的全穀類攝取量減少，進而提高上述兩者發生的風險。如果你要納入含麩質的食物，讓它們都來自高品質來源，比如說像是

> 有機的全麥、《以西結書》中提到的穀物（譯注：小麥、大麥、豆子、紅豆、小米、粗麥；以西結書第4章第9節）或者是裸麥麵包。無論如何，各位，一定要食用全穀類！全穀類含有益生元纖維、寡醣，還有抗性澱粉。你的腸道微生物熱愛這些物質。

　　在我們進行限制、觀察還有努力重新加回前，讓我們暫停一下，檢查你的用藥列表。還記得萊斯恩博士教我們的：「第一步：確認不是藥物的原因。」有些藥物與組織胺不耐有關，如果你有服用其中一種，那麼便值得花時間與你的醫師談談，是否有可能開立安全而適合的替代藥品。

與組織胺不耐有關的藥品

根據科瑪斯－巴斯蒂（Comas-Baste et al.）等人所著，2020年8月發表於《生物分子期刊》第十卷（第8期）：第1181頁的文章（Biomolecules. 2020 Aug; 10(8): 1181）；以及美因茨（Maintz et al.）等人所著，2007年五月發表於《美國臨床營養學期刊》第85卷（第5期）：第1185-1196頁的文章整理而成（Am J Clin Nutr. 2007 May;85(5): 1185–96.）。

乙酰半胱胺酸（Acetylcysteine）	氯奎寧（Chloroquine）	布洛芬（Ibuprofen）	噴他脒（Pentamidine）
乙醯水楊酸阿庫氯銨（Acetylsalicyclic acid）	西咪替丁（Cimetidine）	異菸鹼醯肼（Isoniazid）	配西汀（Pethidine）
阿庫溴銨（Alcuronium）	克拉維酸（Clavulanic acid）	安乃近（Metamizole）	普魯卡因（Prilocaine）
阿普洛爾（Alprenolol）	可樂定（Clonidine）	美多普胺（Metoclopramide）	鹽酸異丙嗪（Prometazina）
氨溴索（Ambroxol）	克痢黴素（Colistimethate）	嗎啡（Morphine）	律諾（Propafenone）
阿米洛利（Amiloride）	環磷醯胺（Cyclophosphamide）	萘普生（Naproxen）	琥珀膽鹼（Suxamethonium）
氨基非林（Aminophylline）	右旋-筒箭毒鹼（D-tubocurarine）	非類固醇抗發炎藥（anti-inflammatory drugs）	硫噴妥鈉（Thiopental）
阿米替林（Amitriptyline）	雙氯芬酸（Diclofenac）	盤庫諾林（Pancuronium）	維拉帕米（Verapamil）
頭孢替安（Cefotiam）	硫酸雙肼屈嗪（Dihydralazine）		
頭孢呋辛（Cefuroxime）	多保他命（Dobutamine）		

R：限制

每一種食物都有組織胺。組織胺的含量基於環境背景而有不同變化，明確地說，就是食物是否是新鮮的、發酵的、油炸的、煙燻的、罐裝的，或者是冷藏的。組織胺無法被完全規避；沒有「無組織胺」這回事。組織胺也不該遭受惡意中傷，因為它是人類生理學中重要且必須的一部分。但就像吸氧氣和喝水一樣，我們想要你的組織胺攝取量能與你的身體達成平衡。要辨識出這個平衡點需要我們暫時減少你飲食中組織胺的量。

因此，我們在這個階段的目標不是規避所有的組織胺，因為那是不可能的，而是讓你達到症狀有所改善的地步。接著我們將搞清楚你對哪些組織胺敏感，還有你的臨界值在哪裡。我們的計畫是進入一個為時兩週的初步限制階段。在某些案例中，這個階段會需要被延長到超過兩週。這裡並不存在一張列出所有含組織胺食物的總表，因為這全都要取決於你的反應。為了保持單純，我將會給你一份最常引起組織胺不耐的食物清單，同時帶領你走過一些關於限制階段的關鍵點。我也會為你留下一些空間，讓你寫下發現自己腸道會產生敏感性的食物。

限制組織胺階段期間要規避的食物

根據科瑪斯 - 巴斯蒂（Comas- Baste et al.）等人所著，2020 年 8 月發表於《生物分子期刊》第十卷（第 8 期）：第 1181 頁的文章（Biomolecules. 2020 Aug; 10(8): 1181）；以及美因茨（Maintz et al.）等人所著，2007 年五月發表於《美國臨床營養學期刊》第 85 卷（第 5 期）：第 1185-1196 頁的文章整理而成（Am J Clin Nutr. 2007 May;85(5): 1185–96.）。

植物			動物製品
酒精 酪梨 香蕉 鷹嘴豆（罐裝） 巧克力、可可、未烘焙可可 柑橘類食物 咖啡（含咖啡因的） 果乾：杏桃乾、洋李乾、椰棗、無花果乾、葡萄乾 茄子 能量飲料 發酵的植物性食品，像是德國酸菜、韓式泡菜、天貝、味噌等等 果汁 奇異果	扁豆（罐裝） 甘草 磨菇 堅果和堅果奶、核桃、腰果 木瓜 花生 鳳梨 李子 香料 菠菜 黃豆（罐裝） 豆漿發酵及未發酵的黃豆衍生食品 草莓	茶：紅茶、綠茶、瑪黛茶 番茄 醋和含醋的食物（酸黃瓜、橄欖）	起司 蛋 魚，罐裝或鹹魚、魚的衍生食品，像是魚醬 火腿 牛奶、發酵乳 豬肉 香腸、熟食肉、熱狗，還有其他加工肉品 貝類

這份清單看起來似乎很長，所以我們來稍微將它縮減一些。

- 菠菜、茄子、番茄，還有酪梨都是典型高組織胺的植物。它們在限制階段期間要加以規避。但值得一提的是，它們的組織胺含量會有所變化，而且會視相對於收穫的時間而定。如果你有一個菜園，而且能在收穫這些植物後立即食用，它們的組織胺含量便會相對較低。

- 豆漿和堅果奶都在這份清單上，但燕麥奶是可下手的獵物。事實上，要在家裡自製燕麥奶是超級簡單的。我從我的朋友極簡麵包師黛娜・舒茲（Dana Shultz）那裡學到這則食譜。只要把一杯水和 $1/4$ 杯傳統燕麥片放進攪拌機打 30 到 45 秒就好。砰，做好了。

- 柑橘類水果、木瓜、鳳梨還有草莓本質上並不是高組織胺的，但它們被認為會觸發體內的組織胺釋放。在限制組織胺期間規劃將它們排除，但稍後在維持階段重新引進時考慮將它們納入。

- 通常蘋果醋在組織胺不耐症中都能被良好耐受，而其他種類的醋卻不行。在你沒有柑橘類水果的情況下，這也讓情況變得棘手！在這種狀況下，優先選用經過巴斯德殺菌、沒有「產醋根源」（譯注：指釀造醋時使用的微生物）的蘋果醋。

- 香料的問題有點微妙！香料也有存在一些能減少組織胺含量的單純替代品。舉例來說，如果你用粉紅胡椒粒取代黑胡椒粒，或者用紅甜椒粉取代辣紅椒粉，你都能減少組織胺的含量。我們也讓香料成為非必需品，如此一來，你可以在限制階段期間規避它們，但在你一進入維持階段時，就能開始努力加回它們。還有很明顯地，如果你在這裡並非要測試組織胺，而是想要美味的食譜，那就讓香料留在原處吧！

- 我們的傳統腸道好菌高湯應該被改造，好讓它是低組織胺的。你可以在第 159 頁找到低組織胺的版本。

- 像是橢圓或實心的豆子（beans）、扁豆，還有豌豆等豆類含有會降低 DAO 活性的生物胺，因此在食用豆類罐頭時，可能會使組織胺不耐症惡化。所以我建議使用乾的豆類。如果你將豆類煮沸，你就能讓生物胺轉移到沸水裡，然後就可以將它丟棄。不過減少生物胺含量最理想的方式是透過高壓鍋烹煮你的豆類。

如何高壓烹煮你的豆類

1. 沖洗並將你的乾豆子分類。確認沒有小碎石混在裡面。

2. 將約0.5公斤的乾豆子（通常是2杯）還有8杯水放進高壓鍋裡。如果你想要額外增添風味，可以加入一片月桂葉和半個洋蔥。

3. 依照下表的特定時間烹煮豆子：

乾菜豆、扁豆還有豌豆	乾熱烹製時間（分鐘）
黑豆	20-25
黑眼豆	14-18
鷹嘴豆／雪蓮子	35-40
扁豆	8-10
皇帝豆	12-14
豌豆	16–20
斑豆	25-30
芸豆	15-20

4. 在打開高壓鍋前自然洩壓至少20分鐘。

5. 如果想要的話，可以在高壓烹煮後加鹽。

6. 烹製大約6杯豆子。豆類可以加上一點點煮豆子的水（使其保持濕潤）放進冰箱保存，或者可冷凍保存三個月。因為組織胺不耐的關係，除非冷凍起來，否則你最好盡可能接近煮製完成的時間將它們吃掉。

B 博士的建議

許多豆類在發芽的時候實際上能生成 DAO 這種酶，創造提高你抵抗組織胺防禦力的植物性 DAO 來源。事實上在許多案例中，植物性 DAO 的活性比來自像豬腎等動物性來源的 DAO 要高出相當多。正常發芽的豌豆有活性最高的 DAO，比你在豬腎裡找到的 DAO 活性高出了77％！還有沒有更酷的事？確實有。在第348頁，我會教你如何在家裡合適的區域孵出有最大 DAO 活性的豌豆苗。不過請你記得，所有的豌豆、扁豆、黃豆，還有鷹嘴豆的豆苗都是 DAO 輔助增強物，無論它們發芽時花了多少天或者在什麼樣的情況下發芽都一樣。這是我們將在第11章介紹的芽菜魔法其中一部分！如果你有組織胺不耐，而且還沒有開始食用芽菜，你的菜色已經送到了！

提升你的營養素

注意低組織胺飲食潛在營養缺乏的問題是很重要的。維他命 B6、鎂、鈣，還有鐵是特別需要留意的薄弱點。解答是什麼？綠色蔬菜和豆子，寶貝。

綠色葉菜（扣掉菠菜）是地球上最營養密集的食物，因此它們毫不意外地也是鎂、鈣和鐵的絕佳來源（更不用說纖維了！）。在採行低組織胺飲食時，依靠綠色葉菜來獲取所有讓人滿意的營養素。

豆子可能是我最喜歡的微生物菌叢食物。它們和全穀類一樣含有纖維、寡醣，還有抗性澱粉——這全都是益生元，而且能餵養你的腸道微生物群。豆類正好也是鎂、鈣還有鐵的絕佳來源，而且確實常常含有維他命 B6，特別是鷹嘴豆。

綠色蔬菜和豆子應該要和歷史上的一些偉大搭檔——科米蛙和豬小姐、史奴比狗狗和 Dr. Dre、Netflix 和放鬆一下相提並論。光是想到這兩種食物加在一起的營養密度就會讓我的心跳加速。

綠色蔬菜和豆子能讓你走得更遠，不過我們必須認清關於維他命 B6 的現實。透過限制香蕉、番茄醬、菠菜和酪梨，我們也限制了獲取 B6 的許多來源。這會造成問題，因為 B6 是 DAO 活性的輔助因子，意思是說，為了讓 DAO 恰當的發揮功能，你需要足夠的 B6 儲備量。你會在綜合維他命、維他命 B 群中發現 B6，還有單獨的 B6 營養補充劑。如果吸收會成為問題的話，磷酸比哆醛（P5P）是最容易吸收的 B6 來源。成人的每日建議攝取量在 1.3 毫克和 1.7 毫克間，視年齡和性別而定。B6 不足比你預期的更常見，每四名美國人中就有一人會受到影響，其中甚至有 11% 實際上正在服用 B6 營養補充劑！好消息是，我們能夠測量 B6 的濃度，確保你在服用 B6 營養補充劑的同時不僅營養方面是足夠的，也不至於補充過度。

組織胺友善的香料替代品

組織胺含量較高	組織胺含量較低
肉桂／丁香／肉荳蔻	薑
果凍／果醬	將新鮮藍莓、芒果或桃子用叉子壓成泥
香蕉	哈密瓜
茄子	櫛瓜
番茄醬	1. 用綜合根莖類蔬菜和夏南瓜煮熟並打成糊，搭配大量的羅勒和義式香料來製作醬汁並冷凍保存。 2. 用綠色蔬菜搭配洋蔥和大蒜煎炒放在義大利麵上。
南瓜	地瓜

菠菜	嫩甘藍或春季綠色蔬菜
柑橘／鳳梨／奇異果	芒果、桃子
李子	杏桃、桃子
草莓	黑莓、藍莓
花生醬或腰果醬	杏仁醬或葵瓜子醬
整顆／切碎的腰果、核桃和花生	南瓜子或葵瓜子
黑胡椒粒	粉紅胡椒粒（它們不太容易磨碎，所以常見的做法是放進磨豆機或香料研磨器中磨碎，或者用研缽和杵搗碎）
辣紅椒粉	甜椒粉
甜味劑	新鮮水果泥或新鮮蘋果汁

O：觀察和 W：努力重新加回

在這整個過程中，維持食物敏感性日誌的紀錄是最為關鍵的。回顧第31頁，看看我如何建立我的日誌。你要追蹤記錄你在攝取低組織胺飲食時的感受，要記住你的目標是症狀的大幅改善，還有辨識出觸發症狀的食物。

你可以將這個過程視為限制階段以及維持階段。在限制階段，你主動降低組織胺以改善症狀，並讓你的身體從組織胺戰爭中脫身，得以休養生息。這至少需時兩週，不過有些人需要的時間可能更長。

值得一提的是，新的研究顯示這個初始階段的嚴格執行有額外的好處。所有嚴格遵行低組織胺飲食的研究參與者都體驗到症狀的改善，其中有超過一半的人變得完全沒有症狀出現。不光是他們的症狀獲得改善，他們的 DAO 濃度也從中位數每毫升2.5單位上升到每毫升7.9單位。通過比較發現，那些很少或沒有遵守飲食法的人，他們的 DAO 濃度並未看見任何改善。

然而，為了以正確的角度看待這些收穫，值得注意的是 DAO 濃度小於每毫升10單位是符合組織胺不耐情況的。嚴格遵守飲食法並不能讓 DAO 濃度恢復正常；那只會讓它有所提升。我之所以指出這一點是因為，我們並不想要讓自己長期處於限制性飲食中。飲食限制會減少腸道微生物群能獲得的營養素，這限制了你的腸道療癒能力，在某些案例中實際上還可能讓你的腸道健康惡化。為了從組織胺不耐症康復，我們的主要策略之一就是讓你的腸道重獲健康。將這一點牢記於心，一旦採行低組織胺飲食使你的症狀獲得改善，就是繼續進行重新引進步驟的時候了。

在維持階段中，我們將食物努力重新加回，同時開始評估我們的弱點存在於何處。在這整個過程中，我們要進行記錄，並用我們的經驗建立日誌，好讓我們將來能回顧參考。如果你在食用你所引進的食物後產生症狀，確保你記錄下所食用食物的分量，好讓我們能用來確定臨界值。

重新引進食物是一個逐步漸進的過程，應該系統化地進行，而且要相當有耐心。對於飲食改變來說，少量慢行是正確的進行方法！以下是供你考慮使用的建議順序：

1. 柑橘類水果、草莓、木瓜、奇異果、鳳梨
2. 香蕉、李子、磨菇、香料
3. 堅果、茶、咖啡
4. 醋、酪梨
5. 菠菜、番茄、茄子

將你的注意力放在獎賞上。我們要恢復你身體的平衡與和諧。那意味著終結不斷肆虐的組織胺戰爭，同時也意味著治癒你的腸道。

低組織胺早餐

5 分鐘藍莓西洋梨燕麥片
芒果藍莓果昔
地瓜格子鬆餅
藍莓蕎麥美式鬆餅
溫蘋果派燕麥粥

低組織胺沙拉、湯品 & 三明治

豔陽夏日沙拉
秋日羽衣甘藍沙拉
彩虹法老麥沙拉搭配中東芝麻沙拉醬
豐盛的切碎沙拉
青醬義大利麵沙拉
低組織胺腸道好菌高湯
烤花椰菜湯
甜玉米 & 胡椒西班牙冷湯
非常蔬菜湯
地瓜白腰豆泥捲
白腰豆泥吐司

低組織胺的豐盛主菜

地瓜 & 黑豆塔可餅
地瓜墨西哥捲餅
藜麥、玉米 & 黑豆鑲甜椒
牛肉燉飯
芝麻綠花椰菜麵
加多加多藜麥碗
地瓜沙威瑪碗
芒果墨西哥捲餅碗
鑲地瓜
簡易義大利麵搭配蒜味羽衣甘藍

5分鐘藍莓西洋梨燕麥片

5- MINUTE BLUEBERRY PEAR OATS

4+ 植物點數

2人份

柔軟、成熟的西洋梨為這道菜帶來足夠的甜味，不需要額外添加甜味劑，這是件美好的事。

1杯傳統燕麥片

1撮鹽

1茶匙大麻籽、奇亞籽或亞麻籽粉

半茶匙香草豆粉

半杯切成細末的熟軟西洋梨

半杯冷凍野藍莓或一般藍莓

讓它更強大！
（非必須配料）：

切碎的芒果

藍莓

黑莓

大麻籽

奇亞籽

乾椰子碎片

切碎的去核椰棗

角豆醬汁（參見專業提示）

1. 將燕麥片、2杯水和鹽放進一個中型的平底深鍋以中火加熱燒開。轉成小火燉煮5分鐘，持續攪拌至濃稠。

2. 攪拌加入大麻籽、香草粉、西洋梨還有藍莓，再多煮1分鐘使其變軟。

3. 分裝在兩個碗裡，上面隨你心意加上增壓配料，上菜。

專業提示：

角豆粉是一種組織胺友善的巧克力粉替代品。很容易用它製作出名為角豆醬汁的健康素食熱巧克力醬。只要將2湯匙楓糖漿、2湯匙角豆粉和7湯匙溫水一起攪打至滑順即可。如果你並未限制組織胺，喜歡的話能用可可粉代替。

釋放纖維動力：

如果你並未限制組織胺，我們會建議加入少許切碎的椰棗並邊攪拌邊加入1湯匙花生醬或杏仁醬增添更多綿密感。

芒果藍莓果昔
MANGO BLUEBERRY SMOOTHIE

5+ 植物點數

2人份

這道包含了健康植物性 omega-3 脂肪、富含益生元的全穀類和多酚水果的果昔，能為你的腸道微生物群舉行一場派對。

3湯匙傳統燕麥片

2茶匙奇亞籽

2湯匙粗略切碎的杏仁

半茶匙香草粉（自由選項）

1小撮鹽

半杯冷凍藍莓，需要的話可加更多

3/4杯冷凍芒果

讓它更強大！
（非必須配料）：

切碎的芒果

藍莓

黑莓

大麻籽

奇亞籽

乾椰子碎片

切碎的去核椰棗

角豆醬汁（請見第139頁）

1. 將1杯半的水和燕麥片、奇亞籽、杏仁、香草粉（如果有用的話）還有鹽加在一起，放進攪拌機，以高速攪打至奇亞籽和杏仁被完全粉碎，同時開始變濃稠。

2. 加入冷凍藍莓和芒果。攪打至綿密滑順。加入更多水／冷凍藍莓調整到想要的濃稠度。如果想要的話，在上面放上「非必須配料」。

專業提示：
讓果昔碗濃厚綿密的典型製作方法是將香蕉冷凍，但香蕉是高組織胺食品。因此我們利用冷凍芒果，這能帶給我們相同的細緻綿密。即便如此，你還是可以用冷凍香蕉，如果你並未限制組織胺的話。如果你想把這道果昔變成果昔碗，用1杯而非1杯半的水。

釋放纖維動力：
　　如果你並未限制組織胺，你可以用香草精取代香草粉。

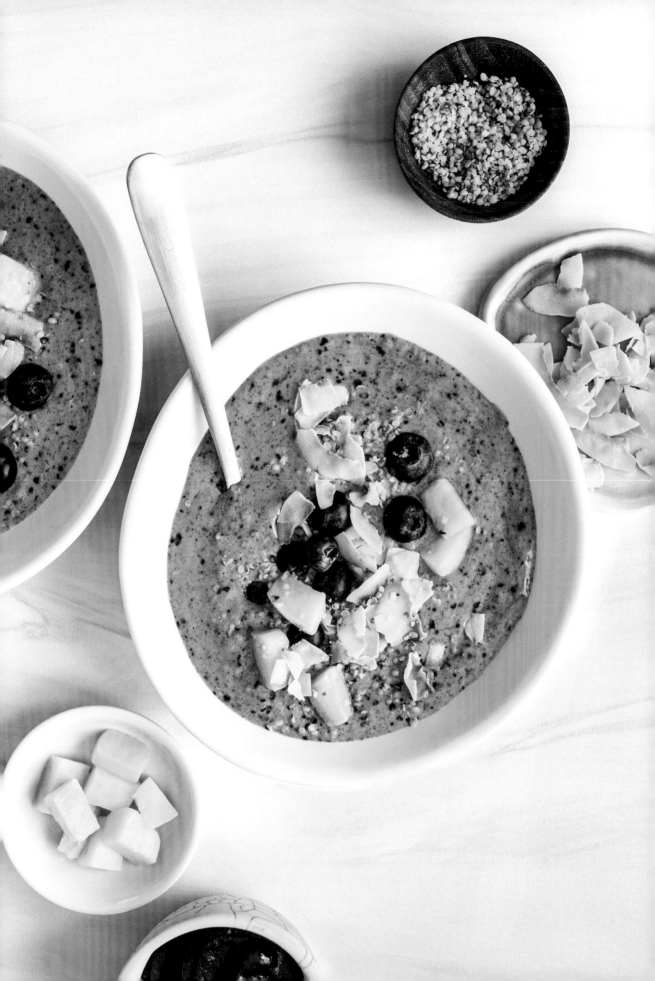

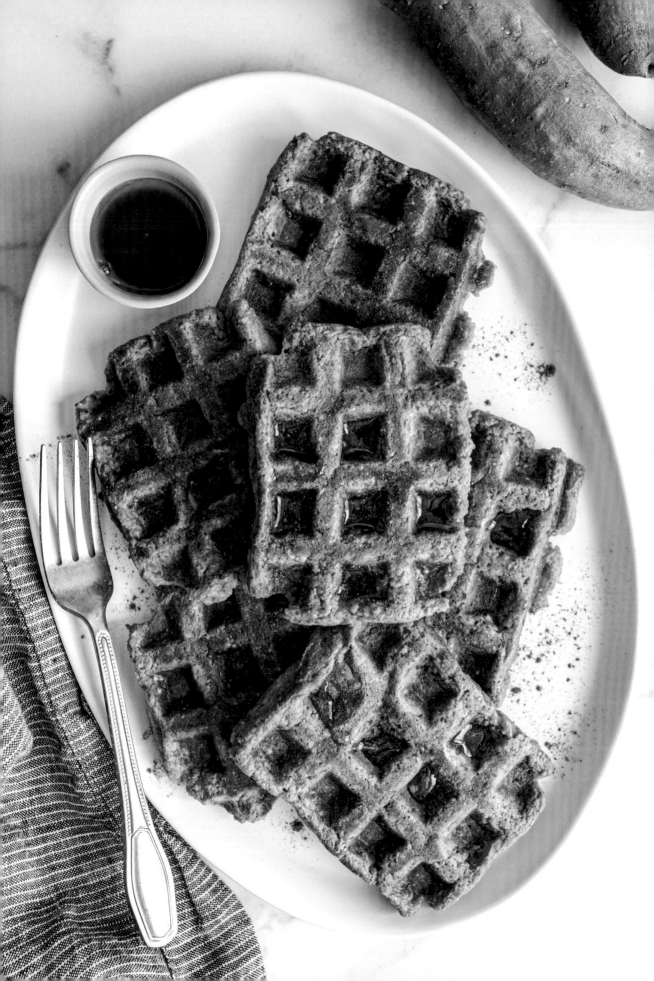

地瓜格子鬆餅
SWEET POTATO WAFFLES

3+ 植物點數
可製作6片格子鬆餅

這是一款用地瓜做的格子鬆餅，這讓它變得很有意思。如果你想要瘋狂一下，也可以嘗試橘色的格子鬆餅，或是用紫薯代替做成紫色的。這些材料最好使用傳統格子鬆餅機來操作。

1個中型地瓜

噴霧式食用油，用來幫鬆餅機上油

3杯傳統燕麥片

2湯匙亞麻籽粉

1湯匙小蘇打

半茶匙鹽

1湯匙香草粉

$1/4$茶匙磨碎的薑

$1/8$茶匙肉荳蔻粉

2湯匙酪梨油

1. 將烤箱預熱到攝氏218度。將地瓜放進烤箱烤軟，需時45到50分鐘。或者用叉子將地瓜戳洞，包在濕的廚房紙巾裡，用微波爐高功率微波5到6分鐘至變軟。放涼後挖出地瓜肉，將皮丟棄。

2. 根據製造商的操作指南預熱格子鬆餅機。噴上少許食用油。

3. 將燕麥放進攪拌機，攪打至細緻的粉末。預留2杯燕麥粉用來做格子鬆餅，剩餘的留下製作燕麥奶。將2杯燕麥粉放入一個大碗內，邊攪拌邊加入亞麻籽粉、小蘇打、鹽、香草粉、磨碎的薑還有肉荳蔻粉直到混合均勻。

4. 把1杯水和剩餘的燕麥粉放進攪拌機，攪打成糊製成燕麥奶。在攪拌機中加入酪梨油和地瓜，攪打至滑順。如果太過濃稠就加入更多的水。

5. 將地瓜混合物加進燕麥粉中混合至均勻即可。麵糊太稠也沒關係。

6. 將$1/3$杯到半杯的麵糊舀到鬆餅機上，然後按照烤模上的說明烤製。

釋放纖維動力：

　　如果你並未限制組織胺，你可以在麵糊裡加進1茶匙肉桂粉。

藍莓蕎麥美式鬆餅
BLUEBERRY BUCKWHEAT PANCAKES

為某個人在週六或週日早晨製作藍莓蕎麥美式鬆餅是一種愛的舉動。你可以與其他人分享這些鬆餅，不過在經過辛苦的一週後，你值得來點照顧自己的自我放縱。對那些感覺困惑的人我要說明一下，蕎麥與小麥並沒有親緣關係，因此這些鬆餅是無麩質的。請不要讓「麥」這個字觸動你敏感的神經。

1杯燕麥粉或蕎麥粉（或是兩者的混合）

1茶匙泡打粉

半茶匙小蘇打

1/4茶匙鹽

1/8茶匙肉荳蔻粉

1/4茶匙磨碎的薑

1杯水或燕麥奶

1湯匙亞麻籽粉與2湯匙半的水混合至黏稠

半茶匙香草粉

3/4杯去皮去核並切碎的新鮮蘋果（約半顆大蘋果）

1到2湯匙糖蜜用來提供甜味（自由選項）

1杯冷凍野藍莓或一般藍莓

橄欖油或噴霧式食用油，用來幫平底煎鍋或平底煎餅鍋上油

1. 在一個大碗中將燕麥粉或蕎麥粉、泡打粉、小蘇打、鹽、肉荳蔻，還有磨碎的薑一起攪拌至充分混合。

2. 將水、亞麻籽粉混合物、香草粉、蘋果，還有糖蜜放進攪拌機攪打滑順。將濕性材料加入放著乾性材料的大碗內，攪拌均勻，邊攪拌邊加入藍莓。

3. 將一個大的無柄平底煎鍋或平底煎餅鍋用中火加熱。塗上少許橄欖油或噴霧式食用油。

4. 將麵糊以一份1/4杯的量倒進煎鍋內並整成圓形。等到表面出現少許氣泡時翻面，將第二面煎1到2分鐘，可以輕鬆從煎鍋中拿起即可。如果你用的是蕎麥粉，鬆餅的顏色會比傳統美式鬆餅更深。重複上述步驟製作剩下的鬆餅，必要的時候為平底煎鍋上油以免黏鍋。

釋放纖維動力：
如果你並未限制組織胺，你可以加入1/4茶匙肉桂粉；用半茶匙香草精取代香草粉。

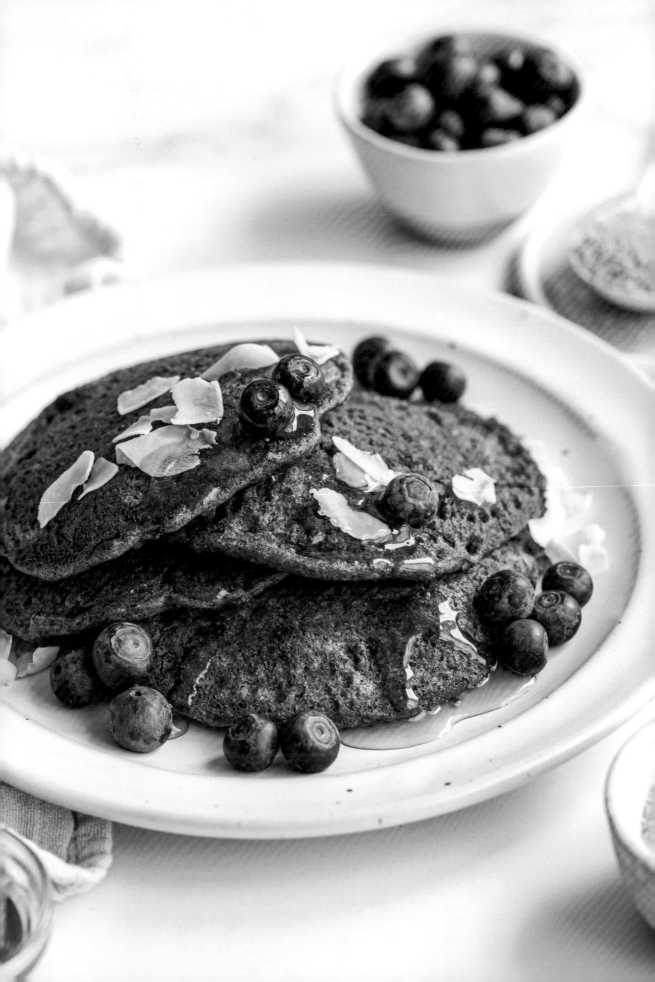

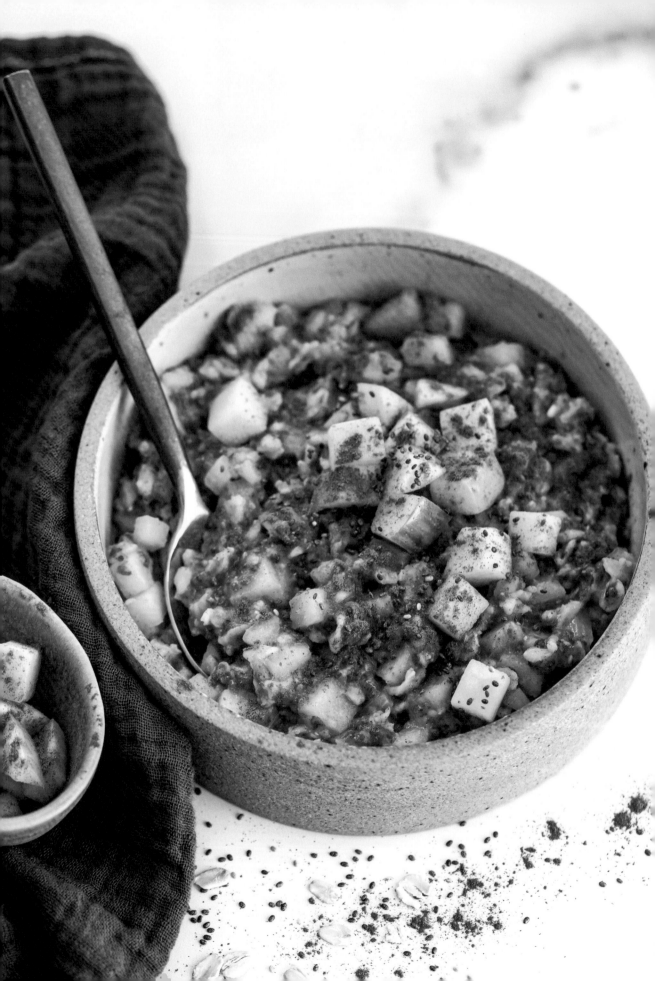

溫蘋果派燕麥粥
WARM APPLE PIE OATMEAL

薑已被證實可以改善餐後的反胃和不適。它也被證實可以加速胃部的清空。我的猜測是，後者為前者提供了解釋。

1/3 杯傳統燕麥片

1 杯去皮去核並切碎的新鮮蘋果

1 茶匙奇亞籽

1/4 茶匙磨碎的薑

半杯無糖蘋果醬

半茶匙香草粉

讓它更強大！
（非必須配料）：

切碎的芒果

藍莓

黑莓

大麻籽

奇亞籽

乾椰子碎片

切碎的去核椰棗

角豆醬汁（請見第 139 頁）

1. 將一個中型的平底深鍋置於中火上，將燕麥、切碎的蘋果、奇亞籽、薑、蘋果醬，還有 1 杯水放入鍋中攪拌混合。

2. 烹煮 10 分鐘，持續攪拌，直到燕麥變軟且濃稠即可。如果需要的話，額外加入 2 到 3 湯匙水調整至想要的稠度。邊攪拌邊加入香草粉並分裝到兩個碗裡。

3. 就這樣享用或搭配你喜歡的低組織胺配料。如果你偏愛甜一點的燕麥粥，依照你的口味灑一點 100% 楓糖漿在上面。

釋放纖維動力：
如果你並未限制組織胺，你可以加入 1 茶匙肉桂粉和 1/8 茶匙肉荳蔻粉；用半茶匙香草精取代香草粉。

豔陽夏日沙拉
SUNBURST SUMMER SALAD

9 植物點數

2 人份

甜椒是在藤蔓上成熟的，一開始是綠色（未成熟的），之後如同秋天的樹葉轉變成不同的顏色。黃甜椒的顏色來自葉黃素，這是一種對眼睛有益的植化素。紅甜椒的顏色來自辣椒紅素（capsanthin），這是另外一種植化素，被認為對體重的平衡、血糖和脂肪控制等新陳代謝有益。

$3/4$ 杯藜麥，沖洗過

1 杯半水或低組織胺腸道好菌高湯（第 159 頁）

1 個黃甜椒，去蒂去籽，切丁

1 個紅甜椒，去蒂去籽，切丁

2 杯煮熟的白腰豆或扁豆

3 杯芝麻菜葉

3 湯匙切細的蔥（蔥白和蔥綠都用）

$1/4$ 杯烘烤過的葵瓜子、南瓜子，或者其他可耐受的切碎堅果／種子

$1/3$ 杯切碎的新鮮平葉荷蘭芹

$1/3$ 杯撕碎的新鮮羅勒

3 湯匙中東芝麻醬

2 湯匙蘋果醋

半茶匙乾蒔蘿

1 撮鹽

1 撮磨碎的粉紅胡椒粒

橄欖油、水或低組織胺腸道好菌高湯（第 159 頁）作為淋醬

1. 在一個中型湯鍋裡放入藜麥和水煮開。蓋上密封蓋，轉小火煮約 12 分鐘，至藜麥變軟而且水被吸收即可。從爐子上移開，打開鍋蓋前放涼 5 分鐘，用叉子撥鬆。放在一旁晾涼，然後裝進一個大碗裡。

2. 加入甜椒、豆子、芝麻菜、蔥、葵瓜子、荷蘭芹還有羅勒一起拌勻。

3. 另取一個小碗，將中東芝麻醬、醋、蒔蘿、鹽和粉紅胡椒放進碗內一起攪拌。淋上橄欖油做成稀薄的醬汁；我最後通常會用 2 到 3 湯匙油。將醬汁加入藜麥碗中，再次攪拌混勻，依口味進行調味。

釋放纖維動力：

如果你並未限制組織胺，你可以加入 1 杯對半切開的小番茄；用 2 湯匙檸檬汁取代蘋果醋，還有用黑胡椒粒取代粉紅胡椒粒。用半杯自製豆腐菲達起司（第 84 頁）裝飾。

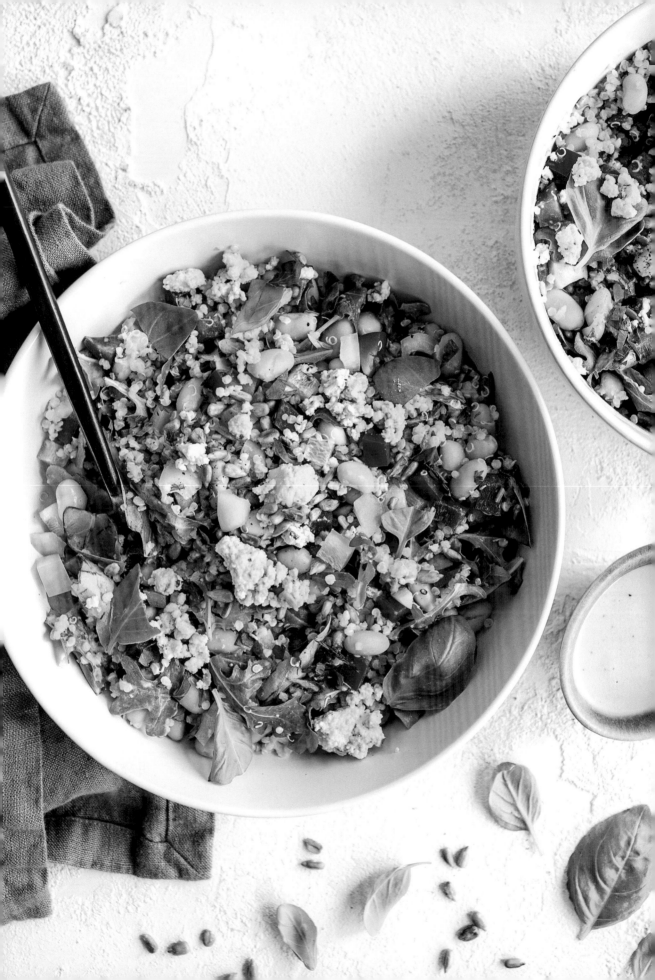

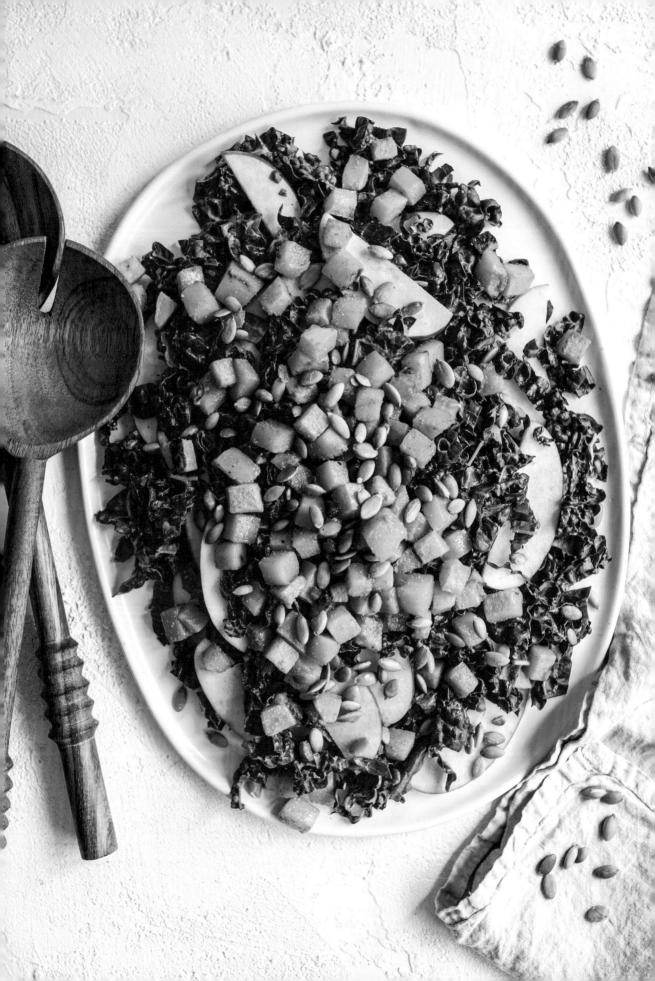

秋日羽衣甘藍沙拉
AUTUMN KALE SALAD

7植物點數

4人份

奶油南瓜不是地瓜！即使這兩者都有來自 β–胡蘿蔔素（beta- carotene）的橙色色素，奶油南瓜的熱量較低，糖的含量也較低。這兩種食物在天氣變冷時都非常棒。

4杯切塊的奶油南瓜

2茶匙橄欖油或低組織胺腸道好菌高湯（第159頁）

半茶匙鹽，依口味可以加更多

1撮磨碎的粉紅胡椒粒

半茶匙孜然粉

半茶匙甜紅椒粉

半茶匙蒜粉

¹/₄杯石榴汁

2瓣大蒜的蒜末

¹/₄茶匙芥末粉

¹/₄杯中東芝麻醬

4茶匙蘋果醋

8杯恐龍甘藍或義大利深綠甘藍（Tuscan or lacinato kale），切除葉梗並切成薄帶狀

¹/₄杯南瓜子

2個蜜脆蘋果（或其他種類的甜蘋果），切丁

¹/₃杯石榴子

1. 將烤箱預熱到攝氏約220度。將烘焙紙鋪在烤盤上。

2. 將南瓜放在烤盤上，與橄欖油、鹽、粉紅胡椒、孜然、紅椒粉還有蒜粉拌在一起。充分拌勻。將另一個烤盤倒置在上方，或用鋁箔紙稍微遮蓋，烘烤20到25分鐘，至南瓜變軟即可。最後5分鐘將覆蓋物拿開，讓南瓜稍微焦化。

3. 在烤製南瓜的同時製作沙拉醬。將石榴汁、蒜末、芥末粉、中東芝麻醬，還有醋攪打混合。依照口味調味，想要的話可以加入鹽和粉紅胡椒。

4. 將甘藍放進一個大碗內淋上1到2茶匙沙拉醬，然後用手按揉幾分鐘，將醬汁揉進甘藍裡。這樣做能幫助甘藍變軟。

5. 加入煮好的南瓜、南瓜子、蘋果和石榴子。攪拌混合，然後分裝到上菜盤上。淋上剩餘的沙拉醬。

釋放纖維動力：
如果你並未限制而且可以耐受組織胺，加入豆子或扁豆來製作出更健康的餐點。你也可以用芥末取代沙拉醬裡的芥末粉，用黑胡椒粒取代粉紅胡椒粒。

彩虹法羅麥沙拉
搭配中東芝麻沙拉醬
RAINBOW FARRO SALAD with Tahini Dressing

7 植物點數
4 人份

如果一道菜裡有法羅麥，我一定會去吃。我熱愛法羅麥的堅果味和柔軟、有嚼勁的口感。法羅麥是一種古代的穀物雜糧，起源於美索不達米亞，是米的絕佳替代品。1 杯法羅麥含有20 克纖維。天哪！

1 杯半煮熟的法羅麥或其他短粒米（short grain）

1 杯半切成細末的綠花椰菜小花

半個紅甜椒，切成薄片

半個黃甜椒或橙色甜椒，切成薄片

1 杯切成細絲的紫甘藍

2 杯煮熟的白腰豆

2 湯匙中東芝麻醬

2 湯匙蘋果醋

2 湯匙橄欖油、高湯，或者是水

2 瓣大蒜，切成蒜末

半茶匙鹽

¼ 茶匙新鮮研磨的粉紅胡椒

1. 在一個大碗內將法羅麥、綠花椰菜、甜椒、紫甘藍，還有白腰豆組合在一起。

2. 取另一個小碗，將中東芝麻醬、醋、橄欖油、蒜末、鹽，還有粉紅胡椒放進碗裡攪打混合。想要讓醬汁稀一點的話，攪打時多加入 1 或 2 湯匙水。依口味調味，然後加進法羅麥並充分拌勻。

專業提示：
要包裝成午餐的話，將法羅麥、蔬菜還有豆子拌在一起。臨上菜前再加上沙拉醬。

釋放纖維動力：
如果你並未限制組織胺，你可以用黑胡椒粒取代粉紅胡椒粒。

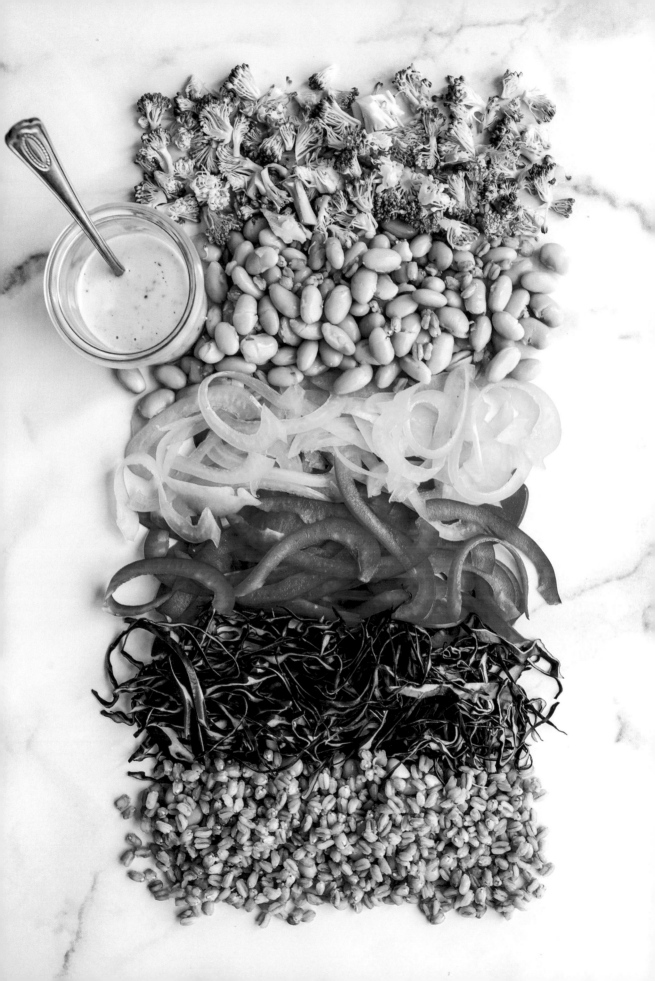

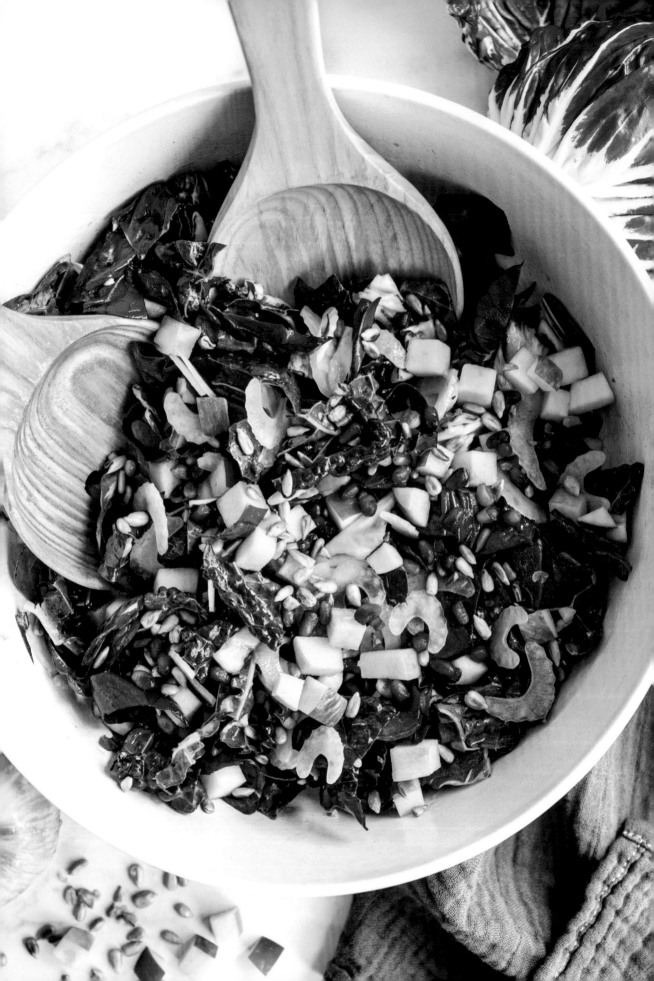

豐盛的切碎沙拉
HEARTY CHOPPED SALAD

8+ 植物點數

4人份

甜美的石榴和蘋果跟苦味的菊苣和羽衣甘藍是絕配。最終結果是你口中的均衡風味,還有在你的腸道裡狼吞虎嚥各式植物的均衡微生物。這對你、你的味蕾,還有你的微生物來說都是大獲全勝的局面。

2個中型蘋果,去核並切成一口大小

2杯切碎的菊苣或切成細絲的紫甘藍

6杯完全切碎的羽衣甘藍葉,將葉梗去除

1杯切成極薄片的芹菜

1/2杯石榴子和/或藍莓

1/4杯烘烤過的葵瓜子

1瓣大蒜,切成蒜末

1到2茶匙蘋果醋

1/4茶匙芥末粉

1/4茶匙磨碎的薑

2湯匙中東芝麻醬

3湯匙低組織胺腸道好菌高湯(第159頁)、水,或橄欖油

鹽和新鮮研磨的粉紅胡椒粒,調味用

1. 在一個大碗內,將蘋果、菊苣、羽衣甘藍、芹菜、石榴子,還有葵花子組合在一起。

2. 取另一個小碗,將蒜末與醋攪打至大部分蒜末溶解。加入芥末和薑。持續攪打,攪拌加入中東芝麻醬製作出綿密的醬汁,然後加入高湯做成可流動傾倒的醬汁。用鹽和粉紅胡椒依個人口味調味。

3. 在沙拉裡加入沙拉醬並充分拌勻。

專業提示:
預先準備,臨上菜前再加上醬汁。

釋放纖維動力:
如果你並未限制組織胺,你可以加入1個大的切塊柳橙,並在醬汁中加入2湯匙柳橙汁或檸檬汁;用半茶匙第戎芥末取代芥末粉,同時用黑胡椒粒取代粉紅胡椒粒。

青醬義大利麵沙拉
PESTO PASTA SALAD

許多豆類植物在萌芽時會生成雙胺氧化酶（DAO）來協助幼苗的發育。這和我們的身體用來降低組織胺濃度的是同一種酵素。豌豆苗的 DAO 含量特別高，因此為低組織胺飲食添加了一項非常好的食材。

1 瓣大蒜，切成蒜末

4 杯袋裝的新鮮羅勒

半杯大麻籽

1/4 杯營養酵母

半杯橄欖油獲低組織胺腸道好菌高湯（第159頁）

1/4 茶匙到半茶匙鹽

340 克義大利麵，最好是有機全麥短型麵，例如貝殼麵或通心麵

1 杯冷凍豌豆或豌豆苗（參見專業提示）

1. 將蒜末、羅勒、大麻籽，還有營養酵母放入攪拌機。斷續攪打10到12次至剛好混合即可。在攪拌機馬達還在運作的時候，加入橄欖油，需要的話停下機器刮一下內壁。加鹽調味。

2. 取按照包裝上的指示烹煮義大利麵。在義大利麵煮好的前2分鐘加入冷凍豌豆。將義大利麵和豌豆瀝乾，放回煮麵的湯鍋裡。

3. 加入青醬拌勻。

專業提示：
在這道食譜裡，你可以不用冷凍豌豆，改用豌豆苗。當豌豆發芽時，它們會從未生成 DAO 的狀態轉變成大量產生 DAO。豌豆在黑暗中發芽時所生成的 DAO 濃度是最高的。發豌豆芽是有趣、廉價、快速，而且非常容易的。更多關於自己孵育豌豆苗的資訊，請參見第348頁。

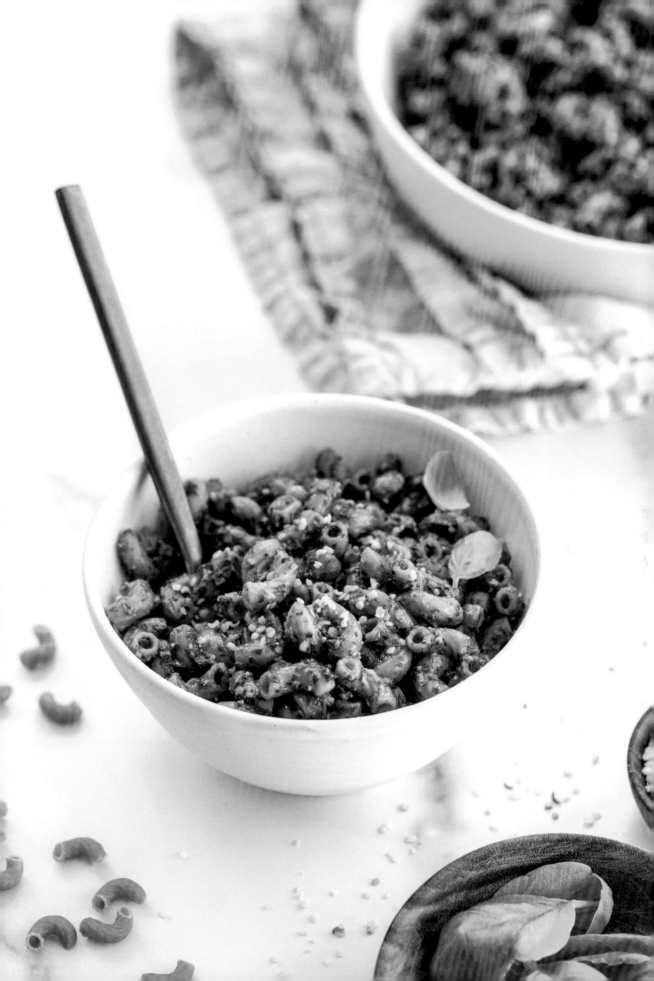

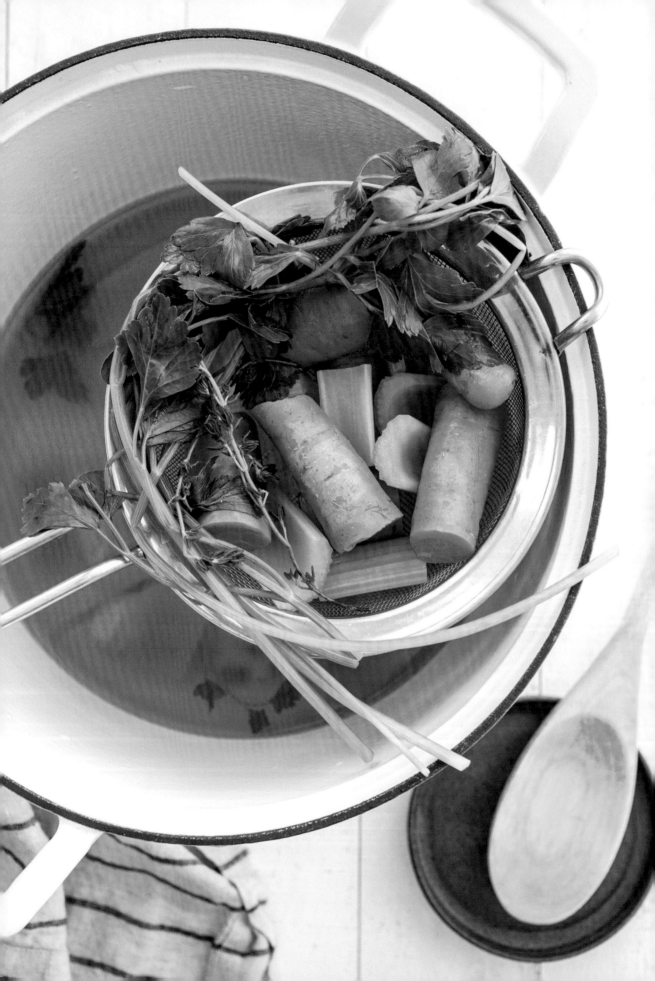

低組織胺腸道好菌高湯
LOW- HISTAMINE BIOME BROTH

可製作7杯湯

腸道好菌高湯是必備的基礎食譜，提供給那些以纖維為動力生活方式的人們。這道湯品旨在安撫不適的腸道，並提供水溶性纖維和多酚滋養你的小小微生物們。它一開始是在《纖維動力》中推出的。在這個版本中，我們保存最大限度的美味下，減少了組織胺的含量。

1個中型的白洋蔥或黃洋蔥，切成4塊

1到2根大的胡蘿蔔，切成大塊

3根芹菜，切成大塊

4到5枝新鮮平葉荷蘭芹

2到3根新鮮百里香

1片月桂葉

4瓣大蒜，壓成蒜泥

6顆完整的粉紅胡椒粒

2.5公分長的新鮮生薑，切成薄片

半茶匙薑黃粉

鹽，調味用

1. 將洋蔥、胡蘿蔔、芹菜、荷蘭芹、百里香、月桂葉、大蒜、粉紅胡椒、薑、薑黃，還有鹽放進快煮壓力鍋或高壓鍋底。加入8杯水。高壓烹煮30分鐘，然後自然洩壓10分鐘再快速將剩餘壓力洩掉。

2. 將湯濾出並享用。

專業提示：

煮湯的蔬菜可以留下甚至冷凍，留待之後用在其他的腸道好菌高湯食譜中。或者你可以將它們切成細末，加入其他材料煮成蔬菜湯。如果你這麼做，這道食譜就會從高湯變成低浪費、風味高級、擁有7植物點數的超級狂野生物好菌湯。

烤花椰菜湯
ROASTED CAULIFLOWER SOUP

3+ 植物點數

4人份

花椰菜在近幾年非常的流行,比如說像是花椰菜披薩餅皮、花椰菜米、花椰菜排。我很高興看到這一點,因為花椰菜是一種健康的食物,富含纖維、抗癌的硫代葡萄糖苷(glucosinolates),還有有益大腦健康的膽鹼(choline)。

用來潤滑烤盤的噴霧式食用油(如果沒有用烘焙紙的話)

1大顆花椰菜,切成一口大小的小花

2湯匙特級初榨橄欖油

鹽和粉紅胡椒

1個中型洋蔥,切塊

2瓣大蒜的蒜末

4杯低組織胺腸道好菌高湯(第159頁),如果有需要可以加更多

1/8茶匙磨碎的薑

1湯匙蘋果醋,想要的話可以加更多

切成細末的新鮮平葉荷蘭芹、細香蔥,還有/或蔥(只用蔥綠)

裝飾用椰漿,當作淋醬使用

專業提示:

購買花椰菜時,選擇花序緊密、以尺寸而言相對較重的。如果花序開始變得鬆散,通常代表它們沒那麼新鮮了。

想製作出更濃厚的湯,上菜前攪拌加入一點點椰漿。

釋放纖維動力:

如果你並未限制組織胺,你可以用1/8茶匙肉荳蔻取代磨碎的薑。在你攪打湯之前,加入3湯匙的生腰果。

1. 將烤箱預熱到約攝氏220度。在一個大烤盤內鋪上烘焙紙,或噴上少許噴霧式食用油。

2. 將花椰菜放進烤盤,淋上一湯匙橄欖油和1大撮鹽及胡椒,用手拌勻,使花椰菜裹上油,然後鋪成一層。烘烤25到30分鐘,至花椰菜變軟並稍微焦化即可。

3. 將剩餘的橄欖油放進一個中型湯鍋內用中火加熱。放入洋蔥,烹煮約8分鐘直到洋蔥變軟,持續攪拌。加入大蒜,攪拌烹煮15秒到開始有香味出現,然後加入高湯,將鍋底任何一點變成褐色的洋蔥都刮起來。

4. 將花椰菜和薑一起放進湯鍋裡,煮到即將沸騰。轉成小火燉煮15分鐘以上,到花椰菜非常軟爛即可。

5. 將湯移到攪拌機中(你可能需要分批進行),或者用手持攪拌器攪打至非常綿密滑順即可。

6. 加入醋並再次攪拌,然後想要的話可以用鹽、胡椒或醋調味。希望湯稀一點的話可以加入更多高湯。

7. 搭配你選用的飾菜上桌。

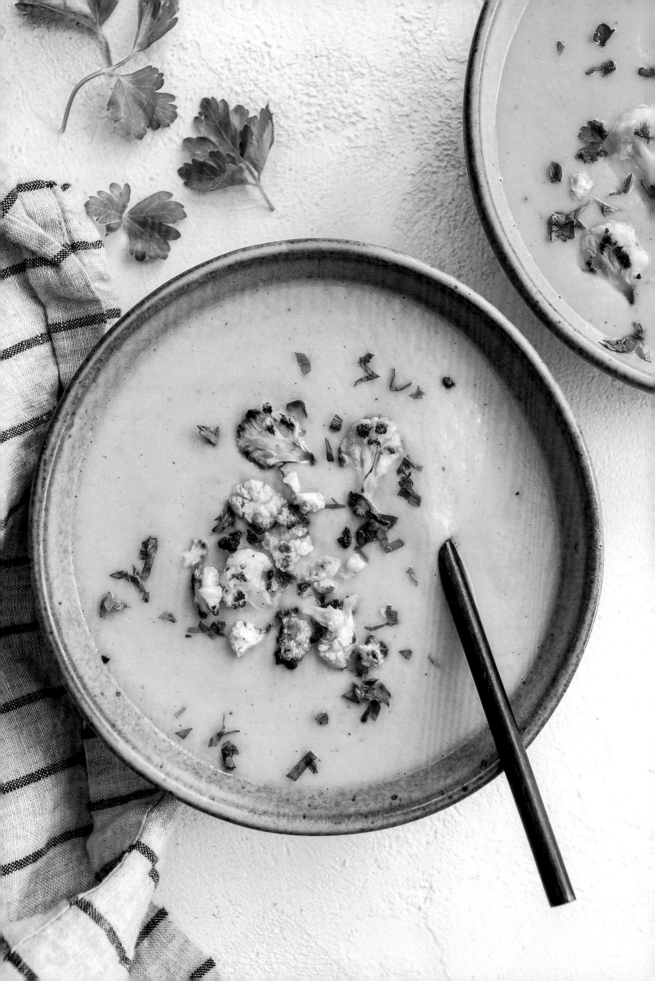

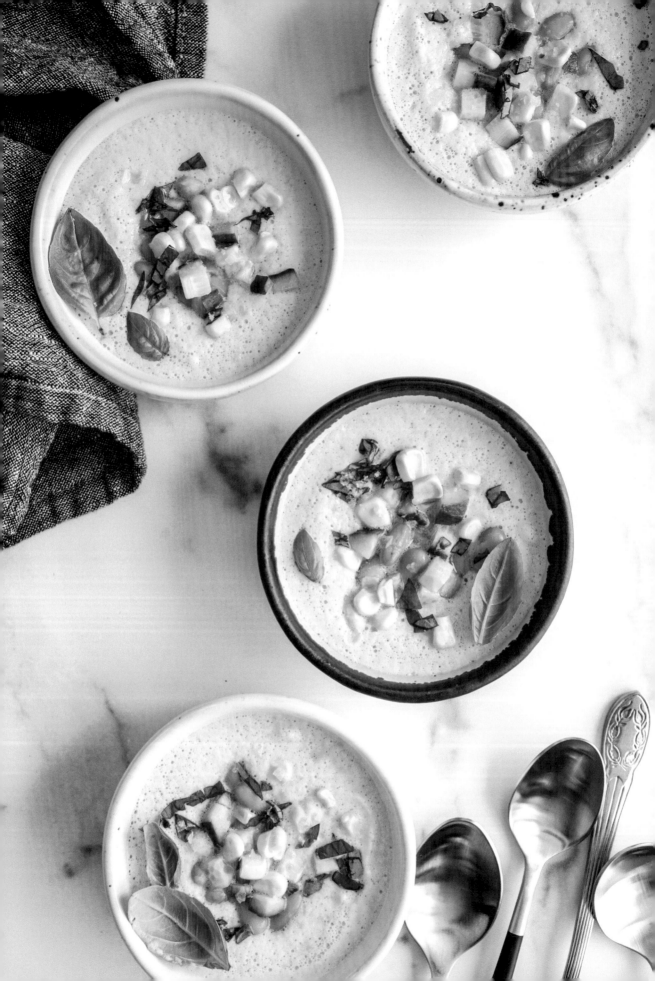

甜玉米&胡椒西班牙冷湯
SWEET CORN & PEPPER GAZPACHO

5+ 植物點數

4人份

玉米因為飼料玉米的關係而名聲欠佳，飼料玉米是一種用來充作家畜飼料和製造高果糖玉米糖漿、酒精，以及一長串超加工食品的商業作物。然而甜玉米和飼料玉米截然不同，甜玉米是一種能讓人開心享用的經典夏日食物。確定你在這道食譜中用的是新鮮玉米，因為新鮮玉米是低組織胺的，而罐頭或冷凍玉米則否。我理想中的甜玉米是非基改的，而且是在採收後24小時內從當地小農或其他可信賴的來源買到。

2個黃甜椒，去梗去籽切塊

5根新鮮玉米、玉米粒還有玉米汁；預留半杯供裝飾用

2瓣大蒜

1杯半小黃瓜，去皮切塊，可準備更多用於裝飾

2湯匙特級初榨橄欖油或低組織胺高湯（第159頁），準

備更多橄欖油作為淋醬（自由選項）

2湯匙蘋果醋

半茶匙到1茶匙海鹽

新鮮研磨的粉紅胡椒粒，調味用

1杯煮熟的白腰豆

切碎的新鮮羅勒或細香蔥，裝飾用

1. 將甜椒、玉米、大蒜、黃瓜、橄欖油、醋、鹽，還有粉紅胡椒放進攪拌機，攪打至滑順綿密。依口味調味。

2. 分裝在碗裡並按照自己的心意用白腰豆、新鮮玉米粒、黃瓜、羅勒，還有細香蔥裝飾。

釋放纖維動力：

如果你並未限制組織胺，你可以加入1到2顆黃番茄；用2湯匙傳統雪莉醋取代蘋果醋，並用黑胡椒粒取代粉紅胡椒粒。

非常蔬菜湯
VERY VEGETABLE SOUP

8植物點數

4人份

簡單、可靈活變換、花費不多、溫暖、飽足、充滿纖維、低熱量、適合攜帶蔬菜食用、就算是剩菜也讓人驚喜、低浪廢、用來分享很有趣、有數不清的理由讓你愛上這道食譜。

1湯匙橄欖油或¼杯低組織胺腸道好菌高湯（第159頁）

1個白洋蔥或黃洋蔥，切丁

3瓣大蒜，切成細末

2根胡蘿蔔，對半切開並切片

2根芹菜，對半切開並切片

半茶匙乾百里香

半茶匙乾牛至

半茶匙薑黃粉

¾茶匙甜紅椒粉

半杯冷凍玉米粒

2杯切碎的花椰菜小花

半杯藜麥，沖洗乾淨，或是其他無麩質穀類，例如蕎麥或高粱

4杯低組織胺腸道好菌高湯（第159頁）

1杯半椰奶（自由選項）

2茶匙蘋果醋

半杯切成細末的新鮮平葉荷蘭芹

鹽和粉紅胡椒

1. 將橄欖油放進一個大的平底深鍋中以中火加熱。放入洋蔥、大蒜、胡蘿蔔、芹菜，烹煮約10分鐘至蔬菜變得非常軟即可。

2. 加入百里香、牛至、薑黃和紅椒粉，再煮1到2分鐘，接著放入玉米、花椰菜、藜麥，還有高湯。煮開後轉成中小火，燉煮25分鐘至花椰菜變軟、藜麥煮熟即可。

3. 如果想要的話可以加入椰奶、醋，還有荷蘭芹。依口味調味，想要的話可以加鹽和胡椒。

專業提示：
加入椰奶可製作出質感綿密的湯，但是你可以省略它並做出高湯版的蔬菜湯。

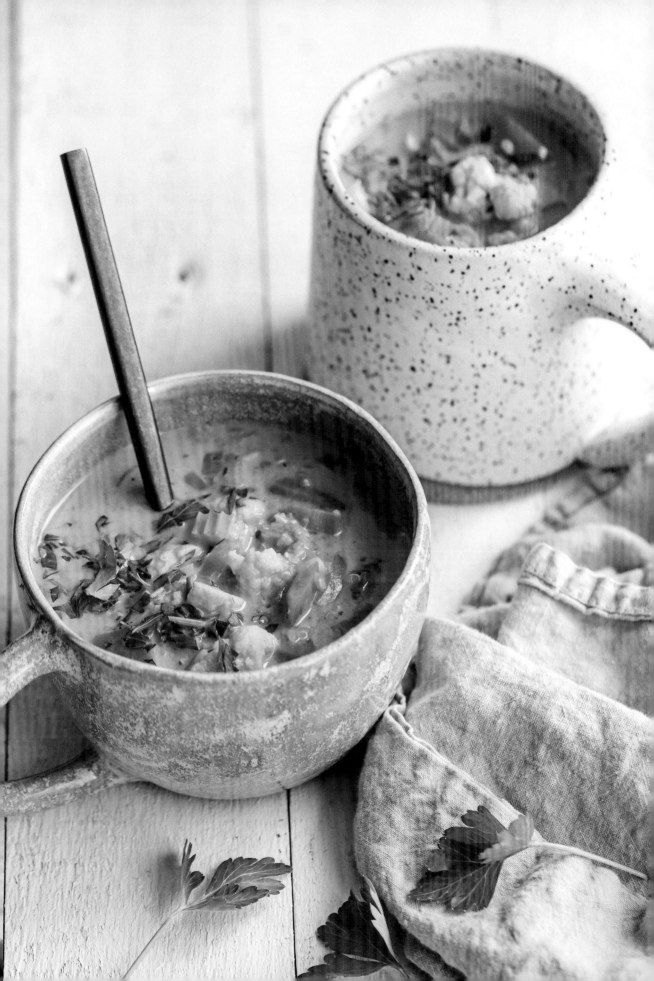

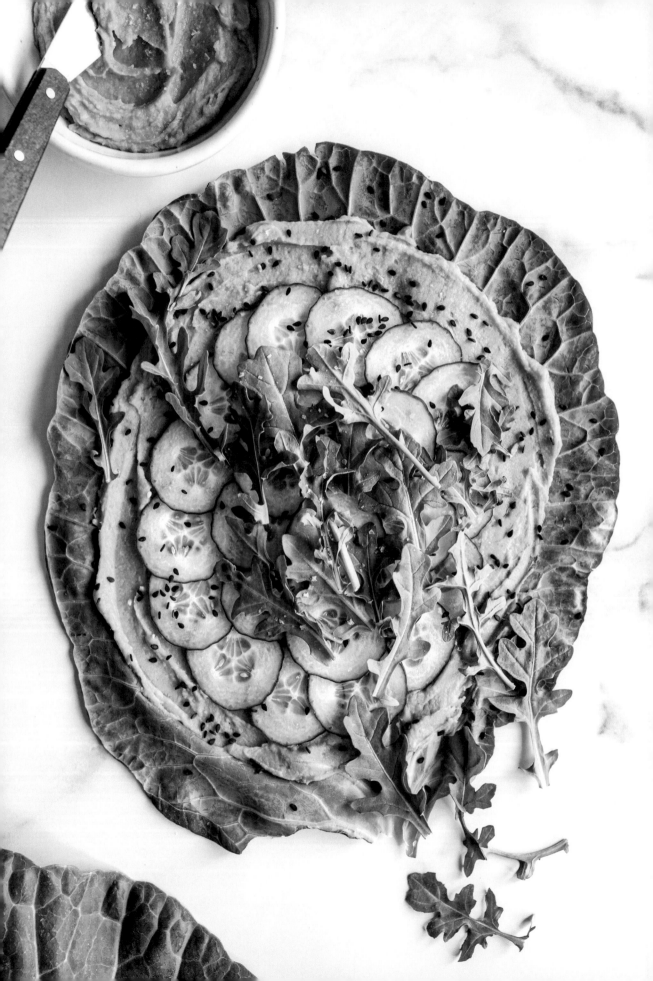

地瓜白腰豆泥捲
SWEET POTATO HUMMUS WRAPS

4+ 植物點數
可製作4捲（剩餘的一點白腰豆泥可以當作零食）

地瓜的銅含量相對較高，這在調整組織胺不耐症上是很重要的，因為銅是 DAO 酵素的輔因子之一。換句話說，如果患有組織胺不耐的話，我們要確保能從飲食中獲得足夠的銅。

2杯煮熟的地瓜肉

1杯半煮熟的白腰豆

2瓣大蒜

3/4杯低組織胺腸道好菌高湯（第159頁）或水

3湯匙中東芝麻醬

半茶匙鹽，可加更多用於調味

1/4茶匙甜紅椒粉，可加更多用於調味

半茶匙孜然粉，可加更多用於調味

2茶匙蘋果醋

4張你選用的全麥麵皮或寬葉羽衣甘藍

8張萵苣葉

讓它更強大！
（非必須配料）：

半杯黃瓜片

1把新鮮的球芽甘藍

切片的蔥（蔥白和蔥綠）

切片的櫻桃蘿蔔

1. 將地瓜、白腰豆、大蒜，還有半杯高湯放進食物處理機或攪拌機裡，攪打至滑順綿密。加入中東芝麻醬、鹽、紅椒粉、孜然粉和醋，然後斷續攪打至混合。

2. 在攪拌機馬達還在運作時，慢慢地淋進一湯匙剩餘的高湯。停下攪拌機，將內壁刮乾淨並檢查濃稠度。應該要像鷹嘴豆泥一樣綿密；如果需要加入更多湯汁，就將攪拌機再次打開，慢慢地加入更多高湯。你可能會加到1/4杯高湯，視你想要你的白腰豆泥有多濃厚和綿密而定。

3. 依口味調味，如果想要的話，可以加入更多的鹽、紅椒粉，或者是孜然粉。

4. 將2到3湯匙白腰豆泥塗抹在餅皮上，將萵苣、黃瓜、球芽甘藍，或者是其他你喜愛的配料一層一層放上去。捲起來後對半切開享用。

釋放纖維動力：
如果你並未限制組織胺，你可以用2茶匙檸檬汁取代蘋果醋；加入1杯切片的小番茄和一個切成塊的大酪梨。

白腰豆泥吐司
WHITE BEAN HUMMUS TOAST

3+ 植物點數
可製作1杯半豆泥

1杯煮熟的白腰豆含有11克纖維。一般美國人每天攝取的纖維只有15克。我只是說說……

半杯乾的白腰豆，
沖洗乾淨

半茶匙鹽

3瓣大蒜

2湯匙中東芝麻醬
或橄欖油

1茶匙蘋果醋（自由
選項）

你自選的麵包，搭
配上菜用

讓它更強大！
（非必須配料）：

切碎的新鮮羅勒

烘烤過的朝鮮薊菜心

切片的櫻桃蘿蔔

豌豆苗

紅洋蔥

切片的小黃瓜

1. 將豆子、鹽還有大蒜放進快煮壓力鍋底。加水至淹過食材數公分。

2. 將氣閥設定成密閉，然後以高壓烹煮30分鐘。自然洩壓或扳動氣閥放氣來快速洩壓。

3. 瀝乾，留下半杯煮豆子的水。將豆子、中東芝麻醬，還有醋（如果有用的話）放進食物攪拌機裡攪打至細末。在馬達還在運轉時，慢慢地淋進一部分預留的煮豆子水，直到達到想要的濃稠度即可。

4. 塗抹在烤過的麵包上，搭配你自選的「非必須配料」上桌。

地瓜 & 黑豆塔可餅
SWEET POTATO & BLACK BEAN TACOS

3植物點數
可製作8個塔可
餅，再加上足夠
地瓜墨西哥捲餅
使用的餡料
（第173頁）

阿根廷青醬是一種源自阿根廷的未烹煮醬料，傳統上被當作肉類的佐料上桌，不過我認為它與這些塔可餅的繁複風味和香料搭配甚至會更好。淋上快速芫荽阿根廷青醬上菜（第170頁）。

2個大的地瓜切丁

半杯切成丁的白洋蔥或黃洋蔥

2茶匙孜然粉

半茶匙甜紅椒粉

半茶匙乾牛至

半茶匙蒜粉

鹽和新鮮研磨的粉紅胡椒各半茶匙

橄欖油或低組織胺腸道好菌高湯（第159頁），分量要足夠灑在地瓜丁上

4杯煮熟的黑豆

8片自選的墨西哥玉米薄餅，熱一下

快速芫荽阿根廷青醬（第170頁）

1. 將烤箱預熱到攝氏約205度。

2. 將地瓜、洋蔥、孜然、辣椒粉（如果不是要做低組織胺版本的）、紅椒粉、牛至、蒜粉、鹽，還有粉紅胡椒放入一個大碗裡並淋上橄欖油。充分拌勻，讓地瓜盡可能裹上調味料。

3. 在一個鋪了烘焙紙的烤盤上鋪一層步驟2的地瓜，烘烤30到35分鐘，直到地瓜變軟並熟透。從烤箱中移出並加入黑豆。攪拌後放回烤箱5分鐘，使其徹底溫熱。

4. 將地瓜餡料分別放到溫好的玉米薄餅上，上面放上阿根廷青醬。

專業提示：
當新鮮大蒜和洋蔥被切碎時，你會讓酵素反應活化，生成一種對健康有極大好處、叫做大蒜素的化學物質。確定你在切碎10分鐘後停下，讓這個反應發生並使大蒜素的生成達到最大值。

釋放纖維動力：
如果你並未限制組織胺，你可以加入2茶匙辣椒粉；用黑胡椒粒取代粉紅胡椒粒。

快速芫荽阿根廷青醬
QUICK CILANTRO CHIMICHURRI SAUCE

2植物點數
可製作³/₄杯

1杯半袋裝新鮮芫荽葉、平葉荷蘭芹，或兩者混合

2瓣大蒜，切成蒜末

1茶匙蘋果醋

¼茶匙鹽，可加更多用於調味

1撮磨碎的粉紅胡椒粒，可加更多用於調味

¼杯特級初榨橄欖油

將芫荽、大蒜、醋、鹽、2湯匙水，還有粉紅胡椒放進食物處理機或攪拌機裡，斷續攪打5或6次，直到粗略切碎即可。加進橄欖油，再斷續攪打8到10次，直到芫荽被切成細末但還有部分組織留存。依個人口味調味，想要的話可以加入更多的鹽和胡椒。

釋放纖維動力：

如果你並未限制組織胺，你可以將蘋果醋換成2湯匙萊姆汁。

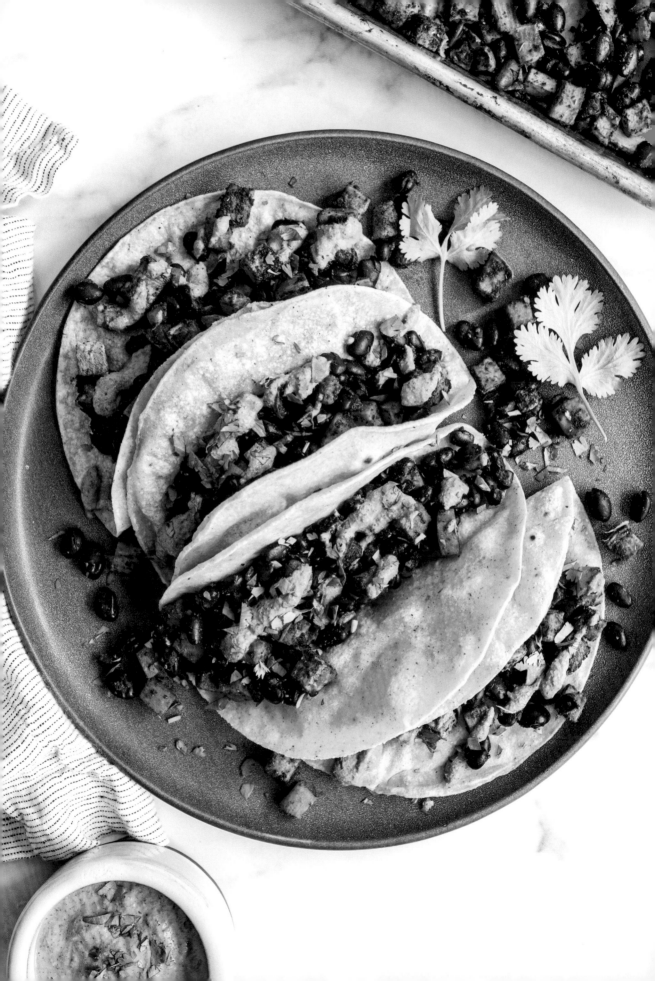

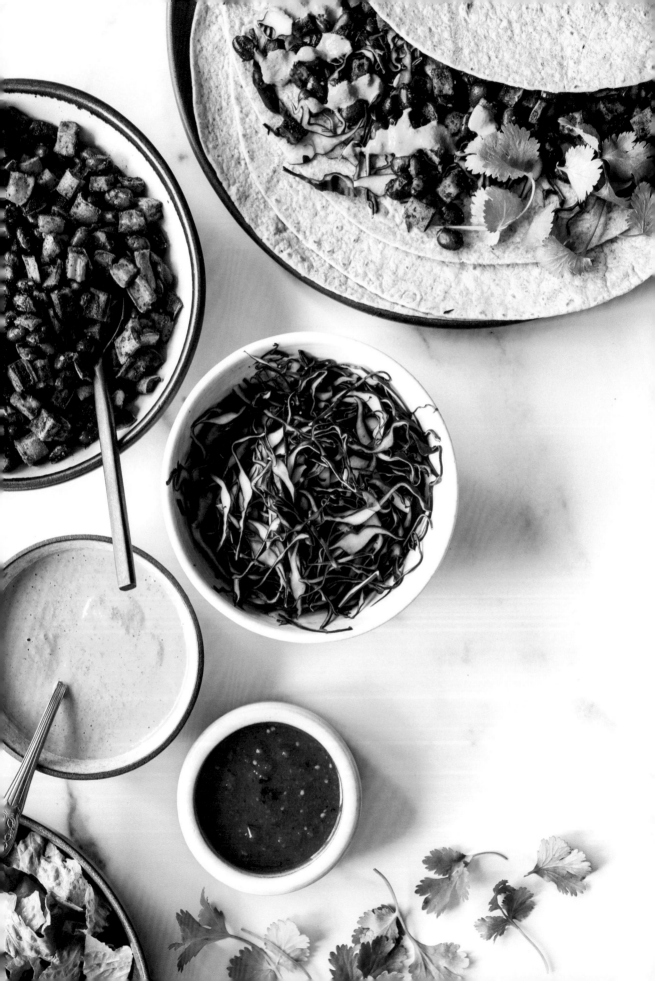

地瓜墨西哥捲餅
SWEET POTATO BURRITOS

5+ 植物點數
可製作4個捲餅

下廚一次能吃兩餐。把塔可餅的餡料用在這些簡單的墨西哥捲餅上，製作出地瓜&黑豆的墨西哥變化菜餚。

2杯地瓜&黑豆可餅餡料（第169頁）

4張你選用的、尺寸可做捲餅的墨西哥玉米薄餅，熱一下

1¼杯切成細絲的紫甘藍

¼杯切碎的芫荽

快速芫荽阿根廷青醬（自由選項，參見第170頁）

1. 將地瓜黑豆餡料熱一下。

2. 根據包裝上的指示加熱墨西哥玉米薄餅。這會讓餅比較容易捲起來。把半杯餡料和紫甘藍、芫荽，還有任何你想用的配料一起放在玉米薄餅上。

3. 捲起來，然後對半切開。如果想要的話，可以搭配預留的阿根廷青醬一起上桌。

釋放纖維動力：

如果你並未限制組織胺，你可以加入1個大的切片酪梨，並依口味用莎莎醬調味。

藜麥、玉米&黑豆鑲甜椒

QUINOA, CORN & BLACK BEAN– STUFFED PEPPERS

甜椒含有一種叫做甜椒吡嗪的分子，是為甜椒帶來它特殊氣味的分子。人類的鼻子對偵測這種氣味有不可思議的能力，甚至是在濃度極低的情況下。舉例來說，你可能會因為這種分子溫和的存在，而注意到卡本內蘇維濃紅酒中細微甜椒風味的差異。

5個大的新鮮紅甜椒，對半切開並去籽

2湯匙切成丁的白洋蔥

調味用的新鮮芫荽

半茶匙鹽

1撮磨碎的粉紅胡椒粒

³/₄杯藜麥，沖洗乾淨

1杯半低組織胺高湯（第159頁）或水

1杯半煮熟的黑豆

1杯玉米，冷凍的或解凍好的

2茶匙孜然粉

1茶匙半蒜粉

酪梨油或橄欖油，用來刷在甜椒外側

讓它更強大！
（非必須配料）：

芫荽

紅洋蔥或白洋蔥，切丁

1. 將烤箱預熱到攝氏約275度。將兩塊切半的甜椒平面朝下放在有襯紙的烤盤裡。在烤架的中層或上層烘烤約20分鐘，中途旋轉改換方向，烤至稍微有點焦並變軟即可。

2. 將烤好的紅甜椒、白洋蔥，還有芫荽放進食物處理機裡，斷續攪打成有大塊顆粒的莎莎醬。用鹽和胡椒調味，然後放在一旁備用。

3. 將藜麥和蔬菜高湯放進一個長柄平底深鍋裡用大火燒開。沸騰時將火關小，蓋上密封蓋燉煮約15分鐘，直到所有湯汁都被吸收、藜麥變得鬆軟即可。

4. 將烤箱的溫度下調至攝氏190度，並將一個23×33公分的烤皿或有邊框烤盤塗上少許油脂。

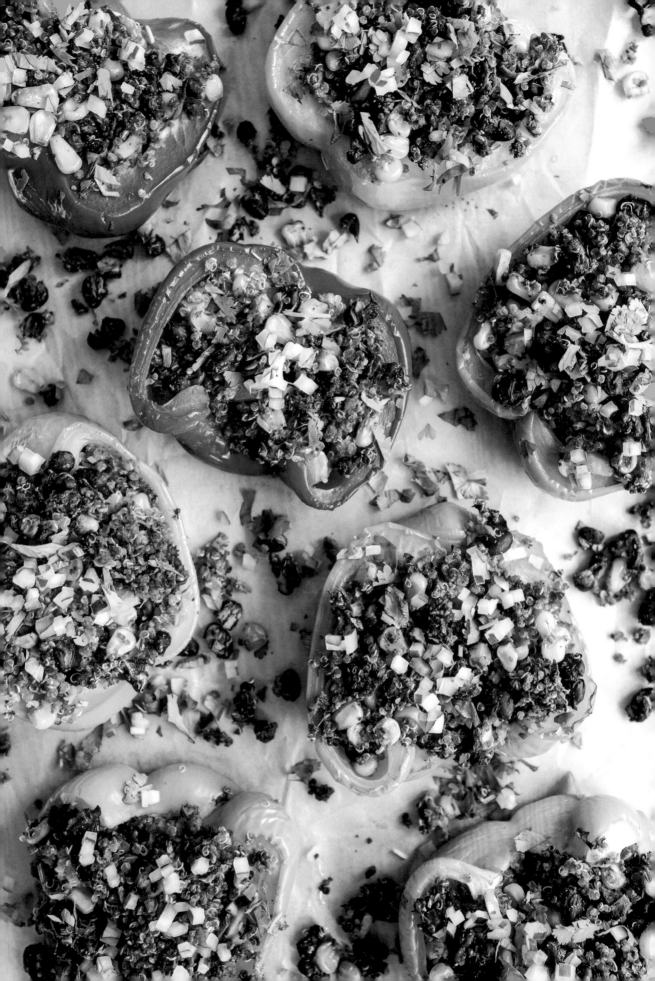

5. 取一個小碗，將紅甜椒莎莎醬、黑豆、玉米、煮熟的藜麥、孜然粉、蒜粉、半茶匙鹽，和1撮粉紅胡椒混合在一起。

6. 將甜椒外側刷上酪梨油以避免再烘烤時變乾。將步驟5的餡料舀進甜椒裡。

7. 用鋁箔或倒置的烤盤蓋在填塞好的甜椒上，烘烤約30分鐘。移除覆蓋物，接著再烤20到25分鐘，直到甜椒變軟即可。

8. 用你自選的「非必須配料」配料裝飾並上桌。

釋放纖維動力：

如果你並未限制組織胺，你可以改用罐裝的烤甜椒，而不用自己烘烤用來製作餡料的甜椒。在餡料中加入1茶匙半的辣椒粉，並用黑胡椒粒取代步驟5中的粉紅胡椒粒。

甜菜根燉飯
BEET RISOTTO

5植物點數

4人份

回想一下在一場夏日陣雨過後、或是當你剛剛新翻掘泥土之後，察覺到的獨特泥土氣味。那種氣味來自於土臭素（Geosmin），是一種生活在土壤中的細菌所生成的有機化合物。土臭素也是讓甜菜根帶有泥土氣味的分子。最近的研究顯示，土壤微生物實際上會產生土臭素，吸引能協助散布微生物孢子的森林生物。換句話說，你聞到的其實是一種微生物費洛蒙。這很迷人，不是嗎？在做這道菜的時候，我喜歡用「半攪拌法」，這是一種沒有傳統燉飯介入那麼多的方法，不過還是能得到同樣綿密的成品。

2個大的甜菜根，切成一口大小的塊狀

2到3茶匙橄欖油或高湯

1/4茶匙鹽

1撮粉紅胡椒粒

1個白洋蔥或黃洋蔥，切成細末

3杯半到4杯蔬菜高湯或低組織胺腸道好菌高湯（第159頁）

3瓣大蒜，切成蒜末

1杯艾柏瑞歐米（Arborio rice）或其他短粒米

2湯匙中東芝麻醬

1湯匙蘋果醋

1/4杯椰漿、水，或更多高湯（自由選項，調整濃稠度用）

1. 將烤箱預熱到攝氏約205度。在烤盤內鋪上烘焙紙或不沾矽膠烘焙墊。把甜菜根放在烤盤中並淋上1到2茶匙橄欖油、鹽，還有粉紅胡椒。然後用手將調味料和油混合揉進甜菜根裡，注意讓每1塊甜菜根都裹上醬汁。鋪成一層並烘烤30到40分鐘，直到甜菜根變軟即可。

2. 在烤製甜菜根的同時，取一個大的長柄平底深鍋，用中火加熱剩餘的油。放入洋蔥烹煮約5分鐘，直到洋蔥軟化。

3. 烹煮洋蔥的同時，將高湯放進另一個長柄平底深鍋用小火加熱。

4. 將大蒜和艾柏瑞歐米放進烹煮洋蔥的鍋子裡煮30秒到1分鐘，不斷攪拌，烤香米飯和大蒜。用力攪拌均勻，加入一杯溫高湯，然後蓋上密封蓋燉煮10分鐘讓米煮熟，接著打開蓋子再次攪拌，重

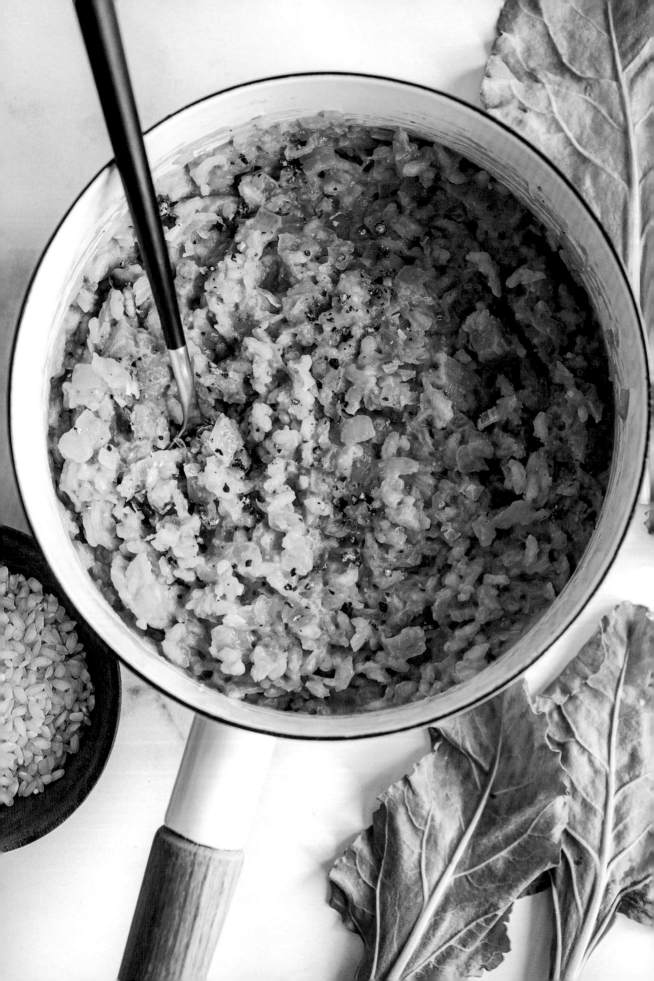

複相同步驟加入更多高湯。重複加入高湯的步驟持續約 25 分鐘，直到米被煮熟即可，視需要加入更多高湯。

5. 將一半煮熟的甜菜根和中東芝麻醬、醋，還有椰漿放進攪拌機裡。斷續攪打，需要時刮一下內壁，製作出濃厚的糊狀物。

6. 米煮到剛好彈牙時加入甜菜根泥再煮幾分鐘，持續攪拌。視需要加入一點水、燕麥奶或高湯製作出綿密的濃稠度。然後加入剩下的熟甜菜根並視需要依口味調味。

釋放纖維動力：

如果你並未限制組織胺，你可以用黑胡椒粒取代粉紅胡椒粒。

芝麻綠花椰菜麵
SESAME BROCCOLI NOODLES

5 植物點數

4人份

在這道食譜中，黑芝麻因為它們強烈、稍帶苦味的風味而成為最好的選擇。白芝麻在溫和、甜口味食譜中的作用最好。

約230克生麵條，例如扁麵條或米粉

1茶匙橄欖油、高湯，或是水

2杯新鮮或冷凍綠花椰菜，切碎

半茶匙鹽，可加更多用在綠花椰菜上

1撮磨碎的粉紅胡椒粒

4瓣大蒜，切成蒜末

2湯匙中東芝麻醬

2湯匙蘋果醋

1湯匙芝麻油或低組織胺腸道好菌高湯（第159頁）

2茶匙蘋果汁或1茶匙100%楓糖漿

1湯匙磨碎的新鮮生薑

半茶匙壓碎的紅辣椒片

1/4杯粗略切碎的葵瓜子

2湯匙芝麻

釋放纖維動力：
如果你並未限制組織胺，你可以用黑胡椒粒取代粉紅胡椒粒。

1. 將一大湯鍋的水燒開。根據包裝上的指示將麵條煮熟。瀝乾並放在一旁備用。

2. 煮麵條的同時，在一個大的不沾長柄平底煎鍋中以中大火加熱橄欖油。加入切碎的綠花椰菜並用1撮鹽和1撮粉紅胡椒調味。烹煮4到5分鐘，偶爾攪拌一下。如果有需要的話，在綠花椰菜黏鍋時加入一點水或高湯。

3. 加入2瓣大蒜的蒜末，再繼續煮1分鐘。只要大蒜散發出香味就將煎鍋從爐火上移開，放置一旁備用。

4. 製作醬汁，將剩下2瓣大蒜的蒜末、中東芝麻醬、1/4杯水、醋、芝麻油、蘋果汁、半茶匙鹽、1撮粉紅胡椒、薑，還有紅辣椒片放進小型食物處理機或攪拌機裡，攪打至綿密。

5. 把麵條放回鍋子裡與煮熟的綠花椰菜及大蒜、葵瓜子、芝麻，還有步驟4的醬汁混合。攪拌使其完全混合。

6. 立刻上桌，或者裝進密封容器中冷藏貯存，最多可存放3天。

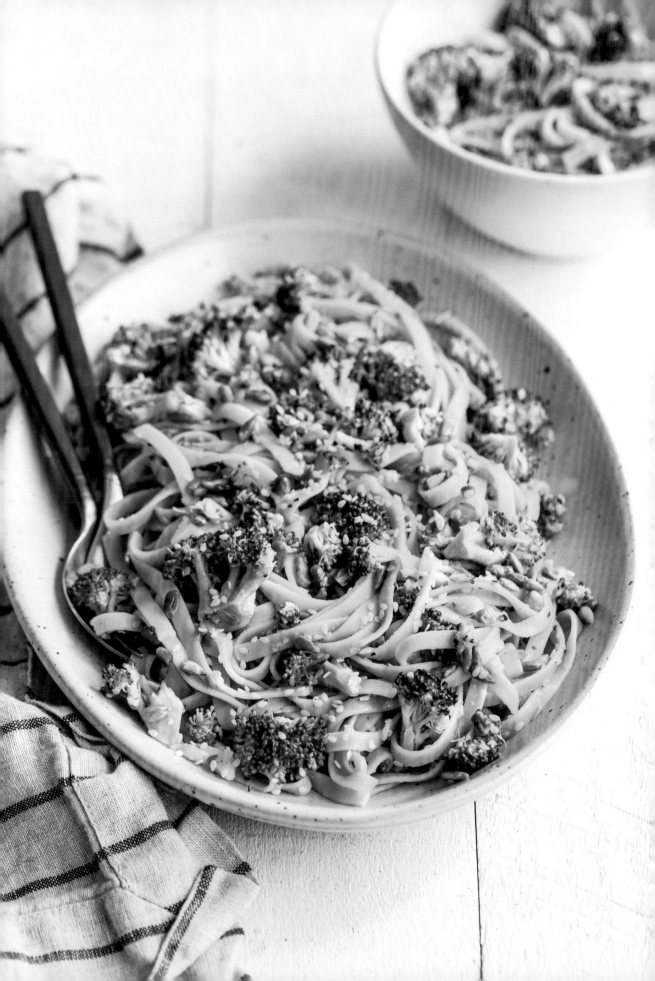

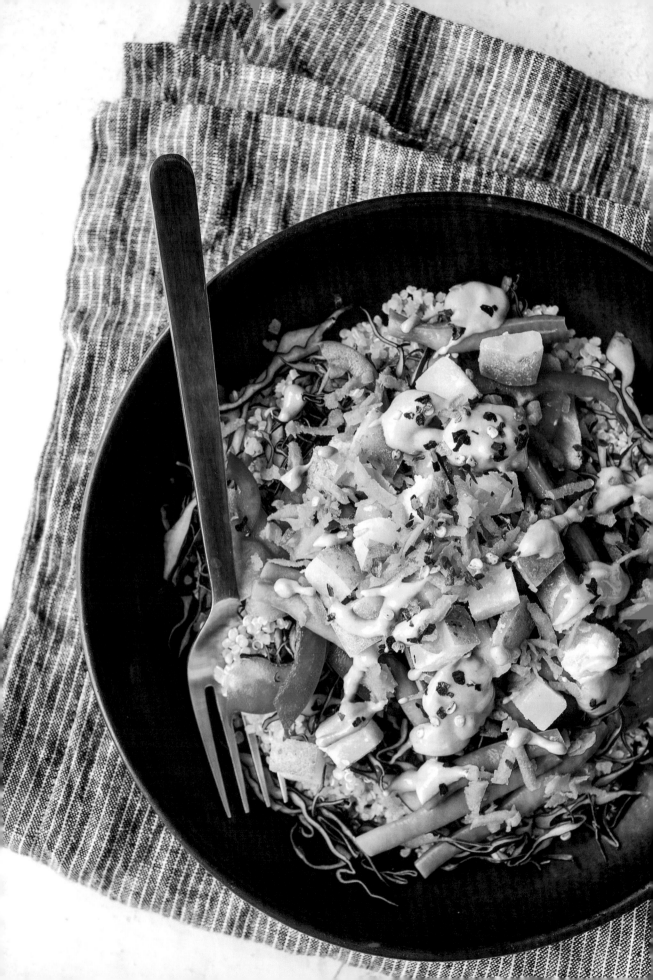

加多加多藜麥碗
GADO- GADO QUINOA BOWL

9+ 植物點數

4人份

加多加多（Gado- gado）在印尼語的字面意義就是「混合 - 混合」。這個表述方式來自用堅果沙拉醬與各色不同蔬菜混合。加多加多廣泛地在印尼各地販售，每個區域對這道被認為是印尼國民菜餚的經典菜色都有自己的獨特詮釋。

2 杯小的紅馬鈴薯，視大小對半切開或切成丁

1 杯未煮過的藜麥或其他短粒米

2 杯清洗並修剪過的四季豆或豌豆苗

半杯杏仁醬或葵瓜子醬，將浮在上層的油與醬充分攪拌均勻

2 瓣大蒜磨成蒜泥，或 1 茶匙乾的蒜粉

1 湯匙磨碎的新鮮生薑或1/4茶匙乾薑

1/4 茶匙壓碎的紅辣椒片（自由選項）

3 湯匙蘋果醋

2 湯匙烤芝麻油（自由選項）

1/4 茶匙鹽

1 杯半切成絲的紫甘藍

2 根胡蘿蔔，磨碎

1 個紅甜椒，去籽並切成薄片

1. 取一中型湯鍋，放入馬鈴薯加水淹過。蓋上密封蓋煮開。沸騰後讓馬鈴薯煮約 15 分鐘，或者煮到可以輕鬆用叉子戳進去撥散即可。

2. 將藜麥沖洗乾淨，和 2 杯水一起放進一個長柄平底深鍋裡。蓋上密封蓋煮開。轉成小火，蓋著蓋子煮12分鐘，然後從爐火上移開，再靜置3分鐘。用叉子將藜麥撥鬆，放置在一旁稍微晾涼。

3. 如果你選用四季豆，先將一小湯鍋的水煮開。在煮水的同時，在一個中型的碗內放冰塊和水製作冰水浴。將四季豆放入沸水中煮2分鐘，然後立刻撈起瀝乾，放進準備好的冰水浴裡泡3分鐘，然後瀝乾，放置在一旁備用。

4. 取一小碗準備醬汁，將杏仁醬、大蒜、薑、紅辣椒片（如果有用的話），還有芝麻油（如果有用的話）攪打在一起。如果堅果醬太濃稠，將它放進一個長柄

平底深鍋內用小火加熱，或者用小型攪拌機或食物處理機攪拌。加入熱水，一次1湯匙（最多加5湯匙），直到濃稠度達到可以傾倒即可。

5. 組合餐點時，將藜麥分裝到4個碗內。在上面放上高麗菜絲、四季豆、胡蘿蔔、煮熟的馬鈴薯，還有甜椒。搭配堅果醬汁一起上桌。

釋放纖維動力：
如果你並未限制組織胺，你可以用半杯花生醬取代其他堅果醬，並用3湯匙米醋取代蘋果醋。

地瓜沙威瑪碗
SWEET POTATO SHAWARMA BOWL

8植物點數

4人份

香料是非常重要的。沙威瑪這個阿拉伯文名稱是指直立式烤肉鐵叉轉動的動作，這是數百年前從土耳其發展出來的烤肉方式。不過我們大多數人在想到沙威瑪時，想到的是從香料爆發出來的複雜風味。土耳其曾是東西方世界間的橋樑，也因此香料貿易曾流通過此地。難怪這個成為大熔爐的國家能產生這樣難以置信、融合多元文化的香料炸彈。

1顆小的花椰菜，切成一口大小的塊狀

2個中型地瓜，切成一口大小的塊狀

半茶匙鹽，可多加1撮用於製作醬汁

半茶匙新鮮研磨的粉紅胡椒

3瓣大蒜，切成蒜末

1茶匙半孜然粉

1茶匙半甜紅椒粉

半茶匙肉桂粉（自由選項）

1/4茶匙磨碎的薑

3/4茶匙乾牛至

半茶匙薑黃粉

1撮卡宴辣椒粉（自由選項）

少許橄欖油或水

半杯藜麥或其他無麩質短粒米

4杯高麗菜絲

1杯切成薄片的小黃瓜

半杯切成薄片的紅洋蔥

1/3杯中東芝麻醬調成的糊

1湯匙蘋果醋

1. 將烤箱預熱到攝氏約245度。將烘焙紙或不沾矽膠烘焙墊鋪在2個大烤盤內並放置在一旁備用。

2. 將花椰菜、地瓜、鹽、胡椒、大蒜、孜然粉、紅椒粉、肉桂粉（如果有用的話）、薑、牛至、薑黃，還有卡宴辣椒粉（如果有用的話）放進一個大碗內。加入少許橄欖油讓質感變得鬆散，然後拌在一起使其混合。

3. 將上述混合物鋪一層在準備好的烤盤上，烘烤25分鐘，或烤到蔬菜變軟即可。

4. 在烤蔬菜的同時處理藜麥。將藜麥沖洗乾淨放進一個中型的長柄平底深鍋內，與1杯半的水一起用中火加熱。煮開後轉成小火並蓋上密封蓋。就這樣烹煮12分鐘，然後從爐火上移開，再靜置2到3分鐘使其定型。用叉子撥鬆，然後放置在一旁晾涼。

5. 將高麗菜絲、黃瓜，還有紅洋蔥分別分裝到4個碗裡。

6. 取一小碗，將中東芝麻醬和醋與1撮鹽一起放入碗內攪打混合。繼續攪打並加入少許水，一次1湯匙，直到形成綿密的醬汁即可。在被打散前中東芝麻醬會變硬是很正常的。

7. 將沙威瑪蔬菜加入步驟5準備好的碗內並淋上中東芝麻醬醬汁。

釋放纖維動力：
如果你並未限制組織胺，你可以用1湯匙鮮榨檸檬汁取代蘋果醋，同時用煙燻紅椒粉取代甜紅椒粉。

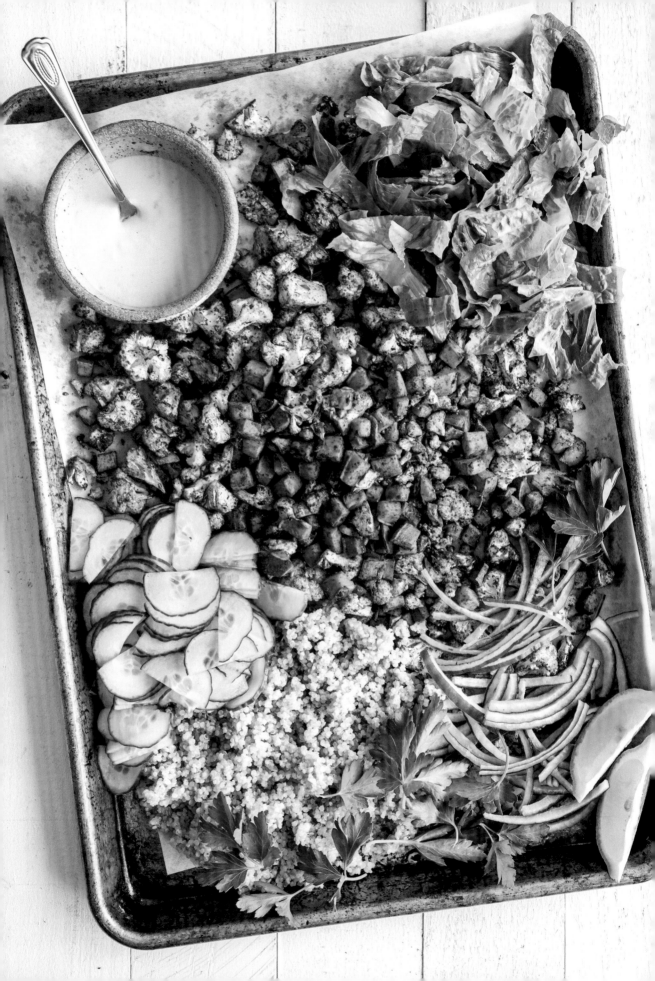

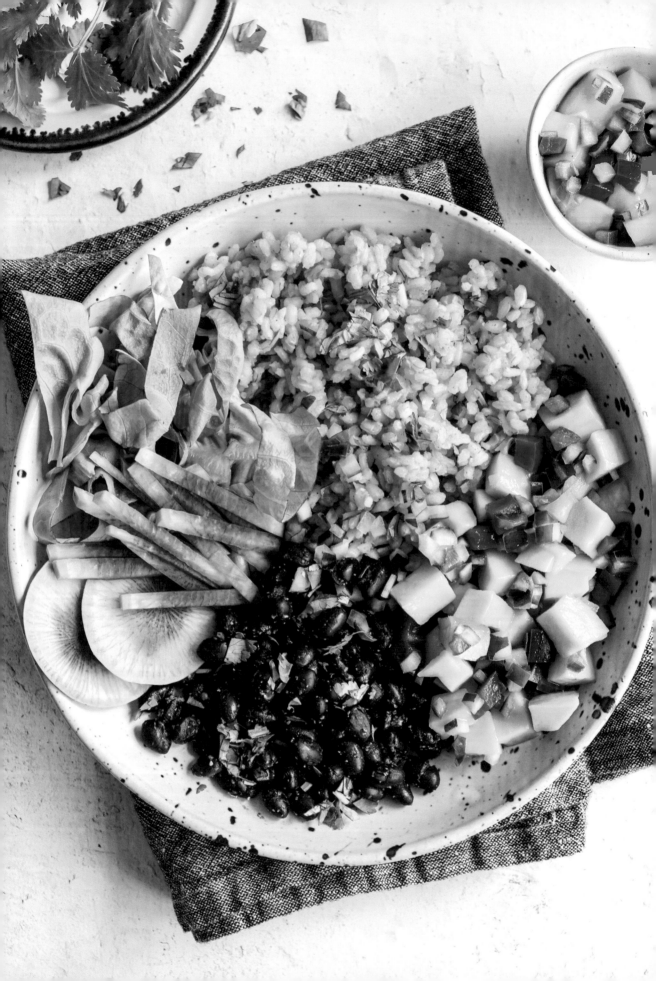

芒果墨西哥捲餅碗
MANGO BURRITO BOWL

6+ 植物點數
可製作4碗

芒果已在印度種植超過4000年之久，而且深植於阿育吠陀醫學中，平衡所有三種體質（或體液）並被當成激勵物使用。在古代印度，公侯王子們以自己的芒果園為傲，而印度教的象頭神祇象神甘尼許經常以拿著一個成熟芒果的形象出現。換句話說，芒果在皇室、神祇，還有我們這些以纖維為身體動力者之間是相當遠近馳名的。我們有很棒的伙伴。

1杯糙米

半茶匙鹽

1/4茶匙紅椒粉

2杯切成丁的芒果，
大約2個芒果

半杯切成丁的紅甜椒

1/4杯切成丁的紅洋蔥

1個墨西哥辣椒，去籽
切丁

1茶匙橄欖油

用來調味的鹽

2杯半黑豆，瀝乾並沖
洗乾淨

1撮磨碎的粉紅胡椒粒

1/4茶匙蒜粉

讓它更強大！
（非必須配料）：

切碎的紅洋蔥

新鮮切碎的芫荽

切碎的高麗菜

切片的櫻桃蘿蔔

1. 將米和2杯水、鹽，紅甜椒粉放進一個小的湯鍋中用大火加熱。蓋上密封蓋燒開。沸騰時轉成小火，燉煮40到45分鐘，直到米變軟、水分被吸收即可。關火靜置5分鐘，然後用叉子將飯撥鬆。

2. 在煮飯的同時製作芒果莎莎醬和為黑豆調味。將芒果、甜椒、紅洋蔥和墨西哥辣椒在一個中型碗內混合。與橄欖油一起攪拌並加鹽調味。

3. 取另一個小碗，將黑豆、粉紅胡椒粒和蒜粉放進碗內混合。拌勻並依口味調味。

4. 將飯平均分裝在4個碗內。將芒果莎莎醬和黑豆以及任何額外的「非必須配料」放在飯上。

釋放纖維動力：
如果你並未限制組織胺，你可以用黑胡椒粒取代粉紅胡椒粒。

鑲地瓜
STUFFED SWEET POTATOES

6植物點數
可製作4個地瓜的分量

地瓜起源自南美洲，最古老地瓜遺存的碳14年代測定法可追溯至1萬年前的祕魯。玻里尼西亞也曾發現大約1000年前的地瓜遺存。這是件有趣的事，因為這顯示玻里尼西亞人與美洲原住民之間的聯繫早於哥倫布抵達美洲大陸。一項更近期的研究發現，在大約西元1200年時，距離南美大陸以西2300英里處的復活節島，存在玻里尼西亞人與美洲原住民有所連結的遺傳證據。你可以猜想得到，美洲原住民在踏上這段旅程時，一定在船上裝滿了地瓜。

4個煮熟的地瓜

2茶匙橄欖油或低組織胺腸道好菌高湯（第159頁）

1/4杯切成丁的紅洋蔥

1/3杯切成丁的紅甜椒

1瓣大蒜，切成蒜末

2杯煮熟的黑豆

1杯冷凍甜玉米

1茶匙孜然粉

1茶匙甜紅椒粉

1/4茶匙鹽

1. 烹煮地瓜，將地瓜清洗乾淨晾乾，然後在地瓜表皮上用刀子或叉子戳幾個洞。放進以攝氏約245度預熱好的烤箱內烤1小時，或用微波爐微波約5分鐘，直到可以輕易地用叉子刺入即可。

2. 在一個長柄炒鍋裡用中火加熱橄欖油。放入洋蔥炒約2分鐘，或炒到洋蔥變透明。加入甜椒和大蒜再煮2到3分鐘。加入黑豆、玉米、孜然粉、紅椒粉和鹽。烹煮至玉米解凍、混合物被熱透即可。

3. 將每一個地瓜縱切出一道切口，弄出一個凹槽，然後在每塊地瓜上放進1/4步驟2的黑豆混合物上桌。

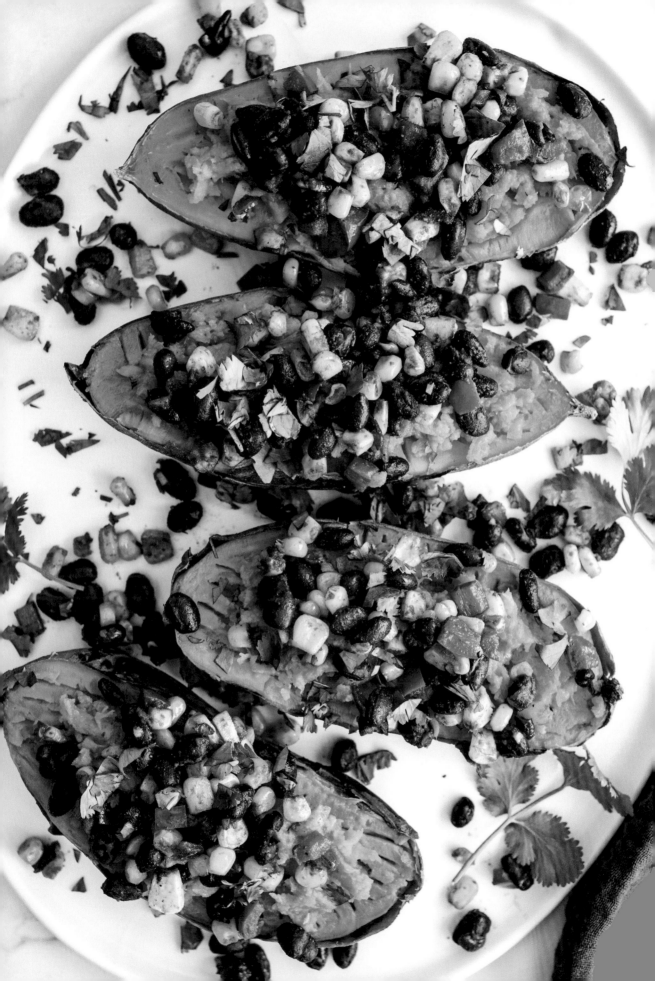

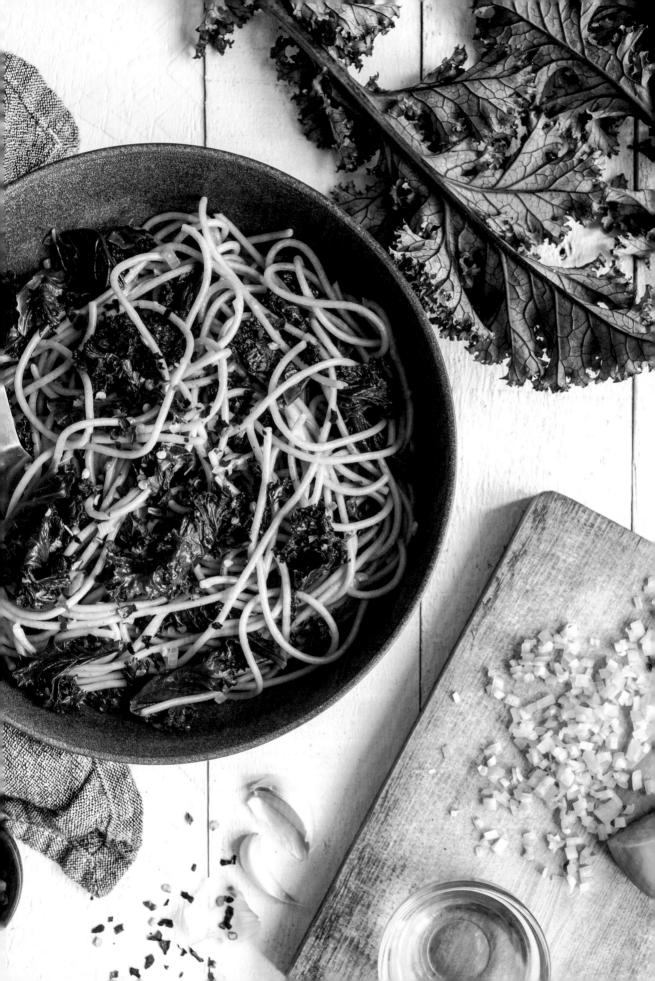

簡易義大利麵 搭配蒜味羽衣甘藍
SIMPLE SPAGHETTI with Garlicky Kale

3植物點數
4人份

對，這道食譜裡有一大堆羽衣甘藍，但是它們在煮熟後會大大縮水。而且你要想想……你將要吃下約450克存在於地球上最為營養密集的食物，而這一整磅羽衣甘藍的熱量只有100卡路里。這簡直難以置信。要製作無油菜餚的話，可使用更多高湯。

P.S. 在這道食譜中，你可以使用任何種類的綠葉蔬菜。瑞士甜菜也很棒！

340克你自選的義大利麵

2湯匙橄欖油或酪梨油

2根蔥，切成細末

5瓣大的蒜瓣，粗略切碎

半茶匙鹽

1撮磨碎的粉紅胡椒粒

約450克的羽衣甘藍，將葉梗和硬的葉脈移除（或鬆散裝填的羽衣甘藍6杯）

半杯低組織胺腸道好菌高湯（第159頁）

1. 將一大湯鍋加了鹽的水煮開。將義大利麵放入鍋內烹煮，根據包裝上的指示縮短烹煮時間1到2分鐘（烹煮無麩質義大利麵的方法請參見專業提示）。瀝乾，留下半杯煮麵水。

2. 在一個長柄平底煎鍋中以中火加熱橄欖油。將蔥放入烹煮2到3分鐘，然後加入大蒜、鹽和磨碎的粉紅胡椒粒。再煮1到2分鐘，注意不要讓大蒜燒焦。加入羽衣甘藍，持續烹煮到羽衣甘藍變軟，需時約5分鐘以上。

3. 將義大利麵與蔬菜高湯和一湯匙煮麵水一起放入烹煮羽衣甘藍的平底煎鍋內。烹煮的過程中持續攪拌，直到義大利麵變軟並稍微裹上醬汁即可。需要的話加入更多煮麵水；你可能總共會需要用掉半杯。

4. 依口味調味，分裝到碗裡，上桌。

專業提示：
無麩質義大利麵不能用不煮透的方法處理。烹煮無麩質義大利麵時，依照包裝上的指示將麵煮到剛好彈牙的程度，並與綠葉蔬菜拌在一起，省略額外加入煮麵水的步驟。

釋放纖維動力：
如果你並未限制組織胺，你可以用壓碎的紅辣椒片調味，並用黑胡椒粒取代粉紅胡椒粒。

▶ 欲查看本章所引用的90篇科學文獻，請造訪 theplantfedgut.com/cookbook。

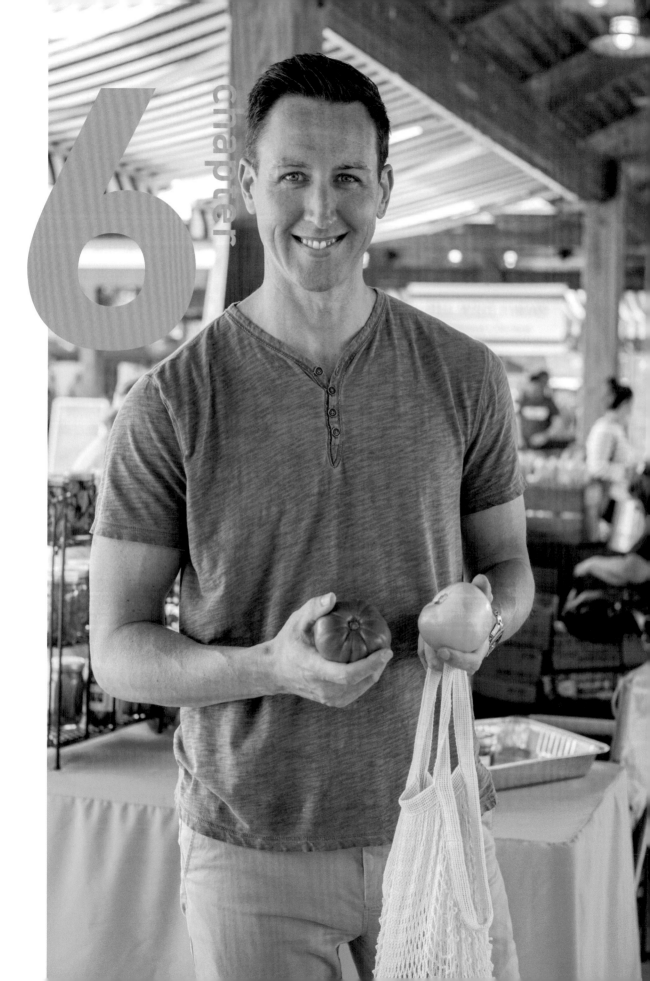

Sucrose, Salicylates,
and Synthetic Substances
(Oh My!)

蔗糖、水楊酸鹽類，還有合成物質（喔老天！）

其他你需要知道的食物不耐症

　　所有的食物敏感性病例中，總會有一種成分是引起你症狀的原因，而我們可以將這些成分描述為化學物質。這些化學物質可能是食物中天然的一部分，比如說我們在第四章瞭解到的 FODMAP 和在第五章瞭解到的組織胺。然後，當然還有額外添加的食物化學品，這些化學品不是人工合成的就是天然物質，被食品工業用來保存食物和改善食物的口味或外觀。我們將它們稱為添加劑。

　　到目前為止，我都讓你將注意力集中在 FODMAP 和組織胺上，這是因為在我的經驗中，這是最重要的兩種食物不耐。不過食物不耐並不只限於這兩者，所以在你的食物不耐症背後，你可能有不一樣的「什麼」。

記住這一點後，我想簡短地討論幾種其他的食物不耐症，目的在於如果你讀完本章後，懷疑自己正經歷這些食物不耐而引起的問題，你能有足夠的知識在通往治癒之路上踏出成功的一小步，並能尋求專業醫事人員的協助，以獲得適當的檢驗並規劃治療方案。

蔗糖不耐（Sucrose Intolerance）

你認得「蔗糖（sucrose）」這個字嗎？如果你把一袋白色顆粒狀、我們稱之為砂糖的東西翻過來檢查成分表，你會發現它只有單一種成分。你可能還會在無數的加工食品中認出它，這些加工食品小心地把蔗糖偷渡進去，以幫助你達到你的醫足點（bliss point），食品工業就是用這種方法生產出能觸發你獎賞系統的產品，把你轉變成一個上癮者，不斷回頭尋求糖分滿足。這就是為什麼你會在一瓶約470毫升的優鮮沛蔓越莓檸檬汁裡發現10茶匙糖的原因。蔗糖正來勢洶洶！

額外添加的糖顯然是個問題，但蔗糖本身實際上是許多健康食物中的一部分。甜菜根、地瓜、蘋果還有香蕉只不過是少數幾樣含有大量天然蔗糖的食物。當身體無法正確地分解糖分，不管這些糖分的來源為何，問題就此發生。無論你是吃下1顆蘋果還是喝下一杯含糖飲料，你血液中的蔗糖都是由小腸中一種叫做蔗糖酶（sucrase）的酵素進行分解的。如果這種酵素減少，那麼僅是正常攝取蔗糖就可能觸發消化道症狀：腹瀉、脹氣和腹脹、腹部不適。

有些人生來就患有一種叫做先天性蔗糖酶-異麥芽糖酶缺乏症（即 CSID）的疾病。自古以來，這種病症便被認為是一種罕見疾病，對總人口數的0.2%有所影響。但近期研究顯示，總人口數2%到9%的人可能會受到這種遺傳疾病的影響。我們聽聞如此多關於乳糜瀉和麩質的訊息，然而蔗糖不耐卻更為常見。為什麼我們不對蔗糖不耐進行更多討論？一部分的問題是，蔗糖不耐在整個食物不耐症領域來說是個相對較新出現的議題。

好消息是，我們對這項病症有可靠的檢驗方法，因此我們不需要臆測，而且我們能夠相當快速地對問題是否存在進行評估。黃金標準檢驗法是用小腸活組織病理切片進行特殊的酵素活性測試。我可以直接告訴你這不太容易達成，因為只有少數幾家實驗室能做這項檢驗，而且這項檢驗還需要特殊處理。還有充滿偽陰性和偽陽性的氫呼氣測試（hydrogen breath test），不過幸好還有最近發展出來的同位素碳-13呼氣測試（radiolabeled carbon- 13 breath test），這是一種非侵入式檢驗方法，而且在偵測蔗糖缺乏方面有很好的表現。然後就是蔗糖4-4-4挑戰，這可以很輕鬆地在家進行，讓您大致了解自己是否存在蔗糖不耐的問題。

進行 4-4-4 蔗糖挑戰！

4-4-4挑戰相當簡單。我們會將一大堆蔗糖送進你的腸道，看看是否會引發症狀。在我們進行之前我希望你知道，糖分挑戰的重點只不過是要確認你是否應該進行其他的蔗糖不耐檢驗。這項挑戰並未意圖僅藉著挑戰結果做出診斷。如果你已經知道這麼做會讓你出現劇烈症狀，那麼請不要挑戰。在這種情況下，請諮詢你的醫師安排確認測試。

1. 將4湯匙糖攪拌加入約120毫升的水中。
2. 空腹狀態下將糖水喝下。
3. 在接下來的4個小時內，監測是否出現蔗糖不耐的症狀。如果有，請與你的醫師聯繫，安排確認測試。

儘管蔗糖不耐只占本書中一小部分，我還是想讓你知道，這項病症在我的執業工作中占據很大一部分。我的意思是，對每一位出現脹氣、腹脹，或者是慢性腹瀉的病患，我都會將蔗糖不耐視為可能的病因。如果由我決定的話，我會讓那些患者全數接受蔗糖缺失的檢驗。而你猜怎麼著……我發現了一大堆病例。在我的患者中，有15%的人是因為蔗糖缺失而出現脹氣、腹脹或慢性腹瀉等症狀。這再次顯示蔗糖不耐比乳糜瀉更加常見。

如果有人之前曾被診斷出腸激躁症，但從未做過蔗糖不耐的檢驗，我會在與他們第一次見面時為他們進行該項測試。我曾經接診過無數受慢性消化道症狀之苦達10年或更久的患者，他們輾轉在不同醫師之間，試圖為自己「腸激躁症」找出解決辦法，但是卻發現蔗糖不耐才是他們問題的根源。就像我之前曾說過的，在你能正確地治療前，你必須知道你要治療的是什麼病症。

我必須坦承，除非你的症狀極度輕微，否則我並不是用飲食手段來改善蔗糖不耐症的信徒。低蔗糖飲食的限制性極大，大到我擔心會發生營養缺失還有對腸道微生物菌叢造成傷害。別忘了，健康腸道微生物唯一重要的預測因素就是多樣性，而非限制。好消息是，有安全有效、可以搭配餐點一同服用的蔗糖酶酵素替代品。有81%的 CSID 患者在使用這種酵素後飲食方面可以不受限制，並能維持無症狀的狀態。

值得一提的是，如果你確實患有 CSID，你需要注意你可能也會難以消化米、麵包、義大利麵、根莖類蔬菜、豆類，還有全穀類中的澱粉。蔗糖酶替代酵素可以修正蔗糖缺乏的問題，

但不能矯正難以消化澱粉的狀況。這大概能解釋為何19%使用這種酵素的患者無法徹底達到無症狀狀態的原因。

B博士的建議

你可以藉由花更多的時間咀嚼來提高你飲食中澱粉的消化。你的唾液中含有酵素，能讓食物還沒到達你的胃部前就開始進行消化。澱粉的消化有大約30％是發生在你嘴巴裡的！

水楊酸鹽類不耐（Salicylate Intolerance）

在3500年前的古埃及，人們就知道咀嚼柳樹皮能緩解疼痛的做法。多年來，你會在古代的蘇美、亞述、中國、歐洲，還有美洲原住民當中發現類似的做法。快轉到19世紀的歐洲，讓柳樹皮具有這些藥用效果的成分——水楊苷（salicin）被辨識出來，並且最終由拜耳（他曾是一位染料製造商）進行化學重組製成乙醯水楊酸（acetylsalicylic acid），也就是我們現在通稱為阿斯匹靈的藥劑。現代醫藥還有歷史上最常用藥物起源的故事開始於我的一個基礎原則，那就是植物擁有療效的特性。

水楊苷只是眾多天然存在的植物化學物質之一，被稱為水楊酸鹽類、具有類似阿斯匹靈抗發炎特性。這類化學物質藉由抑制環氧化酶（簡稱為COX）產生作用。COX的抑制作用能降低發炎反應、扭轉發燒的情況、減少血栓，而且能治療疼痛。你可以服用阿斯匹靈或其他非類固醇抗發炎藥（NSAIDs）獲得上述效果，但這些藥物會增加你發生腸道潰瘍、肝臟損傷，還有腎衰竭的風險，同時還會對你的腸道微生物造成傷害，可能觸發發炎性腸道疾病。或者，你可以攝取富含水楊酸鹽類的食物，比如蘆筍、番茄和番茄製品、蘋果、桃子、藥草和香料、咖啡和茶，並在不損害健康及腸道微生物的情況下，得到減少發炎的益處。

然而，對水楊酸鹽類不耐的人來說，這些食物會誘發假性過敏反應，使得嗜鹼性球和肥大細胞（basophils and mast cells），也就是我們曾在第五章中討論過，與組織胺不耐有關的細胞被活化。接下來發生的事聽起來就像來自上一章的回音，因為水楊酸鹽類不耐的症狀與組織胺不耐的症狀非常相似，也就是腹瀉、腹部不適、蕁麻疹或皮疹、氣喘、流鼻水、頭痛、倦怠、眼睛浮腫、腦霧，或者是耳鳴。換句話說，如果你懷疑自己有組織胺不耐，但並未因採行低組織胺飲食而有所改善，你就該考慮水楊酸鹽類不耐的可能性。我們也要記住真的有人是會對阿斯匹靈過敏的。

不幸的是,水楊酸鹽類不耐沒有血檢、呼吸測試,或糞便測試等檢驗方法可用。一般說來,最好的方式就是遵循 GROWTH 策略並限制水楊酸鹽類,觀察是否有所改善,然後將它們努力加回,看看有何反應。以引發症狀為目的而服用阿斯匹靈是一種可能性,但這個方法只應該在一位受過合格訓練的醫事人員監督下進行。

合成(和天然)物質

在整個食品工業界,為了各式各樣包括保存食品、改變食物口味、口感,或是外觀等功用,而使用了數千種不同的食品添加物,這些食品添加物有:防腐劑、乳化劑、調味品和增味劑、固化劑、增稠劑,還有保濕劑。保濕劑是什麼鬼東西啊?(那是增加水分、使濕潤的製劑。我還得去查找。)

不幸的是,那意味著有數千種不同的食品化學物質可能成為我們症狀和食物不耐症背後的原因。我這樣說並不是在暗示所有的食品添加物都該被自動歸類成有害的。其中有一些似乎是無害的,但另一些顯然不是。不過我的重點其實是,實際上有數千種可能性、而且所有可能性都混雜在一起的時候,試圖分辨造成問題的是哪一種特定食品化學物質堪稱荒謬的複雜。如果它們能被我們單獨攝取,事情會簡單很多,但是除了少數例外,我們無法做到這一點。

我極其熱愛我的咖啡，不過它並不適合每個人

我是全世界最大的咖啡熱愛人士兼下午來杯抹茶綠的超級粉絲，但令人遺憾地，咖啡因會使一些人的消化症狀惡化。有些患者存有因為咖啡因而易於腹瀉的基因。在其他案例中，咖啡因會使人焦慮、神經質，或是失眠的情況惡化。如果你懷疑咖啡因可能與你的症狀有關，那麼，是暫時戒除咖啡、茶、汽水、巧克力，還有能量飲料的時候了。

不過以下是我們可以做的：我們可以區分自己食用全食物時發生的食物不耐與食用超加工食品時發生的食物不耐。所謂全食物，我指的是如果給你一座農場，你就能自己培育出來的食物，那就是水果、蔬菜、全穀類、種子類、堅果，還有豆類。當你在描述真正的食物時，你並不需要一張成分表。相對來說，超加工食品是以真正的食物開始，然後經過切片、切丁、剁碎的過程製作出來，纖維被丟進廢棄物裡，防腐劑、增稠劑、色素，還有（深吸一口氣）保濕劑被加進去。如果成分表中有你無法辨識或不知道怎麼做出來的成分，那麼你手中的就是超加工食品，我的朋友。如果你不可能在自家廚房製作出那些食物，你就是在跟超加工食品打交道。如果需要一群食品科學家花費18個月來想出如何創造一種食物，那種食物也是超加工食品。

做出這樣的區分能讓我們先辨識出全食物中引發食物不耐症的潛在觸發物。到目前為止，我們已經將焦點集中在 FODMAP、組織胺，還有其他生物胺、蔗糖，以及水楊酸鹽類。這些物質全都是食物不耐症的天然來源。

如果你還沒聽說過全新的 α- 半乳糖苷寡糖症候群 (Alpha-Gal Syndrome)，是時候來聊聊了

城裡出現了一種叫做 α- 半乳糖苷寡糖症候群的新疾病診斷，這種病症會讓過去沒有任何症狀的患者在食用任何種類的動物，意即牛、豬、羊、鹿、兔子、馬，或山羊的紅肉後，開始出現蕁麻疹、嘴唇或喉嚨腫脹、腹部疼痛、關節炎或搔癢的反應。你聽懂我意思了吧。這當然也包括了內臟（對那些喜歡那一類肉品有興趣的人來說），以及對一部分人來說包括牛奶、起司，還有乳製品、豬油、膠原蛋白、與含有明膠（吉利丁）在內的食物。基本上，任何產自哺乳類動物的食物都有可能誘發這個反應。這一切都始於蜱蟲的叮咬。在

美國，美洲鈍眼蜱（lone star tick）是導致這種疾病的頭號原因。某天你外出健
行，接下來你知道的是漢堡或甚至冰淇淋、維他命軟糖，或是你的膠原蛋白補
充劑都會讓你吃不消。我不是鼓吹吃紅肉的人，所以就我的立場而言，我認為
你不吃紅肉會更好。話雖如此，如果你還是攝取了紅肉，而且注意到自己出現
了跟吃紅肉有關連的怪異症狀，你可以請你的醫生進行 α-半乳糖抗體的血檢。

在一些案例中，食品添加劑也會造成脹氣、腹脹、腹痛、腹瀉，或便祕等消化症狀。它們
也已被發現與消化道以外的症狀、像是皮疹、蕁麻疹、濕疹、頭痛、流鼻水還有鼻涕倒流有
關。與食物不耐症有關的食品添加劑列表相當長，而且可能在未來會繼續增長。以下是目前
我們所知道的：

食品化學物質	用途	常見食物來源
亞硫酸鹽（Sulfites）	防腐劑	汽水、紅酒、啤酒、果乾、經保存處理的馬鈴薯、蝦
味精（Monosodium glutamate）	調味料（鮮味劑）	中式外帶餐廳、罐裝蔬菜／湯、加工肉品、營養酵母
苯甲酸鹽（Benzoates）	防腐劑	汽水、果醬、巧克力、冰淇淋、醃菜
抗氧化劑（Antioxidants）水楊酸（BHA）、二丁基羥基甲苯（BHT）	防腐劑	油脂、人造奶油
胭脂紅（Carmine〔red #4〕）、檸檬黃（Tartrazine〔Yellow #5〕）	食用色素	盒裝糕餅材料、糕點、汽水、硬糖果、優格、冰棒
硝酸鹽（Nitrates）	防腐劑	加工肉品
丙酸鹽（Propionates）	防腐劑	麵包
山梨酸（Sorbic acid）	防腐劑	加工起司片

讓我們來拆解一下，因為有很多需要仔細思考的部分。我絕對沒有暗示所有含有這些添加
物的食品先天上來說就是不健康的。我得說清楚，我沒有！以下是我確實要聲明的四件事：

1、有少數人以正常分量攝取這些添加劑時會經歷不良反應。
2、無數超加工食品中都可以發現濃度不一的這些添加劑。

3、這些添加劑廣泛和多元的使用，使得分離和辨識哪一種製劑才是引發症狀的原因變得極度困難。

4、因此，直接進行排除所有超加工食品的實驗，並評估症狀改善程度，而非嘗試將添加劑各自分離可能會更簡單。

綜上所述，我覺得我有必要和你分享我對這些超加工食品的整體感受。首先是透明：我會攝取它們。我的確在努力限制我的攝入，但最後超加工食品還是會出現在我的飲食中。我吃下某些食物和飲料是因為我享受它們，而不是因為我期待它們能讓我在不被疾病纏身的情況下活得更久。那是我的選擇，那是做自己和人類的一部分，而且我不會因此產生罪惡感或苦惱。我更注重進步而非完美。

我並不是要在此設定不切實際的、沒有正常人類能達到的期望，然後讓你在無法達成那些不切實際的期望時，對自己感到壓力或罪惡感。我所致力的是設定你實際上能達到的目標，而且不要將精力浪費在缺點上。完美並不存在。我們為什麼要朝著不存在的東西努力奮鬥呢？但是關於嚴重往超加工食物傾斜的飲食方式，我必須誠實表達我的顧慮。作為一名醫師，如果我不說出科學對這些食物研究的資訊，以及它們對人類健康影響的說明，我就辜負了你的期望。

在美國，人們攝取的熱量大約有60％來自超加工食品。那讓我很焦慮不安。我們的食品供應鏈中存在著至少1萬種食品添加劑，其中有許多是藉由 GRAS（也就是一般認為安全）的法規漏洞獲得核准。不幸的是，當一種化學物質被「公認安全」進入我們食物中時，其實就被賦予了在我們飲食中自由通行的權利，假定它們是安全的，但沒有證據。這些添加劑有很大一部分在獲得 GRAS 核准前，從未進行過任何種類的人體研究。沒有任何一種曾進行長期人體研究。你可以再看一遍。我們根本不知道它們會對我們做出什麼事。它們被引進一個包含上萬種食品添加劑的系統中，然後我們在問題已經存在之後，才被迫試著將這團亂麻理清頭緒，而不是在這些添加劑進入食物供應鏈前採取預防措施，去瞭解我們會讓自己陷入何種境地。

這不是短期安全性的問題，如果這些化學物質在短期內是不安全的，我們實際上很快就能弄明白。但由我們的管理機構訂定的安全性臨界值，是用短期資料和主要是動物研究的結果建立的，而這些動物研究的追蹤記錄很難準確轉換到真實世界的人體研究上。實際上，1000年前伊本・西納（Ibn Sina）便發表了需要研究人類而非動物的評論。合法正規的科學家總希望在人體研究中驗證動物實驗的結果是有原因的，但顯然我們的管理機構不是這麼想的。

或許是出於消除阻礙食品工業技術進步的期望。如果我們要求進行長期人體研究，費用會高昂到令人卻步，而且很明顯將需要一段很長的時間執行。但我們在消除障礙這件事上是不是做得太過火了？在美國，絕大多數人現在攝取的熱量是來自超加工食品，這些超加工食品在調查研究中，已被發現會增加肥胖、心臟疾病（我們的頭號殺手）、癌症（我們排名第二的死因）、中風（我們排名第五的死因）、阿茲海默症（我們排名第六的死因）、糖尿病（我們排名第七的死因），還有慢性腎臟疾病（我們排名第九的死因）的患病風險。喔，還有較短的平均餘命。那一點都不意外，不是嗎？當我在寫《纖維動力》時，我分享了兩篇參考文獻來為我對超加工食品的顧慮提供佐證。現在我可以指出22項研究，其中大多數是在過去2年內發表的。

這些不只是觀察性研究，然而那些研究對瞭解需要數年或數十年發展的疾病是十分關鍵的。我們都接受吸煙會導致肺癌的觀念，但從未進行過吸煙與肺癌間關係的隨機對照試驗。我們需要流行病學來發現那一點，就和我們需要流行病學來更好地瞭解心臟疾病、其他癌症、中風、阿茲海默症、糖尿病，還有慢性腎臟病的風險因子。但我們也需要支持的證據，而這些證據也在不斷增加中。事實上，有研究顯示，人工甜味劑、聚山梨醇酯-80（polysorbate 80）、羧甲基纖維素（carboxymethylcellulose）、二氧化鈦（titanium dioxide）、鋁矽酸鹽（aluminosilicate）、還有亞硫酸鹽（sulfite）是數種對腸道微生物產生負面影響的添加劑，這些添加劑持續存在於我們的食物供應鏈中，而其餘添加劑大部分依然未經過檢測，所以我們根本不知道它們有何作用。在此同時，證據持續帶著清晰的訊息浮現，那訊息就是，攝取大量超加工食品的飲食方式對人體健康是有害的

如果你懷疑超加工食品裡的某種添加劑可能導致食物不耐症，我想解決方法會相當簡單且明顯，就是將超加工食品盡可能排除。如果對超加工食品的食物不耐症能激勵你減少攝取這些食品，那便是因禍得福。就好像拿到檸檬然後將它們變成炎熱夏日中一杯冰涼的檸檬水般。你的腸道微生物將會煥然一新，並為此感謝你。

▶ **欲查看本章所引用的53篇科學文獻，請造訪 theplantfedgut.com/cookbook。**

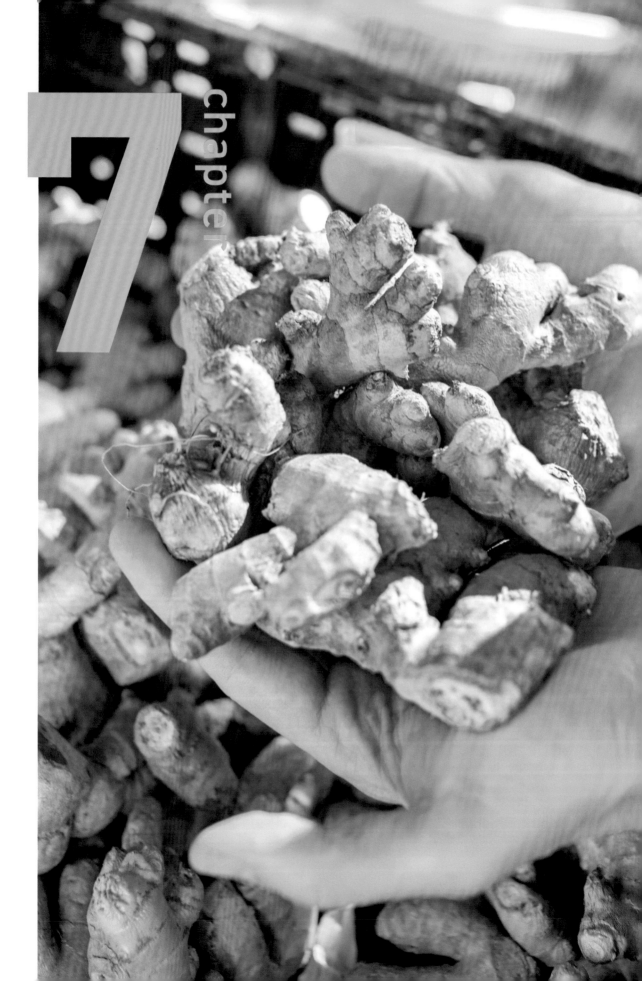

7

T ／訓練你的腸道

即使遭到最嚴重毀壞的腸道也能修復並
恢復功能的方法

　　我看見很多相信自己不能攝取某些食物的患者，幾乎可以肯定那不是真的。腸道是寬容的。它是有適應能力的。如果你正因為與腸道微生物相關的食物不耐症所苦，GROWTH 策略就是藉著進食使你增強微生物菌叢的方法，在生物多樣性、消化酵素濃度，還有功能性能力等各方面都能有所成長。你有能力將腸道微生物菌叢打造成你想要的樣子。但為了讓它能按照你想要的方式運作，你需要瞭解契約規則。貿然成為一名生機純素主義者或採行大自然長壽飲食法絕對不是我會建議的，尤其是那些受消化問題所苦的人更不適合這麼做。然而我不斷看見人們這麼做，然後他們失敗了，而且他們會說植物性飲食不奏效。那根本不是真的。

在各種流行的飲食法當中游移表示你對療癒過程感到困惑。把事情推向極端、想著做到極致必然更好，但這並不是你身體實際運作的方式。

為了正確的治癒，你必須瞭解過程

如果你拿出一臺顯微鏡，觀察生活在你體內的38兆微生物，你會發現一個人人都有份參與的共同體，每個微生物都有自己的獨特技，能為更大的整體帶來貢獻。那個更大的整體就是你，那些集體技能是微生物菌叢對你這個超有機體的生理，也就是免疫、新陳代謝、荷爾蒙、大腦功能、遺傳基因表現，當然還有消化功能所作出的貢獻。

微生物菌叢構成部分的總和在你消化食物的能力中有著巨大的作用。你是一個超有機體，但你只有17種糖苷水解酶酵素（glycoside hydrolase enzymes），缺乏消化像是纖維這種複合式碳水化合物所需的酵素。然而，有一種叫做多形擬桿菌（Bacteroides thetaiotaomicron）的單細胞生物，光是在它的基因組內就擁有260種糖苷水解酶。你的腸道微生物菌叢總共可能包含了多達6萬種糖苷水解酶。每一種都是你體內微生物的工具，用來分解你吃下的複合式碳水化合物的。

我們之所以需要這麼多獨特的酵素，是因為要攝取那麼多獨特的植物，而纖維的分解是十分複雜的，需要一系列多種酵素協力發揮功能來進行分解。舉例來說，第一型鼠李半乳醛酸聚醣（rhamnogalacturonan）的分解需要至少12種不同的酵素，而第二型的分解甚至需要更多。好在大自然是睿智的，並且已經發展出為我們進行這項工作的系統。你其實不需要思考，你只要支援你的腸道微生物，然後不要擋路、讓它們開始工作。

我們要如何支援腸道微生物，好讓它們能做好準備、自願，而且有能力在消化我們的食物方面盡忠職守？這相當簡單，它們需要被餵養。如果你餵養你的腸道微生物，它們會很開心地為你照顧好其他一切。當它們被餵養，它們會成長得更為強壯，而且表現得更有能力。它們帶有幫助你分解未來餐點所需的酵素。當你食用豆子時，你會擁有更多對消化豆子真的非常擅長的微生物。你越常吃豆子，這些微生物就會變得越強壯。

但如果它們沒有得到餵養，你就無法期待相同的結果。它們會變得更加虛弱、被邊緣化，而且會在某一時刻變得無法執行它們的職責。這在你要求它們挺身向前並做更多的時候特別明顯。如果你有一段時間沒有吃豆子，然後你丟出五種豆的綜合辣醬，那你一定會很慘。為什麼？因為你的腸道微生物對你所食用豆子的分量毫無準備，而且沒有配備消化那些豆子需要的合適酵素。

我剛才所描述的，是你的食物選擇如何制約你的腸道和它的功能性，並且會與這些選擇成正比的過程。多吃某一種食物，那麼你將會變得更會處理那種食物。少吃某一種食物，那麼

你就要預期你處理那種食物的能力將沒有那麼好。食用大量不同植物，那你就會⋯⋯得到它們全體的能力！身而為人美妙且值得稱頌的一部分就是我們的器官具備制約適應的能力。

當你練習某件事的時候，你會對其更加得心應手。肌肉是可以被訓練的。如果你舉重，隨著時間過去，你可以舉起更重的重量。如果你跑步，隨著時間過去，你可以跑得更快更遠。如果你針對像是籃球罰球等運動進行練習，隨著時間過去，你會日漸進步。

適應隨處可見。心臟實際上會自我改造作為對運動的回應：更大的心室容許更多的血量，同時讓心臟的每一次擠壓變得更有效率，結果就是能以更少的力氣讓更多的血液進行循環。我們的肺部也會適應運動：更大的肺部容量、更強壯的呼吸肌肉、更多的血管，還有更多肺泡以加速氣體交換。想想看。需求創造變化，甚至在人體解剖學中也是如此。

我們的大腦也是某種肌肉。它也可以被訓練。神經可塑性代表大腦不是僵固的；它可以調整適應我們每個人的需求。失聰的人會擁有增強的視力。盲人會擁有增強的聽力。中風的人接受物理治療能讓身體機能恢復。我們可以學會速讀，或者通過練習在玩魔術方塊時有更好的表現。

我們所能做到的比我們瞭解的更多。如果你願意付出努力的話，看起來不可能的事，事實上都將成為可能。阿比比・比基拉（Abebe Bikila）以 2 小時 15 分鐘赤腳跑完整場馬拉松。卡洛琳・梅耶（Karoline Meyer）在訓練 4 個月後，可以在水下屏息 18 分 32 秒。湯姆・安柏利（Tom Amberry）在 71 歲時達成罰球連續投進 2750 次。韓國好手 SeungBeom Cho（조合범）在 4.5 秒內完成還原魔術方塊，速度快到觀眾需要超過 4.5 秒來消化剛剛發生的事。

身體能夠做出驚人的適應，但上述這些人沒有任何一位是翻身起床就帶著天生的超人能力、在激勵下就能完成任務的。他們每一位都投注了努力，在嚴格的訓練方案中始終如一的堅持，讓自己增強到眾人認為不可能達成的境界。他們每一個人都有計畫、在那個計畫中投入驚人的巨大努力，還必須在挑戰和挫折中堅持不懈，才能發展出他們成為超人的能力。

腸道也沒有不同。它也是一種肌肉。它可以被訓練。你可以讓腸道更強壯。腸道是寬容而且可調整適應的。你可以恢復腸道喪失的功能，並且在超出你想像自己能做到的程度上提升它的功能。如果你願意專心致力於訓練方案、投入努力，並能堅持通過所有挑戰，你就能完全擁有超人一等的腸道。那塊過去會嚇壞你的綠花椰菜現在一點機會都沒有了。

但是你不可能在某一天起床就能吃下你想吃的任何鬼東西。或者你決定要試試生機純素飲食，因為你聽說那對健康有益，所以就貿然立刻投入。訓練你的腸道是有一個過程的，就和在健身房訓練你的肌肉需要過程是一樣的。

我將成為你的私人腸道教練。我們的目標是訓練你的腸道，最佳化它的功能與強度。讓我們來看看幾個假設情境，幫助我們準確理解這是如何發揮作用的。

這是你做出要讓自己更強壯的決定後，來到健身房的第一天

我很高興你來到這裡！未來是光明的，不過，調整你的節奏並且認同所有好東西都需要時間、耐心、努力，以及始終如一的堅持是很重要的。你無法在一天或一個過程中就治癒你的腸道。你在健身房的第1天很容易感覺興奮並過度野心勃勃。我們避免犯下用遠超過你能力的方式進行鍛鍊的錯誤。那會讓你至少整個星期都感覺疼痛。或者更糟，你可能會傷到自己而且受到嚴重的挫折。

你需要從*少量訓練開始*

在你剛開始鍛鍊你的腸道時，停留在你使用 GROWTH 步驟開頭幾步辨識出來的臨界值內。那是關鍵的訊息，因為我們正要精確定義對你來說何謂「從少量訓練開始」。無論耐受的臨界值是否存在，你都需要在那之下進行訓練。如果你不確定臨界值是多少，有疑慮的食物以1茶匙作為起始點。

認知疼痛是過程中的正常部分也是很重要的。當身體最初開始改變時，你是在要求它向不同的方向前進，並且做一些它還沒來得及適應或擅長的事情。在你要求身體做超出它目前能力的事時，不適是可預期的。別因為些許不適而灰心喪氣。看清楚它的本質，也就是 GROWTH 過程中的正常部分。

你已經持續前往健身房鍛鍊，而且你的目標是長肌肉

規律的鍛鍊能以重覆的方式提高運動表現。我們的肌肉承受工作量，身體就會用增肌的方式來適應增加的工作量，幾天後，你的肌肉就會稍微變大變強壯。如果你讓它們再次進行勞動，逐步少許地增加要求，就能讓這個成長階段繼續下去。反之，如果停止運動，對肌肉的要求減少，肌肉便會萎縮，而且功能和能力都會下降。

這也是將在腸道發揮作用的方法。你需要鍛鍊你的腸道。每一種食物類別就像是讓不同的肌肉活動一樣。我們要鍛鍊活動所有的肌肉，好讓全身、而不是只有少數有限的肌肉變得強壯。

增強肌肉還是需要計畫。你不是隨便舉起你要的東西，然後就立刻跳到達成你設定的目標。你需要在能力範圍內鍛鍊，挑戰你能做到的極限，同時隨著時間成長。

*你需要**慢慢來**。*

你遭遇挫折而且受傷了

確實有一條通往恢復功能並將腸道強化的康復之路。不過就像你鍛鍊肌肉時會遇到挫折，在鍛鍊腸道時也一樣。問題在於挫折會顯著降低你的能力，而且你不會馬上自動跳回之前的狀態。幾個挫折的例子包括需要抗生素治療的感染、克隆氏症或潰瘍性結腸炎的爆發，或者是會讓你的胃打結的創傷事件。如果你經歷挫折，你將需要重新調整。

從創傷中復原的過程通常不會發生在健身房內。在許多情況下，你需要一位受過訓練的物理治療師與你一起合作。你得回歸到基礎。如果受傷的是你的肩膀，你就不能再舉重超過你的頭。見鬼了，搞不好你連將手臂舉高到超過肩膀都沒辦法。但如果你堅持這個過程，你就可以恢復功能同時恢復體力。

*你需要從**少量訓練開始**而且要慢慢來*

從創傷中恢復需要時間，你需要溫和應對並有耐心。說真的，你在做的是和受傷前一樣的事，只除了你需要用更少量的鍛鍊開始，而且要進行得更慢。這可能會需要降低到幾乎看來荒唐的程度。你們有誰一次只吃 3 顆鷹嘴豆的嗎？但這和一個從可以舉起 23 公斤超過頭的人傷到了肩膀，然後需要回到不帶任何重量的小幅運動，只為了能將手臂舉到超過頭的情況一模一樣。

但是藉由這個過程，受傷的人能從需要幫助才能舉起手臂、到不需協助就可舉起、再到可以舉起 450 克、900 克、2 公斤的重物。這種程度的成長可能要花好幾個月！但那就是你努力重回健身房的方法，而且最終你可以回到將 23 公斤的重物高舉過頭的瘋狂行為。用 1 茶匙你正試圖訓練你腸道耐受的食物開始，每 3 天增加 1 茶匙。以這個步調，約 3 週你就擁有耐受 7 茶匙受測食物的腸道。如果你需要放慢步調，沒有問題。在繼續增量之前，等待 4 或 5 天，而不是 3 天。

是否存在沒辦法訓練你腸道的情況？

當然有，GROWTH 策略不是對每一種食物敏感性都有作用。這要回溯到我們關於問題起源的討論。會出現有些醫療狀況讓你無法調整你的腸道，或者那

些狀況會導致你在恢復腸道功能時遭到限制。以下是我剛才提到的幾種特殊情況：

1. **乳糜瀉**：從我的觀點看來，如果你患有乳糜瀉，那就沒有能安全地將麩質重新加回你生活中的方法，因此，你應該永久性地維持無麩質飲食。

2. **食物過敏**：嚴格說來，在某些病例中，食物過敏是可以治癒和扭轉的，但那相當複雜且危險，因此需要一名受過訓練的醫事人員來指導治療過程。GROWTH 策略並不是用來扭轉食物過敏的。

3. **遺傳性食物不耐症**：在人生中，你必須有什麼牌出什麼牌，最大限度地發揮它的作用並盡我們所能。話雖如此，但是你無法選擇拿到什麼樣的牌。如果你在遺傳上有蔗糖酶 - 異麥芽糖酶、乳醣酶，或雙胺氧化酶（DAO）的缺陷，你需要控制攝取無法耐受的食物量來克服你的限制。在這種情況下，GROWTH 策略還是有意義的；只是我們能做到的有限。

4. **不可逆的慢性健康問題**：如果你有不可逆的慢性健康問題，像是慢性胰臟炎或膽囊問題，你需要由解決那個特定問題開始。話雖如此，你還是可以利用 GROWTH 策略向前邁進。重要的是，你必須認知到，假設沒有適當處理這個慢性健康問題，它將會造成你的阻礙。

所以 GROWTH 策略適用的對象是哪些人？是每一位患有與腸道微生物群相關的食物不耐症的人。GROWTH 策略是你用來進食，好讓你的微生物菌叢在生物多樣性、消化酵素濃度以及功能性能力等各方面全方位成長的方法。

能協助你訓練腸道的6種工具

訓練你的腸道就是運用一套方法來恢復並增強你消化器官的能力，而且在訓練期間，讓你的工具箱裡有額外的工具總是沒有壞處的！有鑑於此，以下是一些我發現在減少食物敏感性方面有用的策略。不要試圖一次做到所有策略。你反而應該從讓你最感興趣的一項開始。熟練之後你就能回到這份清單，考慮下一項看起來最有吸引力的策略，以此類推。

1、經常練習腹式呼吸。腹式呼吸是你的朋友，而且有強大的效果

消化作用是由副交感神經控制的活動。腹式呼吸已被證實能活化副交感神經系統。一點也不令人意外，腹式呼吸也被證實對胃酸逆流與焦慮有益，而且被認為對腸激躁症也有好處。

要進行腹式呼吸，先選擇一個舒服的姿勢，坐著或躺下都可以。放鬆你的肩膀。將1隻手放在胸口，另1隻放在胃的位置。用鼻子持續慢慢吸氣超過4秒鐘，讓你的肚子向外膨脹，同時保持胸部相對靜止。憋氣維持2秒鐘。現在，噘起嘴唇、輕輕地按壓你的胃，慢慢地吐氣4秒鐘。在重複吸氣的循環前停頓2秒鐘。讓壓力和焦慮隨著每一次呼吸離開你的身體。利用呼吸法作為讓你整個身體放慢步調，並且進入更放鬆狀態的機會。至少做8個呼吸或者最多15分鐘。腹式呼吸可以在用餐前、用餐後，還有1天當中的任何時間進行，用來接地氣和放鬆。

2、用餐前花一點時間表達感謝

用餐前說一句祝福之語是許多文化和家庭的傳統，不過說是一回事，做到和真的認真這麼想又是另一回事。一項研究發現，花點時間表達感謝之意與青少年與改善剛成年者健康進食的行為有關。

花一點時間說句感謝的禱詞，或留出一點用心時刻專注在你的食物上，包括食物的色彩、質感、氣味，還有口味方面。感激滋養你身體的美味食物。不是每個人都這麼幸運的。對大地慷慨地提供你這些食物心懷感恩。這些食物是時間、陽光與土地，還有大自然的努力成果，提供了能滋養你身體和腸道微生物的食物。感謝與你共享這頓飯食的所愛之人。生命中最大的樂事之一，就是與他人的交際以及食物的分享。

3、觀想你想要擁有的用餐體驗，並將這個意圖體現出來

建立一個堅實的目標，然後觀想成功通往那個目標的路徑是一種行之有效的方法，這個方法曾被像是「飛魚」麥可・費爾普斯（Michael Phelps）、拳王穆罕默德・阿里（Muhammad Ali）、琳賽・沃恩（Lindsey Vonn，譯注：高山滑雪運動員2010年溫哥華冬奧會女子高山速降冠軍）、老虎伍茲（Tiger Woods）、諾瓦克・喬科維奇（Novak Djokovic）、「女飛魚」凱蒂・萊德基（Katie Ledecky），以及其他許多職業運動員採用。無論是運動表現或消化功能，概念都是讓你為自己想要的結果創造出一個神經網路，也就是大腦迴路。這就像是一場心理預演。熟能生巧，即使練習只發生在你的腦袋裡也一樣。

讓我們一起試一次。想像一段你對食物沒有懼怕，只有開心和快樂的經歷。觀想食物看起來的樣子和氣味。想像你正品嚐食物的滋味和口感。

想像在你咀嚼食物時會發生什麼事。這為你帶來什麼樣的感受？ 感覺用食物填滿你的胃帶來的溫暖和滿足，那美味食物帶來的幸福感。沈浸在這個時刻一陣子；不要倉促結束。這是你的命運。這將是你全新的正常狀態；只不過是何時將會發生的問題。

觀想一條通往那裡的啟蒙之路。你正在成長、你掌控全局，而且你正在變得更強壯。在這條路上你會面臨挑戰，但你可以對付它們，而且你的信心會在你凌駕於每個挑戰時急遽上升。你的能力是一個光團，會隨著你朝著終極目標走下去時成長得越來越大、越來越明亮。

在你回到當下時，讓自己有一點時間恢復。在你的呼吸與覺知與周遭世界重新連結時觀察並注意它們。當你準備好的時候，睜開眼睛、慢慢地引導自己重新回到你的外在世界裡。

如果你將這部分練習當成你的每日例行事務，你將驚訝於生活中能看見多少改善。你能夠確實地治癒自己，並且藉由每日觀想練習體現這個現實。

在你觀想的時候，你的潛意識中有重要的事情發生，你確定了一個特定的目標。如果你回想剛才做了什麼，你會發現，為了觀想結果以及堅持不懈的勝利之路，你心中必然要有一個內在目標。讓我們將目標從潛意識移到表意識，並且用索引卡和記號筆正確地建立這個目標。

寫下你的目標。只要一個就好。讓它變成一件具體的、對成功有明確定義的事務。此外，確保這個目標是可達成的。我們不要設定不實際的目標。我們要的是可達成的目標，好讓我們能夠完成它們，然後排定下一個目標。一旦你建立好這個目標，我要你將它張貼在一個你每天都看得見的地方。我的建議是浴室的鏡子上。貼在那裡絕對不會看不見。

你在做上述那些事情時，最後再幫我一個忙。拿起另一張索引卡和你的記號筆，寫上下面這兩行字：

進步比完美更重要。
—B 博士

我要你將這張索引卡貼在你的目標旁邊。這是一個讓我陪伴你、每天提醒你我支持你、我想要看見你成功，而且如果你堅持我們的口號便將獲得成功的簡單方式。萬事皆有可能，而心靈觀想有助於提高你的成功，並將你的意圖體現為現實。

4、在用餐時間放慢你的步調

我們生活在一個步調快速的社會裡，用餐時間在這個社會是一種會妨礙我們工作或其他試圖完成事務的負擔。這一點都不對，而且會讓我們的消化作用變得一團亂！我們的身體並不是為了消化食物而設計的。若你選擇食物，僅僅只是為了更容易狼吞虎嚥，這是短期有利、

長期失利的策略，因為你這麼做等於永遠在犧牲你的食物品質，同時你也在危害你的消化。相反地，我們應該挪出時間專注進食，並且將享用我們的食物列為優先事項。為你自己留出時間，而且享受人生中最大的樂趣（食物），是一種寵愛自己的方式。

咀嚼你的食物是消化作用的第一步，而且這一步需要被認真對待。在口腔中，食物與口腔微生物菌叢及唾液中的消化酵素混合，這些酵素能分解碳水化合物與蛋白質。澱粉的消化有30%是發生在口腔內。咀嚼的動作會把食物壓碎分開，讓食物和微生物與消化酵素混合。我們在這裡所做的就是從大顆粒開始，將它們分解成較小的顆粒。鄉親們，這就是消化的意義所在！

如果你把你的消化系統想像成工廠流水線，每個步驟都是為下一步準備食物的轉換過程，而最終會產生一個結果。咀嚼你的食物就是建構未來消化過程步驟重要的第一步。如果你幾乎不咀嚼食物，你就跳過了工廠裡的第一步，而且還希望最後能得到相同的結果，然而事實並非如此，你該為此感到意外嗎？當然不。一開始的錯誤導致整條流水線出現更多錯誤是可預期的。如果你有消化症狀，你需要放慢你的步調，而且徹底咀嚼你的食物。

5、用助消化的茶提升你的用餐體驗

我是餐後來杯溫暖、讓人鎮靜的飲料，好讓消化系統鎮靜放鬆的忠實信徒。這個概念是如此直截了當而且簡單，那就是茶的味道很好，而且它們會讓你感覺很好。當然，從科學的立場看來，茶裡面散布著能夠增加風味和具有藥物效果的植化素。

薑	薑辣素（gingerol）	降低反胃感
薄荷	薄荷醇（menthol）	放鬆腸道平滑肌
茴香	茴香烯（trans-anethole）	刺激蠕動
洋甘菊	α- 沒藥醇（α-bisabolol）	放鬆腸道平滑肌

你可以根據你的口味偏好或消化需求單獨泡製上述任何一種茶飲，不過我也已經將我的極樂消化茶（第287頁）收錄進來，配方中將上表所有材料組合在一起。這就跟復仇者聯盟一樣，每個個體都很偉大，不過在團隊合作時效果是不可思議的。

一般而言，我認為餐後是飲用這些茶的最佳時刻。話雖如此，在講到引進消化茶飲時，我完全支持直覺式做法。如果你在餐前或用餐期間喝茶，而且發現那對你有用的話，我百分之百贊成。

6、餐後散步

你是否曾經因為吃得太多而引起腹部不適，這時你基本上有兩個選擇，第一就是換上寬鬆的運動褲，並且在接下來的一小時裡躺在沙發上、發出呻吟抱怨的噪音，或者換上運動鞋出門散步半小時，並感覺精力充沛、更加輕盈，而且肚子沒那麼飽脹？我和任何人一樣熱愛運動褲，但在沙發上拖延你的痛苦感覺有點自虐，就算運動褲超級舒適也一樣。

餐後散步有生理學的基礎根據。比起休息來說，胃的排空速度會隨著運動加快，即使是散步也一樣。要增加腸道氣體的排除並改善腹脹只需要溫和的運動就可以做到。30 分鐘的散步能讓大腸傳送時間減少並改善便祕。餐後短時間的散步對你的新陳代謝，也就是調節血糖、降低血壓、減少血脂，還有燃燒內臟脂肪也有好處。這些新陳代謝反應不僅是心臟疾病的風險因子，它們還與飲食性發炎反應有關。好得令人難以置信嗎？並不會！這是我們裝備被設計的方式。我們不是久坐不動的生物。

儘管我已經說了很多，但有些人會發現，運動實際上會讓他們的症狀惡化。別擔心，只要在你用餐後稍等一會兒再出門，同時將你散步的速度再放慢一點就好。

營養補充品和藥物扮演的角色

健康照護的最佳化是將飲食、生活方式、營養補充品、藥物，還有手術綜合在一起的結果。要從上述每一項中獲得精髓的方法，就是在不任意強加限制的情況下，接受現存最好的東西。迴避或拒絕其中一項，就是在你預防及治療疾病方面施加限制，而且因為這個原因，限制本身就是個下策。我認為食物是最重要的，但營養補充品和藥物也絕對占有一席之地。對我的患者來說，當最好的方法是將營養補充品或藥物包括進治療計畫中時，我會納入它們。至於加入哪一種其實要取決於你試圖治療的病症，而這個議題超出了本書探討的範圍。請追蹤我的社群媒體，並簽署加入我的電子郵件清單，以獲得我定期更新用來幫助患者的策略。

比飲食、生活方式、藥丸或手術更重要的事

我相信，在所有領域取得成功的關鍵是擁有經歷一件事情完成的堅持毅力，包括我們自身的健康也是一樣。你可能受上天眷顧擁有天賦才能或「健康基因」，但那些是會在某個時刻耗盡的有限資源。辛勤的工作能讓你走得更遠，並讓你得以超越你的才能或基因的限制，但這只會在你堅持得夠久的情況下才會發生。我們都會在某個時刻面臨挑戰。前路荊棘滿布……如果說植物多樣性是腸道健康的唯一重要指標，那麼你如何應對挑戰就是終極成功的唯一重要指標。如果你放棄，進度就會停滯，而你會開始失去目標。但如果你在任何情況下都不願放棄，我可以向你保證，你會在某個時刻將如願以償。在這種情況下那只是時間的問題。

這對我們的健康來說也是一樣的。即使你現在是健康的，你在某個時刻仍會面臨挑戰。挑戰可能會以許多形式出現，包括為了達成目標需要做出不情願或勉強的改變。改變從來都不容易；因為需要調整適應的關係，讓改變本身就成為一項挑戰。我希望你做出承諾，具備勇氣毅力與堅持下去的無畏膽量，直到你如願以償。無論是在健身房裡運動、學習全新的飲食或生活方式，或者是訓練你的腸道，你會知道適應是可能的，它會讓你變得更強壯，而堅持不懈是你完成目標的方式。

▶ 欲查看本章所引用的33篇科學文獻，請造訪 theplantfedgut.com/cookbook。

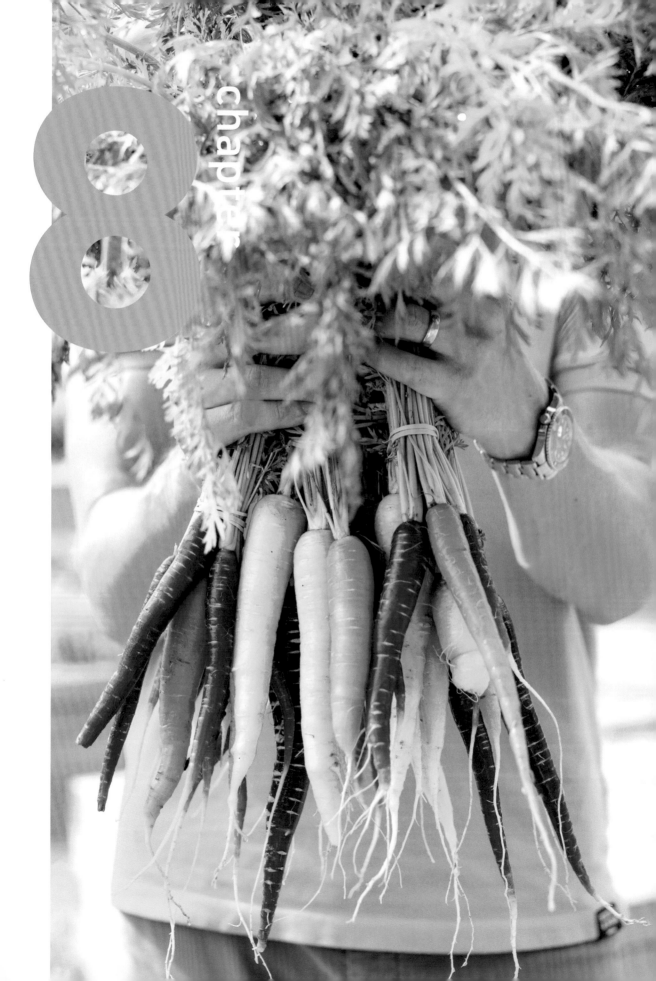

整體性的療癒

你的腸道是微觀，而要治癒它，我們需要宏觀

在醫學上，我們將人體分成不同系統，好讓我們能發展專業。但這麼做有個問題，這不是世界運作的方式！所有事物都是互相連結的。關連性之間相當複雜。沒有事情會單獨發生，就算我們是如此進行研究並試圖瞭解它也一樣。

不過還是有好消息。我們可以利用這一點為我們帶來好處。我們可以這樣想，在我們彼此連接的世界裡，所有的選擇都會產生漣漪效應，就像石頭丟進水裡一樣。如果我們明智以對，我們會發現，藉由提升腸道以外的器官，我們能間接實現優化消化功能的目標。這被稱為提高人體健康的上升趨勢。因為彼此互相連接的關係，當你改善身體某個部位的健康時，你同時也在改善其他部位的健康。這就是為什麼我們需要將一個人視為一個整體，而非一群功能性零件。這也是為什麼忽略消化系統以外部位的健康將成為阻礙我們的錯誤。為了在所有方面獲得最佳結果，我們需要治癒整個人，並且觀察人體健康提升趨勢。

在不使用叉子或盤子的情況下療癒腸道的策略

食物不是唯一能用來訓練腸道的方法。你可以在不用將食物放入口中的情況下讓腸道變得更強壯，這在你感覺不舒服時是一件很美好的事。以下是藉由將人視為整體進行照護時，你可以用來提升腸道健康的一些策略。

讓你的腸道微生物休息

我們當中有些人一天會花18個小時處於餐後狀態，積極消化我們在過去幾小時內吃下的食物，這意味著我們的腸道微生物不斷維持辛勤工作的狀態。最近的研究顯示，一段為時12小時的斷食足以誘發腸道微生物群產生有益的變化。因此，將停止吃宵夜設定為你的每日目標，同時在12小時內只攝取水分。

咖啡會影響腸道微生物菌叢嗎？

是的，事實上咖啡確實會改變腸道微生物菌叢並終結12個多小時的斷食。在我的友人蒂姆·斯佩克特（Tim Spector）博士和莎拉·貝瑞（Sarah Berry）博士的研究中，他們發現喝咖啡與 Lawsonibacter asaccharolyticus 的生長有關，這是一種會生成丁酸鹽的微生物。這是咖啡飲用者的勝利，但也是我們限制斷食時只能喝水的原因。

不只是熱量、主要營養素和微量營養素……時機很重要！

你可以在一天當中的兩個不同時段吃下完全相同的食物，然後得到兩種不同的代謝結果。我們對胰島素的敏感性在早上最高，隨著一天時間的過去會逐漸變得較為抗胰島素。我們補充食物的時機很重要，因為我們的身體、荷爾蒙，還有我們的腸道微生物都被訓練成按照與日升日落同步的24小時節律發揮功能。此處簡單的重點整理就是，將你更多的熱量攝取移到一天當中較早的時刻，早一點吃一頓輕食晚餐，同時限制你晚上的進食。

體適能實際上能夠轉化為腸道健康

研究結果告訴我們，不管你吃下什麼樣的食物，運動訓練都能改變腸道微生物群的組成和功能。翻成白話：你可以藉由運動改善你的腸道健康。注意別太著迷，因為高強度的運動實際上可能會使消化問題惡化。瑜珈是一個可以納入考慮的好選擇，它結合了運動、伸展、負重還有內觀。一點也不意外，研究顯示瑜珈對腸激躁症來說，幾乎和低 FODMAP 飲食一樣有效。

以下是五種你可以加入日常例行運動的簡單伸展，這些伸展運動也可以在用餐前後進行，幫助減輕消化不良的狀況。

束角式：坐直，讓脊椎拉長。膝蓋彎曲，把膝蓋垂放到身體兩側的同時將腳掌合在一起。在舒適的情況下將雙腳盡量往身體靠近，身體停在你的腳上方，或

將雙手向前伸長放在地板上。停留在這個姿勢至少6個深吸深吐。

坐姿扭轉：盤腿坐直，讓脊椎拉長。緩慢地扭轉到一側，將一隻手帶到你的後方，另一隻手放在對側的膝蓋上。停留在這個姿勢至少6個深吸深吐，再換到另一側。

脊椎扭轉：仰面平躺。將雙膝拉向胸口，同時放鬆你的尾椎。將手臂打開呈「T」字形，慢慢地讓雙腿倒向一側。眼睛看向對側的肩膀。換邊前停留這個姿勢至少6個深吸深吐。

快樂嬰兒式：仰面平躺，彎曲你的膝蓋靠近胸口，與胸口呈90度。將腳掌心朝向天花板。如果可以的話，抓握住雙腳掌的外側。將膝蓋分開。輕輕地左右搖動，吸氣、吐氣，至少6個呼吸。

靠牆抬腿式：開始時先坐在地板上，一側的臀部靠近牆壁。在你往後躺下時，順勢將你的雙腿擺盪到牆上。停留在這個姿勢至少6個深吸深吐，專注用你的橫隔膜進行呼吸。

你的腸道會在你睡眠時癒合並變得更強壯

一項新研究向我們證明，腸道微生物群的多樣性會隨著睡眠時間以及更好的睡眠品質而增加。你是否曾有過讓你在凌晨2點醒來的煩心事？在這項研究中，睡眠中斷被認為與微生物群多樣性降低有關，重點是，睡眠是極度容易達成的目標，而且能協助支持腸道健康。遵守紀律並早上床睡覺，獲得至少7小時睡眠。理想狀態則是8小時。

朝綠意盎然的牧場出發

除了能降低孩童罹患注意力缺失症的風險外，花時間在戶外活動，並處在綠意盎然的環境中已被發現能改善身心健康的整體感受。在一項以學齡前兒童為對象的介入性研究中，排定時間進行戶外活動能使腸道微生物群獲得有益的變化、增加糞便中血清素的含量、減輕孩童的壓力感，並減少憤怒爆發的頻率。孩童不是唯一需要戶外活動的群體！一項近期針對成年人的研究發現，每天將雙手浸泡在泥土與植物性材料的混合物裡2星期後，能帶來腸道微生物群多樣性的增加。為了健康的腸道以及減少你憤怒爆發的次數，養成戶外活動的愛好或排定戶外活動的時間吧。

放下你的手機，重新與真實的人群建立連結

我們通常會將注意力放在像是吸煙或肥胖等風險因子上，完全忽略了人際關係，然而研究顯示，擁有強大的人際關係事實上對長壽更加重要。或許這不符合你的預期，但這顯示了社交對人體健康的重要性。想想看，折磨人最簡單的方式就是孤立他們。原來人際關係的額外好處之一，就是讓你和你的腸道微生物間連結更加緊密。在一項近期研究中，研究人員發現配偶間共享微生物的現象，比手足間共享微生物的情況更常見，這種共享並不是來自飲食的因素，而且這種情況只出現在那些表示感到與配偶有連結的伴侶身上。彼此間聯繫沒那麼緊密的配偶不會出現這種微生物共享的現象。不僅如此，比起獨居者來說，有婚姻關係的伴侶體內微生物菌叢的多樣性更高，那些感覺自己與配偶有緊密連結的人擁有最大的微生物菌叢多樣性。這太有趣了，是吧？

創傷會持續迴盪在潛意識中，直到它們得到處理

在我的診所裡，我經常面對已經做過所有嘗試的人。他們已經看過無數醫生，而且嘗試過幾乎所有的飲食法和藥物療法。他們完成所有的要求，包括潔淨飲食、睡眠、運動、冥想。然而，即便他們在自己的健康上投資這麼多，他們還是持續受消化症狀所苦。

我已經發現，人們經常缺乏過去如何影響現在的認知。我們不是機器人，我們是人類，會有讓我們受傷的生命體驗。

這些傷痕以很多種形式出現，而它們全都會對我們的消化作用產生衝擊。我們知道孩提時代所遭受的生理、心理與性方面的虐待與成年後的腸激躁症罹患風險增加有關。事實上，任何形式的體罰、與主要照護者間的不健全關係、失去雙親之一、目睹暴力事件，或與有心理或精神疾病者同住，這些都有可能導致腸激躁症的發生。我們當中許多人經歷痛失所愛、遭遇車禍、離婚或痛苦的分手、家中遭逢火災或天災等事件，也都被發現與我們腸道所表現出的症狀有關。創傷後壓力症候群（PTSD）是造成腸激躁症的一項強而有力的風險因子。

我已經看到這種模式許多年了。那些早前有過創傷歷史的人會患有治療難度最大的消化失調疾病。過往所受創傷的強度通常會與消化問題的嚴重程度成正比。我的導師兼好友道格拉斯·德羅斯曼博士（Dr. Douglas Drossman）在30多年前率先開始進行這項研究。持續不斷地擴展我們的理解。

就在最近，一項針對2歲前（這意味著在記憶形成之前）被認養的孤兒或寄養孩童的研究顯示，相較於健康的對照組，這些孩童更易於罹患消化疾病和焦慮症狀。腸道微生物菌叢的分析可顯示，這些兒童的腸道微生物多樣性降低，並具有不同的腸道微生物型態。功能性腦部

顯影，顯示大腦活動模式發生改變，尤其是在情緒功能相關的大腦區域。這些大腦活動的變化與腸道微生物的改變相關。

不過在我們持續學到更多的同時，有一個簡單的事實是我們已知為真，那就是你的腸道只有在你的心理狀態健康時才會是健康的。我們期望創傷會隨著時間癒合，但那並不見得總會成真。德羅斯曼博士教育我，當患者對藥物沒有反應而且看起來不可能治療時，獲得完整詳盡的創傷與受虐史是很重要的。這需要信任和時間。但也是治癒的關鍵。如果存在情緒創傷，我們必須承認它們的存在，並建立應對處理它們的計畫。

我知道這些對話可能相當困難、甚至令人痛苦。但在我的職業生涯中，最好的療癒並不是治好腸道，而是幫助患者獲得治癒他們的心理創傷所需的協助，然後看著他們「無法治癒」的腸道健康問題消失無蹤。如果你對此有共鳴，我會鼓勵你在你覺得準備好的時候，用你可以控制的步調，尋求醫事人員的支援，協助你找出應對策略，用來治癒對你生活產生負面衝擊的人生體驗。我會建議試試認知行為治療（cognitive behavioral therapy）、心理動力治療（psychodynamic therapy）、暴露療法（exposure therapy），或者是催眠療法（hypnotherapy）。

迴避或限制性食物攝入障礙：當你與食物的關係岌岌可危時

你與你的食物正處於一段關係中，而有時候這並不是一段良好或令人滿意的關係。

這種情況可能會以幾種方式發生。你可能會將食物與一次創傷的經歷連結在一起，比如說梗塞窒息的情節或食物中毒的事件。或者你可能是個「挑食者」，在對特定風味、氣味或口感產生厭惡反感的孩童身上我們常常會看見這種情況。也可能是一種慢性症狀，讓你對自己的食物產生神經質和害怕的感覺。也或者這可能是由於我們與食物間發展出不健全、錯亂失調的關係，原因可能包括：

- 食物引起的恐懼或焦慮
- 迴避被視為有問題的特定食物
- 帶著羞愧或罪惡感的情緒性進食
- 用食物應對壓力
- 對「吃得健康」、變瘦，還有你在鏡子裡看見的形象產生執念
- 劇烈運動再加上食物限制
- 你覺得需要把每一點進入嘴裡的熱量「燒掉」
- 嚴格的規則和儀式，比如說計算熱量、主要營養素、吃這個／不吃那個
- 對食物產生失控的感覺，包括強迫性進食的習慣

- 長期不斷的體重浮動
- 用他人的進食模式評價對方

　　你不必然患有飲食失調才使得你的進食混亂無序。我的意思是，已經有一些特定的病症被我們定義為飲食失調：厭食症（anorexia nervosa）、暴食症（bulimia nervosa）、迴避／節制型攝食症（ARFID），以及狂食症（binge eating disorder），這只是其中幾個例子。在最新一期的《精神疾病診斷及統計手冊第五版》（DSM-5）中，總共標示出8種飲食失調症。但實際狀況是有一系列不健康的食物關係存在，嚴重程度從輕微的食物恐懼或焦慮，到厭食症或暴食症都有。大多數與食物關係極度不愉快的人並不符合飲食失調的標準，但那並不表示他們面對的不是真實的問題。無論你是不是符合這些診斷的標準之一，如果你和食物之間的關係不健康，那麼就存在著混亂無序的飲食模式，而這在你的治癒旅程中會是一項需要處理的額外挑戰。

　　不幸的是，當我們在自身與我們的食物中間製造出分隔時，情況會越演越烈到失控的程度。伊凡・巴夫洛夫（Ivan Pavlov）在西元1897年向我們證明他可以訓練他的狗在他搖響鈴鐺時流口水。我們也可能有這種體驗，這意思是說，某種特定食物就像是鈴鐺，而你學習建立的反應則是反胃、不適，或者焦慮。我們將特定食物和疾病聯想在一起，這個能力是過去居住在洞穴那個年代被演化出來的，以保護我們、避免我們吃下有毒食物。但時代已經改變，現代文明大量增加我們的食物恐懼，這樣的恐懼會促成不健康的食物-症狀聯想。

　　我們有好幾代人被教導「如果食物引發症狀，那麼那種食物就是不好的，一定要被排除」，我們處在這種過於簡化且通常是不正確的原則下長大。或者某些食物含有會傷害我們的毒素，而解決這個問題的辦法就是不斷施加限制的觀念。網際網路吸收了這些觀念，還為它們添加類固醇增強效力，在我們每打開一個應用程式時，把有害的觀念甩在我們臉上。

　　食物不只是化學而已。它不僅是消化液和酵素與主要營養素和微量營養素的相互作用。食物是複雜的。我們也是複雜的。我們與食物間的交互作用遠比將它簡化歸納成化學反應還要更多。我希望你聽見這一點，所以我要為了坐在後排的人大喊：

　　無論我們進食時是找到樂趣或經歷痛苦，我們與食物間的情感關係都在其中起著巨大的作用。

　　換言之，食物敏感性有心理因素包含在其中。這些心理因素會放大我們的經歷，包括正面的和負面的。這些因素也會改變我們的消化作用，或甚至產生新的症狀。你可以優化你的微生物菌叢並食用所有恰當的食物，但是如果你與食物間的情感關係是不健康的，那麼你將永遠無法體驗那道菜裡完整的樂趣。我希望你對於心理學在我們與食物關係裡的重要性有所認知，因為這對恰當的消化作用來說，是重要且必須的步驟。如果我們希望你能享用你的食物，我們不能只治療微生物菌叢。我們也需要治癒你與食物間的關係。

最重要的是，對自己抱持同情心

相信你是值得的，這是你應得的。同時也要知道，你擁有面對挑戰不屈不撓的韌性和決心。擺正心態對你的成功十分重要。我們喜歡假裝生活就是勝利與失敗。這個誇張的說法讓每一個選擇都感覺像攸關生死，而且在我們沒有照著被告知或應該的方式做選擇時，應該要有罪惡感。鄉親們，那都是胡說八道。

我們每一天都要做出大約3萬5千個選擇。其中有超過200個是食物方面的。抱歉，但是在人類歷史上，沒有人曾經搞定所有3萬5千個選擇中的這200個。這些數字顯示，即使我們大部分時間都做對了，每天我們還是會犯錯很多、很多次。如果每一個失誤都是一次蜂螫，我們在一天結束時會有什麼感覺？

讓我們現實一點。完美並不存在。那是人類想像力虛構出來的東西，在行銷活動、媒體，還有飲食文化中，以可達成目標的型態表現。這太蠢了。我們就是不完美的人類，而且正是我們的不完美讓我們好玩而有趣。我們全都在做出反映我們獨特人格的選擇。為什麼我們要妖魔化不可避免的不完美呢？

要我說，忘記完美吧。專注在進度上。進度是可以達成的。是合乎實際的。那是你個人的衡量標準，不是和其他人比較。那才是重要的！

讓我們來宏觀地來看看整體。我們手上有個水桶，而我們要在裡面加水。每天，水桶裡一定會有一些水，這反映了我們的成功。每天都有值得慶祝的成功，我們要記住這一點。有些日子我們低下頭會看見水桶裡沒有多少水。那也沒關係。桶裡還是有水。你還是能夠喝水。而明天你就能重起爐灶，有另一個把水加進桶裡的機會。

所以，當你開始踏上這段旅程，我希望你發現 GROWTH 策略是有幫助的，而且能成為你在整體健康方面，引導你走向更好位置的羅盤。不過在你沿著這條路徑前行時，要記得這是一段旅程而不是短跑。你會遇到高潮和低谷，這些都是人類體驗的一部分。對自己好一點。允許自己對你的不完美表達同情和諒解。在一天結束時慶祝你的成就，因為每一天都帶來成功。同時堅持我們在 GROWTH 中共享的哲學：進步高於完美。

▶ 欲查看本章所引用的 29 篇科學文獻，請造訪 theplantfedgut.com/cookbook。

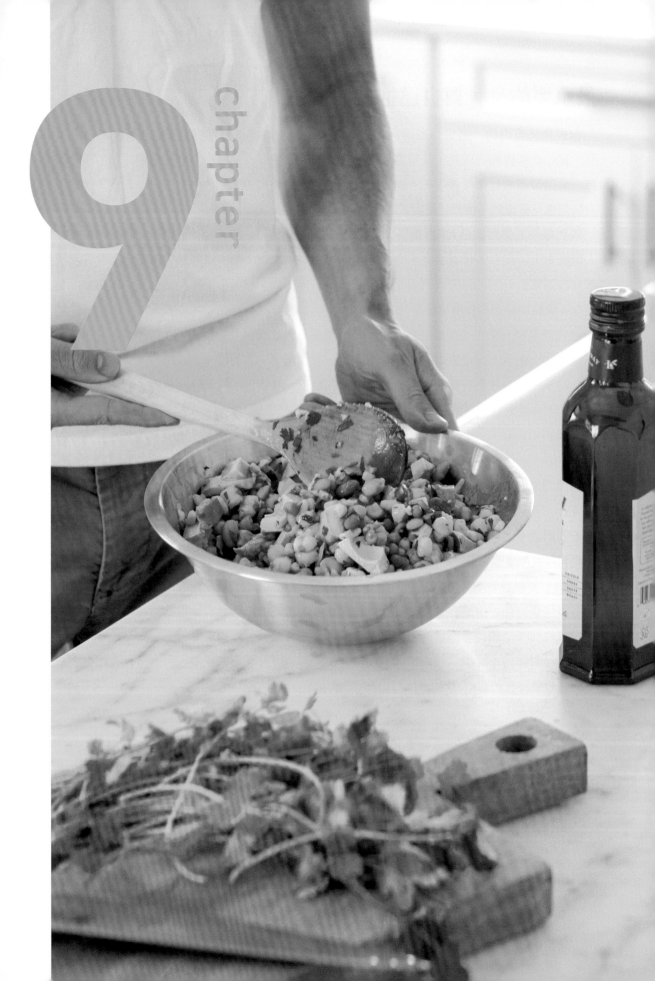

釋放纖維動力

收集你的植物點數，並以纖維搖滾巨星的身分
登上舞臺

　　本章將舉辦一場植物派對，你是特邀嘉賓！是時候讓我們盡情享受植物的魅力：那鮮明的色彩、新鮮的香氣、令人愉快的風味，還有各式各樣的口感。多樣性是美味的！

　　有許多不同的道路能帶你來到這裡。如果你沒有消化問題，那麼拿好你的裝備，準備動工享用一些美味的植物吧！不過如果你患有食物不耐症，你應該已經從 GROWTH 策略中知道你食物不耐的根源，還有少量慢速推進的原則，所以，用你自己的步調進行吧。如果你有興趣知道哪些成分、食材屬於高 FODMAP 或高組織胺，請前往我的網站（www.theplantfedgut.com/cookbook），你可以在那裡找到許多其他資源。

　　無論你走的是哪一條路，我們在支援腸道生物群多樣性以提升腸道功能，並在我們的消化作用、新陳代謝、免疫系統、荷爾蒙、情緒，以及大腦健康方面獲益的立場來說都是同一陣線、團結在一起的。那正是以植物纖維作為身體動力的宗旨。

藉由收集植物點數讓你的植物多樣性再上一層樓

請記住，我們的黃金規則是獲得盡可能多的植物多樣性。每種植物都有自己獨特的維他命、礦物質、植化素、多酚、纖維，以及蛋白質的組合。這些物質被大自然完美平衡並包裝在一起，讓每種植物都能為你的健康帶來一些正面的好處。包含盡可能多種水果、蔬菜、全穀類、種子、堅果，還有豆類等生物多樣化的飲食，能滿足更多微生物種類的能量需求。換句話說，生物多樣化、植物性的飲食能轉換成生物多樣性的腸道，那樣的腸道是一個更健全的生態系統。這不只是理論而已。美國人腸道微生物計劃（The American Gut Project）發現，我們飲食中的植物多樣性是健康腸道微生物菌叢最有力的預測指標。那些每週攝取超過30種不同種類植物的人擁有最健康的腸道。

如果我們追求的是植物多樣性，我們該如何確保能獲得它呢？嗯，生物多樣性飲食從生物多樣性的餐盤或碗開始，每頓飯都是一個機會，讓我們用自己腸道微生物所渴望的各種食物餵養它們。這不應該成為一種負擔或義務。因為我相信你現在已經注意到，我一點也不喜歡為用餐時間施加勉強或壓力。我反而相信食物其實是生命中最大的樂趣之一。食物應該是被用來享用和讚頌的。

當我想到喜悅與樂趣，我想到的是與朋友和家人一同遊戲。我有著孩提時代在悠長夏日夜晚玩墓地有鬼（Ghost in the Graveyard）（譯注：即抓鬼遊戲）遊戲的美好回憶。或者和我的親戚進行激烈的大富翁遊戲。現在我們有聖誕夜與朋友和家人交換禮物前玩比手畫腳的家族傳統。遊戲是將人們連接在一起度過一段共享時刻的絕妙方式。

那就是我想出植物點數遊戲的原因，最開始我在《纖維動力》中介紹過這個遊戲。要玩這個遊戲，你要為餐點中每一種獨特的植物指定一個植物點數，並且將這些點數加總。藉由收集植物點數，你就能以一種趣味的方式為自己帶來動力，讓植物點數隨著每一頓飯逐漸提升。最終結果會是你的菜盤或飯碗中能有更豐富的生物多樣性，而這最後會促進健康的腸道微生物群。

目標是用足夠的植物纖維滋養你的腸道微生物，好讓它們能茁壯成長。那麼現在，你沒辦法只藉著吃下1片號稱有21種全穀類麵包就獲得21個植物點數。為了讓遊戲維持誠實，每種植物都應該大約是1份。標準的食用通常是$1/4$杯堅果、半個馬鈴薯、1杯綠葉蔬菜、1個中型番茄或1塊水果、1片全穀類麵包、2湯匙堅果醬，或者是半杯蔬菜、全穀類或豆類。我提出這些當作一般規則，不過我對於本章食譜內所分配的植物點數並沒有太嚴格。

將纖維當作身體動力並不是一種飲食法或要嚴格執行的方案；這是一種意圖將你從內而外治癒的生活方式。這比較無關規則，而是盡可能將我們飲食中的多樣性最大化有關。

收集植物點數應該是有趣的。如果你對規則念念不忘，你可能會錯失樂趣所在。對那些感到疑惑的人，我會把新鮮香草和果乾算進去，但是植物奶或乾燥香草不會計算在內。它們比較棘手，你可能會有不同意見，但是在決定是否給予植物點數上，我用來定位的北極星是餵養腸道微生物的植物纖維分量是否足夠。植物奶中的纖維已被去除，而乾燥香草的使用量可以說是微不足道。給少量的義大利綜合香料5個植物點數，並將它等同於包含五種不同蔬菜、繁複又色彩鮮豔的沙拉似乎不太恰當。因此，乾燥香草沒有任何植物點數。不過無論你怎麼進行，只要記得玩得開心，並盡可能在餐盤上增加植物多樣性。

過去幾年當中，我對於你們當中有許多人能抓住這個概念，並且持續進行這件事感到驚訝。幾乎每一天我都會被標記在某人慶祝自己餐盤上有多少植物點數的 IG 貼文或限時動態中。我也收到從世界各地大量湧來的訊息，人們在訊息中分享他們對植物點數的追求是如何帶來變革的。有些家庭會在廚房裡懸掛一塊白板，用來激勵他們的小孩大口吃下植物、收集他們的植物點數。朋友和伙伴間互相競爭，看看誰能獲得更多植物點數。網紅和臉書私密社團則發起植物點數挑戰賽。

在《纖維動力》一書中，我引進了收集 1 週植物點數來決定你植物性搖滾明星位階的概念。這次的目標是看看你在每一餐能獲得多少植物點數，好讓你在每次坐下進食時都能向自己發起挑戰。讓我們開始行動，贏得那些植物點數吧！

植物點數（一餐內）	搖滾明星位階
0-4	搖滾菜鳥
5-9	搖滾藝術家
10-14	搖滾巨星
15-19	搖滾傳奇
20 或更多！	搖滾之神

當你的孩子問你為什麼要站在椅子上、凶猛地彈奏著空氣吉他時，你可以讓他們知道，「20個植物點數！ B 博士說我是搖滾之神！」你可能一直希望你的孩子認為你很酷。恭喜你，這個時刻來臨了。請務必在你享用植物美食的榮耀時標記我（@theguthealthmd），而且在你拍到你的小孩、你的老闆，或者你的老祖母在彈奏空氣吉他時，**絕對**要標記我！搖滾巨星就是搖滾巨星，不管什麼年齡。（看看米克・傑格，Mick Jagger.。）（譯注：滾石合唱團主唱）

釋放纖維動力的
早餐

酪梨吐司頌歌
　　夏日酪梨吐司
　　酪梨蕈菇吐司
　　酪梨蛋吐司
胡蘿蔔燻鮭魚
哈里薩辣醬白腰豆吐司
蕎麥蔬菜可麗餅

釋放纖維動力的
腸道好菌高湯

動力釋放腸道好菌高湯
無雞肉腸道好菌高湯
精緻法式腸道好菌高湯
托斯卡尼腸道好菌高湯
亞洲式腸道好菌高湯

釋放纖維動力的
湯品和三明治

辣味花生燉菜
腸道好菌高湯河粉
沒有雞的納什維爾炸雞
蔬菜檸檬漬
豆腐越式法國麵包
沙嗲豆腐花生
天貝培根 BLTA 搭配炸
芹菜根

（譯注：BLTA 是培根、萵苣、番
茄、酪梨放在小法國麵包上的三
明治）

228

釋放纖維動力的豐盛主餐

蒜味羽衣甘藍

西班牙海鮮飯

簡易卡布里義大利麵

沒有牛肉的牛排套餐

  波特菇素牛排

  自製牛排醬

  馬鈴薯泥

草本馬鈴薯沙拉

墨西哥玉米燉肉湯

絕對素食印度咖哩

奶油肯瓊碗

地瓜秋葵碗

托斯卡尼薄餅

將你的地瓜遊戲升級！

  哈里薩辣醬風格

  酥脆鷹嘴豆

  偉大希臘

  德州式墨西哥風味

釋放纖維動力的飲料

花草茶

  極樂消化茶

  薄荷茶

  薑黃檸檬薑茶

  洋甘菊茶

  茴香茶

夏日時光冷飲

  薑味檸檬汁

  薑黃柳橙飲

  抹茶香瓜飲

釋放纖維動力的甜點

花生醬椰棗餅乾

墨西哥熱巧克力布朗尼

餅乾奶

巧克力餅乾奶

酥脆黑巧克力小零嘴

迷你花生巧克力

酪梨蛋吐司

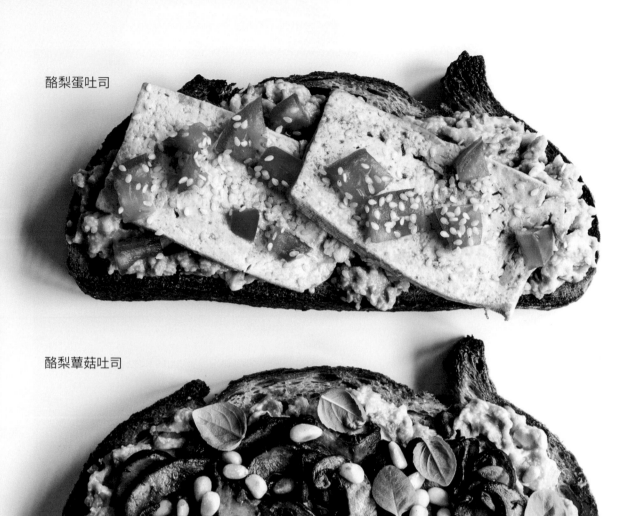

酪梨蕈菇吐司

夏日酪梨吐司

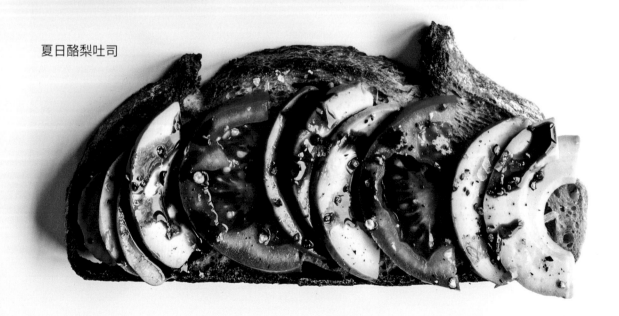

酪梨吐司頌歌

AN ODE TO AVOCADO TOAST

　　這裡有我一直以來都很喜歡的早餐，也就是酪梨吐司的三種變化。酪梨吐司有許多值得喜愛之處。首先，酪梨吐司很簡單。烤些麵包、把酪梨放在上面，然後把它壓扁。砰！完成了。第二，酪梨吐司是靈活多變的。我們現在給了你3個選項，不過你可以往任何你喜歡的方向發展。我很享受搭配了巴薩米克醋、大蒜，還有馬爾頓海鹽的鹹香酸味酪梨吐司。不過你可以用任何符合你想像的方式享用。最後，酪梨吐司對你有益！酪梨含有大量纖維，而且對腸道微生物群來說極為健康。在一項隨機對照試驗中，攝取酪梨能增加微生物多樣性，還能增加像是棲糞桿菌屬（Faecalibacterium）和毛螺菌屬（Lachnospira）等會生成短鏈脂肪酸的微生物生長。把所有的酪梨吐司拿來！

　　沒有什麼是比為酪梨吐司感到興奮，然後卻切開一個已經變成褐色的酪梨更糟糕的事了。以下是幾個小訣竅：

- 觀察酪梨，評估它現在處於生命循環中的哪一個時刻。堅硬、亮綠色的酪梨距離成熟還有4到7天。緊實、擠壓時會有一點收縮，顏色深綠近乎黑色的酪梨是成熟而且準備好可以使用的。變軟、變乾還起皺的黑色酪梨已經過了最佳食用時刻。現在就把它們用掉，盡你所能拯救它們的剩餘價值。

- 為了獲得一些額外的訊息，試著移除褐色的果梗。如果果梗頑強地不會移動，那麼酪梨就還沒有成熟。如果你移除果梗後露出了綠色的結節，那麼酪梨就是成熟可以使用的。但是如果露出的結節是褐色的，那麼酪梨可能已經過了最佳食用時刻。

- 如果你想加速酪梨的成熟，讓它在未來1到2天內可以使用，就將酪梨和1或2根香蕉一起放在紙袋裡。一旦酪梨成熟就放進冰箱，放到你準備吃掉它為止。酪梨肉暴露在空氣中會變成褐色，不過像是檸檬汁或萊姆汁等酸類能讓它維持誘人的淡綠色。

夏日酪梨吐司

SUMMER AVOCADO TOAST

3+ 植物點數

2人份

我熱愛那些甘美多汁的夏日番茄片，搭配幾種配料、放在完全成熟的酪梨上讓它更加完美。

2片酸種麵包或自製酸種麵包（第317頁）	**讓它更強大！** （非必須配料）：
	芽菜
半個大的成熟酪梨	蒜末
4片品質優良的番茄	特級初榨橄欖油
	新鮮羅勒
巴薩米克醋	芝麻菜
1撮片狀海鹽（我喜歡馬爾頓海鹽）	德國酸菜
新鮮研磨的黑胡椒	

將麵包烤好，然後鋪上酪梨。把番茄片疊上去，淋上一點巴薩米克醋，連同1大撮片狀海鹽和研磨的黑胡椒。加上你自選的「非必須配料」。

酪梨蕈菇吐司

AVOCADO'S HROOM TOAST

5+ 植物點數

2人份

這比較是要用刀叉食用的酪梨吐司類型。嚴格來說蕈菇類不是植物；它們是真菌。不過它們是 β- 和 α- 葡聚醣（β- and α-glucans）還有幾丁質（chitin）等益生元多醣類的絕佳來源，能餵養我們的腸道微生物、促進短鏈脂肪酸生成。因此它們顯然值得 +1 個植物點數。要讓這則食譜升級，在另一面加上1或2片酪梨蛋吐司。

1茶匙橄欖油或蔬菜高湯	1個大的成熟酪梨
	1茶匙鮮榨檸檬汁
約230克磨菇或褐磨菇，去蒂後切成薄片	新鮮研磨的黑胡椒
鹽	**讓它更強大！** （非必須配料）：
2瓣大蒜，切成細末	烤過的松子
2大片酸種麵包或自製酸種麵包（第317頁）	中東芝麻淋醬切碎的新鮮羅勒

1. 將橄欖油放進一個長柄平底煎鍋內以中火加熱。放入磨菇和1撮鹽，烹煮8到10分鐘，直到磨菇開始轉成褐色、湯汁蒸乾即可。攪拌加入蒜瓣，再烹煮1到2分鐘至完全熱透。

2. 烘烤酸種麵包。在烤麵包的同時，將酪梨加上檸檬汁和1大撮鹽及胡椒後壓成泥，然後塗抹在吐司上。

3. 加上溫熱的磨菇，並用「非必須配料」裝飾。

酪梨蛋吐司
EGGY AVOCADO TOAST

3+ 植物點數

2人份

簡單、裝滿了纖維和蛋白質、健康的脂肪，令人滿足。這是你的加蛋酪梨吐司纖維動力版，只不過不需要用到蛋。把它與蒜味羽衣甘藍和萬用貝果調味料組合在一起，再來感謝我吧。

約 113 克硬豆腐，擠壓過並切成約 6 公分厚的片狀（應該可以切出4片薄片）

1/4茶匙印度黑鹽（自由選項，模擬蛋的味道）

1/4茶匙薑粉

1茶匙醬油

1茶匙營養酵母

噴霧式食用油

2 片酸種麵包或自製酸種麵包（第317頁）

半個大的成熟酪梨

讓它更強大！
（非必須配料）：

蒜味羽衣甘藍
（第259頁）

萬用貝果調味料

新鮮番茄片

芝麻

德國酸菜

1. 將豆腐放進一個寬口烤皿中。取一小碗，放入鹽（如果有用的話）、薑黃粉、醬油、營養酵母，還有1/4杯水一起攪打混合。將攪拌好的醃料倒在豆腐上，靜置至少15分鐘，中途翻面。

2. 準備烹煮時，在一個中型長柄平底煎鍋內噴上少許食用油，以中火加熱。將豆腐取出，盡可能抖落多餘的醃料。放進準備好的平底煎鍋內烹煮，每面各煎3到4分鐘，直到至呈金棕色即可。

3. 在烹煮豆腐的同時烤麵包，然後將酪梨塗抹在麵包上。放上豆腐蛋和你自選的「非必須配料」。

胡蘿蔔燻鮭魚
CARROT LOX

2 植物點數

4 人份

這是搭配你所喜愛的烤酸種麵包或貝果的完美配料。油脂實際上能幫忙賦予這道菜傳統的魚油味道,不過如果你想要的話也可以省略。醃料中加1撮海藻粉也會為它帶來像魚的味道。剩餘的海藻粉在製作非魚魚條時放在烤豆腐上是絕配!

4 根大的胡蘿蔔,沖洗乾淨

¹/₄ 杯鹽,用來包裹食材

3 茶匙橄欖油

¹/₈ 茶匙檸檬皮屑

1 湯匙鮮榨檸檬汁

¹/₄ 茶匙煙燻紅椒粉

新鮮研磨的黑胡椒

1 撮海藻粉(自由選項)

讓它更強大!
(非必須配料):

酸種麵包或貝果

酪梨抹醬或無乳製品奶油起司

切碎的蒔蘿

蔥和／或紅洋蔥

醃洋蔥

酸豆

墨西哥辣椒和／或番茄片

洋蔥芽

1. 將烤箱預熱到約攝氏205度。

2. 準備一張大到能將胡蘿蔔包起來的鋁箔紙,將胡蘿蔔放在鋁箔紙上再灑上鹽。將鋁箔紙沿著胡蘿蔔周圍折起來,把邊緣往內折,做成口袋的形狀,然後放進烤箱烤50到70分鐘,直到胡蘿蔔能輕鬆地用叉子刺入即可。較大的胡蘿蔔要花更長時間烤,不過要注意不要烤過頭變成糊狀。或者也可以將一個小的烤盤底部鋪上烘焙紙,然後蓋上一層薄薄的鹽。放入胡蘿蔔,上面再灑上更多的鹽。按照上述指示料理。這個步驟可以在前一天完成。

3. 在烤胡蘿蔔的同時,將橄欖油、檸檬皮屑、檸檬汁、紅椒粉、胡椒,還有海藻粉(如果有用的話)一起攪拌混合。

4. 等胡蘿蔔晾涼到可以處理的程度時，將多餘的鹽擦掉並拍乾。胡蘿蔔皮應該會和鹽一起被擦下來，如果沒有的話，輕輕地將皮擦掉或剝掉。用一把快刀（或鋒利的削皮刀）將胡蘿蔔切成長條，越薄越好。

5. 把胡蘿蔔條放進醃料裡，輕輕地翻動攪拌到裹上醃料即可。醃製至少2小時，或放進冰箱醃一個晚上。胡蘿蔔燻鮭魚可以在冰箱保存數天，室溫下吃起來的味道最好。

6. 將胡蘿蔔燻鮭魚放在烤過的貝果或酸種麵包上，搭配大量的酪梨抹醬或原味無乳製品奶油起司上桌。用你的「非必須配料」發揮創意！這道菜有如此豐富的選項，包括蒔蘿、酸豆、切片的墨西哥辣椒、番茄片。你可以選用青蔥、紅洋蔥、醃洋蔥，還有洋蔥芽等4個不同種類的蔥。

哈里薩辣醬白腰豆吐司

HARISSA WHITE BEAN TOAST

5植物點數

2人份

「哈里薩」在阿拉伯文中是「捶打」的意思,如果你捶打紅辣椒的話,你就會得到哈里薩辣椒醬,這是一種讓我著迷的突尼西亞辣椒醬。不過這不只是風味而已。紅辣椒可能是一種長壽食物。一項追蹤 273,877 人年的大型群眾前瞻性研究發現,食用紅辣椒的人在研究期間死亡的風險降低了 13%。

1 茶匙橄欖油或高湯

1 個大的蒜瓣,切成細末

1¼ 杯罐裝白腰豆或鷹嘴豆,瀝乾並漂洗沖洗乾淨

1 到 2 茶匙哈里薩辣椒醬

1 到 2 湯匙中東芝麻醬或原味無乳乳製品優格

1 顆萊姆的果汁

1 撮鹽

2 片酸種麵包,或自製酸種麵包(第317頁)

讓它更強大!
(非必須配料):

壓碎的紅辣椒片

芽菜

新鮮的平葉荷蘭芹

1. 將油放進一個中型的長柄平底煎鍋內用中火加熱。加入大蒜烹煮 30 秒,攪拌到散發出香氣。

2. 加入豆子後再煮幾分鐘,直到變得溫熱且邊緣稍微酥脆即可。加入哈里薩辣椒醬、中東芝麻醬、萊姆汁和鹽。轉成小火維持溫熱,如果想要的話,可以加入更多哈里薩辣椒醬增加香氣、更多萊姆汁讓氣味更強烈,或者更多中東芝麻醬使其更綿密。

3. 將麵包烤好,把溫熱的哈里薩辣椒豆醬用湯匙舀到麵包上。想要的話可以用「非必須配料」做裝飾。

蕎麥蔬菜可麗餅
BUCKWHEAT VEGETABLE CREPES

5植物點數
可製作2或3個可麗餅

我們喜愛將這些可麗餅當作美味可口的週末早餐或早午餐。如果你喜歡傳統的包餡歐姆蛋，那你就會愛上這些可麗餅。這道菜是100%植物性的食物，沒有試著假裝成任何它並不是的東西。為了得到最佳成品，選用噴了少許食用油或加了剛好蓋住鍋底、非常少量橄欖油的不沾平底鍋。

³/₄杯中筋麵粉

³/₄杯蕎麥麵粉

1茶匙泡打粉

1湯匙磨碎的亞麻籽

¹/₄茶匙蒜粉

1杯半無糖杏仁奶（或其他你選用的無糖無乳製品奶），如果需要可加更多

¹/₄茶匙鹽

煸炒用的橄欖油或蔬菜高湯

1根蔥

半杯切碎的紅甜椒

1杯切片的磨菇或褐磨菇

半杯切碎的櫛瓜

鹽和新鮮研磨的黑胡椒

潤滑長柄平底煎鍋用的噴霧式食用油或橄欖油

¹/₄杯腰果醬

裝飾用的新鮮平葉荷蘭芹、微型菜苗和／或芽菜

1. 將麵粉、泡打粉、亞麻籽、蒜粉、杏仁奶還有鹽攪打在一起至成為滑順的糊狀。濃稠度應該和美式鬆餅的麵糊一樣。如果太稠的話再加入更多的奶。

2. 用中火燒熱一個大長柄平底煎鍋，底部覆蓋薄薄一層橄欖油的大長柄平底煎鍋。將蔥、甜椒、磨菇、還有櫛瓜還有與1撮鹽和胡椒一起放入鍋子裡，煸炒烹煮約10分鐘至變軟即可。依口味調味，需要時加入更多的鹽和胡椒。放置一旁備用。

3. 用中火燒熱一個稍微用噴霧式食用油或很薄的一層橄欖油潤過的大不沾長柄平底煎鍋。

4. 將¹/₃到一半的可麗餅麵糊放進鍋子裡（取決於你用的鍋子大小），將鍋子傾斜，讓混合物盡可能輕輕地向外鋪開到邊緣。烹煮到底部定型，需時約3分鐘，然後翻面再煎2到3分鐘到定型。將剩下的麵糊重複這個步驟到做完。

5. 上桌時，放一小團腰果醬在可麗餅上，再放上上為上菜準備的煮好的綜合蔬菜和新鮮荷蘭芹、微型蔬菜與／或芽菜。

專業提示：

製作腰果醬時，將¹/₄杯生腰果、¹/₄杯水、半湯匙鮮榨檸檬汁、¹/₄茶匙剁碎的大蒜，還有1撮鹽一起攪打至非常綿密滑順。另一個快速替代方案是加入無乳製品奶油起司作作為取代。

你的身體真正需要的腸道滋養高湯，那就是腸道好菌高湯！

當我在2018年開始寫作《纖維動力》一書時，我對於修正當時（現在也是）在腸道健康領域猖獗蔓延的錯誤資訊非常有動力。當時腸道健康方面最流行的趨勢就是大骨高湯，它被吹噓成能改善腸道健康、食物不耐症、過敏、關節健康、發炎、免疫、睡眠、減重等族繁不及備載的各種問題。當然，敢做出所有這些傲慢自大的健康宣言，想必有強而有力的證據來為大骨高湯的益處背書，所以，準備好接受大骨高湯對腸道健康和食物不耐症很好的證據吧……我在等喔……好吧，我確定了。根本沒有證據。也沒有任何一項研究。反而有研究顯示，骨頭裡的有毒重金屬可能會被溶濾在高湯裡。儘管我們致力研究，但膠原蛋白對腸道健康有益這件事也仍然沒有證據，不過有證據顯示大骨高湯中的膠原蛋白胜肽並沒有所有人以為的那麼多。

我並不懷疑當人們小口喝下大骨高湯時會感覺比較好這一點。但那和骨頭有任何關係嗎？還是說喝下暖熱、富含電解質的清澈液體對腸道來說是很輕鬆而且舒緩的？老實說，你能從大骨高湯裡獲得的最好物質，也就是多酚、植化素、益生元纖維，都是你能從植物中得到的。對，來自於植物的可溶性纖維會溶解在高湯裡搭上順風車。但那跟骨頭一點關係也沒有。

這就是為什麼我會開發出腸道好菌高湯的原因，那是我在第一本書中介紹的、以纖維為動力生活方式的招牌食譜。沒錯，我說出來了。腸道好菌高湯就是招牌食譜。為什麼？因為我在你追求能滋養腸道、讓內在感覺溫暖舒適的高湯這方面是和你站在同一陣線的。但我希望它是真的能滋養腸道並傳遞出它所承諾的效果。將那一點謹記在心後，我將我們原始的腸道好菌高湯食譜擴展出七個版本。這一次出現的有低 FODMAP 腸道好菌高湯（第85頁）、低組織胺腸道好菌高湯（第159頁），還有以下你將看到的，動力釋放腸道好菌高湯再加上四種有趣的美食主義者版本。

你可以用慢燉鍋或快煮壓力鍋來製作你的腸道好菌高湯，我們會提供你使用這兩種鍋具的操作指南。

為什麼腸道好菌高湯不計植物點數？那不是適得其反嗎？

如同我們稍早在本章所討論過的，我們會將食物點數給予那些能以完整膳食纖維餵養你腸道微生物的全食物、或最低程度加工的食物。由於最後我們為了讓高湯清澈而去除所有的植物，因此我們無法給予腸道好菌高湯植物點數。令人失望嗎？不盡然。這並不會改變它是超級健康食物的地位。現在，你們當中有些人已經舉手問我，腸道好菌高湯食譜拿出來的蔬菜要怎麼辦。如果你在最後把蔬菜剁成細末再加回湯裡，腸道好菌高湯就能毫不費力地轉變成營養豐富的蔬菜湯。然後你就可以開始計算你的植物點數啦！

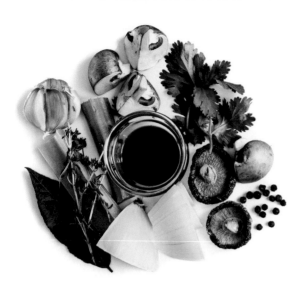

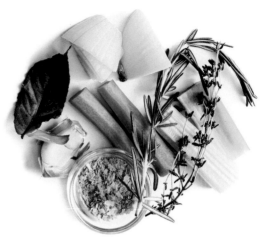

動力釋放腸道好菌高湯
BIOME BROTH UNLEASHED

可製作4杯

你可以就這樣享用這道湯、搭配1匙味噌，在湯還熱的時候攪拌加入，或者加在米粉、豆腐和蔥上面，簡單做成一碗令人舒適的湯麵

2根芹菜梗	（或者研磨的黑胡椒，如果你只有那個的話）
約230克磨菇，切成4塊	
1個洋蔥，切成4塊	1片月桂葉
2根百里香	約7克香菇
3瓣大蒜，壓碎	1湯匙日本醬油或液態氨基調味醬油
6顆完整的胡椒粒	

將芹菜、磨菇、洋蔥、百里香、大蒜、胡椒粒、月桂葉、香菇還有日本醬油與6杯水一起放進一個大湯鍋裡。煮開後轉成中小火，燉煮45到60分鐘，到湯汁變得濃縮即可。過濾並以你想要的方式使用。

無雞肉腸道好菌高湯
CHICKEN- LESS BIOME BROTH

可製作4杯

這道湯作為溫暖的飲品或搭配你喜愛的無雞肉湯都很美味。製作這道湯時你可以不加鹽，或隨你喜好加鹽。你也可以使用日本醬油或液態氨基調味醬油（只是要注意這樣會讓湯的顏色變深）。

2根胡蘿蔔，切成3段	3瓣大蒜，打成蒜泥
2根芹菜梗，切成3段	1片月桂葉
1個洋蔥，切成4塊	1湯匙營養酵母
1根新鮮迷迭香，或半茶匙乾燥迷迭香	鹽（自由選項）
2根百里香	

將胡蘿蔔、芹菜、洋蔥、迷迭香、百里香、大蒜、月桂葉、營養酵母，還有鹽（如果有用的話）與6杯水一起放進一個大湯鍋裡。煮開後轉成中小火，燉煮45到60分鐘，到湯汁變得濃縮即可。過濾並以你想要的方式使用。

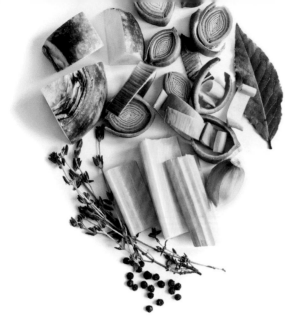

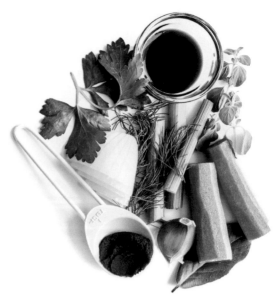

精緻法式腸道好菌高湯
FANCY FRENCH BIOME BROTH

可製作4杯

法式風味！韭蔥、蕪菁、新鮮香草還有胡椒粒將讓你覺得自己彷彿身處在一間巴黎咖啡廳裡、小口喝著湯。製作這道湯時你可以不加鹽，或隨你的心意加鹽。你也可以使用日本醬油或液態氨基調味醬油（不過要注意這樣會讓湯的顏色變深）。

1根韭蔥，蔥白和蔥綠都粗略切碎

1個蕪菁，切成4塊

2根芹菜梗，切成3段

4根百里香

4或5根新鮮平葉荷蘭芹

3瓣大蒜，壓成蒜泥

6顆胡椒粒（或者是壓碎的黑胡椒）

1片月桂葉

鹽（自由選項）

將韭蔥、蕪菁、芹菜、百里香、大蒜、胡椒粒、月桂，還有鹽（如果有用的話）與6杯水一起放進一個大湯鍋裡。煮開後轉成中小火，燉煮45到60分鐘，到湯汁變得濃縮即可。過濾並以你想要的方式使用。

托斯卡尼腸道好菌高湯
TUSCAN BIOME BROTH

可製作4杯

簡單的材料和大大的風味定義了這個具代表性的義大利地區。這道湯作為義大利雜蔬湯的基底也十分美味，只要加入你喜歡的豆子、袋裝冷凍蔬菜還有煮熟的短型麵即可。

2根茴香梗，切成3段

1個洋蔥，切成4塊

3瓣大蒜，壓成蒜泥

1片月桂葉

2根胡蘿蔔

3根牛至

2茶匙番茄糊

4根新鮮平葉荷蘭芹

1湯匙低鈉日本醬油或液態氨基調味醬油

將茴香、洋蔥、大蒜、月桂葉、胡蘿蔔、牛至、番茄糊、荷蘭芹，還有日本醬油與6杯水一起放進一個大湯鍋裡。煮開後轉成中小火，燉煮45到60分鐘，到湯汁變得濃縮即可。過濾並以你想要的方式使用。

亞洲式腸道好菌高湯
ASIAN BIOME BROTH

可製作4杯

薑、蔥、芫荽還有味噌的風味在東方菜餚
的頌歌中融合在一起。這道湯可以就這樣
享用，或是額外加入蔥片、豆腐塊，還有
更多味噌！

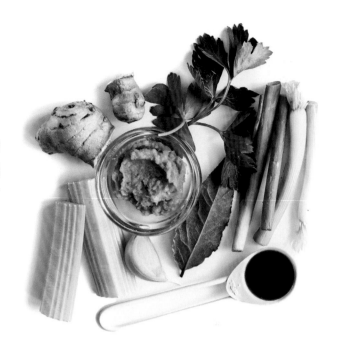

3根蔥（蔥白和蔥
綠），切成3段

一段約8公分長的新
鮮生薑，切成薄片

3根芹菜梗，切成3
段

4瓣大蒜，壓成蒜泥

4根芫荽

1片月桂葉

1湯匙日本醬油

2茶匙味噌醬

將蔥、薑芹菜、大蒜、芫荽、月桂葉，還
有日本醬油與6杯水一起放進一個大湯鍋
裡。煮開後轉成中小火，燉煮45到60分
鐘，到湯汁變得濃縮即可。過濾後倒回鍋
子裡，攪拌加入味噌。

專業提示：

不要把蔬菜丟掉！對所有這些湯品來
說，你都可以為另一鍋高湯把剩餘的蔬菜
留下（把它們冷凍起來），或者把它們切
成細末加回湯裡做成蔬菜湯。當你做好這
道湯品時，如果你不打算自己吃掉這些蔬
菜，它們還可以成為很棒的堆肥或寵物的
食物！

用你的慢燉鍋或快煮壓力鍋製作腸道好菌高湯

慢燉鍋操作指南（所有湯品全部適用）：將所有材料放入慢燉鍋裡，以低溫烹
煮6小時。過濾並以你想要的方式使用。

快煮壓力鍋操作指南（所有湯品全部適用）：將所有材料放入快煮壓力鍋裡，
以高壓烹煮30分鐘，然後自然洩壓10分鐘後快速洩壓，將所有殘餘壓力排
除。過濾並以你想要的方式使用。

辣味花生燉菜
SPICY PEANUT STEW

9 植物點數
4人份

辣椒含有辣椒素，是辣椒演化出來避免被吃掉的辛辣成分。嗯、是嗎，以後見之明來看，這項演化的效果似乎不怎麼樣……我們當中的許多人都受到辣味所吸引。辣椒素與分布在口腔及舌頭、偵測因高溫所引起痛覺的神經結合產生作用，哄騙我們的大腦，使其產生灼熱的感受。辣椒素對肥胖症、糖尿病，還有發炎性疾病都有好處，而且近期的證據顯示，這種有益的影響可能可以歸因於腸道微生物菌叢和腸壁的改變。我喜歡將這道菜額外灑上碎花生後搭配糙米飯一起上桌。

1 湯匙橄欖油或動力釋放腸道好菌高湯（第239頁）

1 顆黃洋蔥或白洋蔥，切成小丁

3 杯去皮切塊的地瓜

半茶匙鹽

半茶匙新鮮研磨的黑胡椒

4 個大的蒜瓣，切成細末

1 湯匙切成細末的新鮮生薑

1 個墨西哥辣椒，去籽切成細末

1 茶匙孜然粉

1/4 杯番茄糊

2 杯蔬菜高湯或動力釋放腸道好菌高湯（第239頁）

1 罐 14.5 盎司的罐裝烤番茄丁

2/3 杯天然綿密花生醬

1 罐 15 盎司的淡椰奶（取代杏仁奶，以降低綿密的效果）

1 罐 15 盎司的罐裝鷹嘴豆，沖洗乾淨並瀝乾

1 茶匙鮮榨萊姆汁

用於調味的辣椒醬

切碎的花生，裝飾用

糙米飯，搭配上菜用（自由選項）

1. 將橄欖油放入一個大湯鍋內用中火加熱。放入洋蔥，烹煮5分鐘至變軟即可。

2. 加入地瓜、鹽、胡椒、大蒜、薑、墨西哥辣椒，還有孜然粉烹煮5分鐘，持續攪拌。如果地瓜會黏鍋，加入一點點高湯。

3. 加入番茄糊，再煮2到3分鐘，直到散發出香味而且烤熟即可。加入高湯和番茄丁煮滾，然後將火調弱到維持慢燉的狀態，烹煮20到25分鐘，直到地瓜被煮軟即可。

4. 攪拌加入花生醬、椰奶及鷹嘴豆。繼續燉煮25分鐘到湯汁變濃稠，偶爾攪拌一下。加入萊姆汁和少許辣椒醬，並依口味調味（想要燉菜稀一點的話可以加入更多的高湯。）

5. 如果想要的話，用碎花生裝飾並搭配糙米飯上桌。

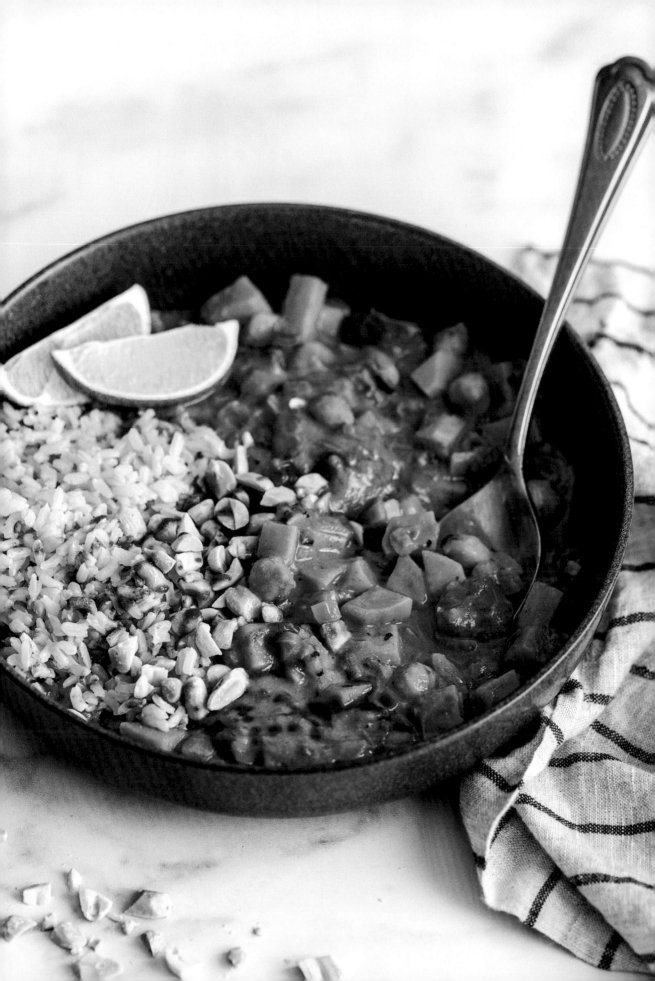

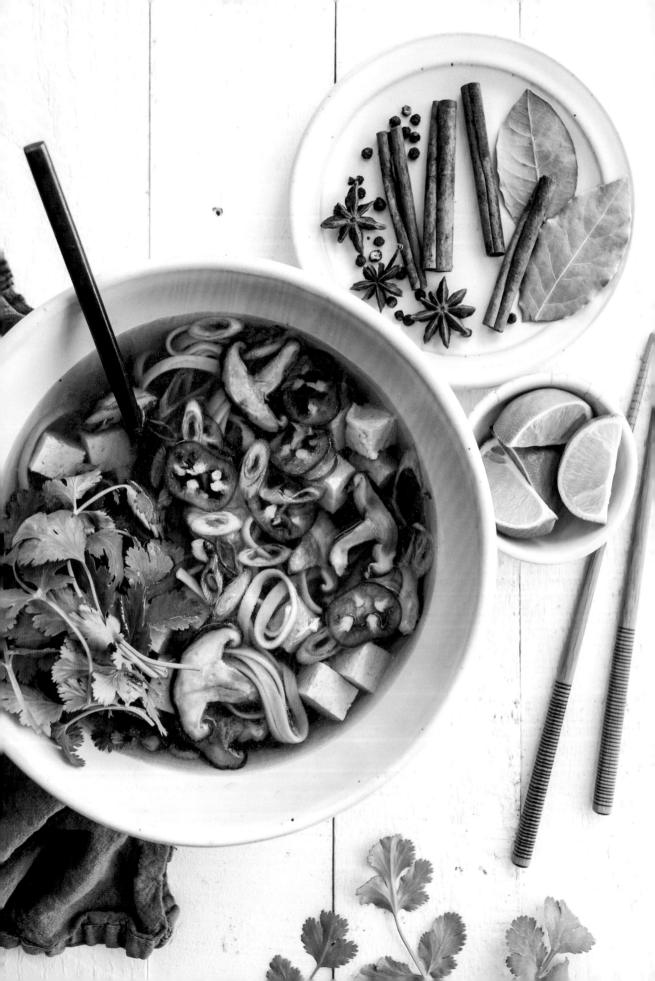

腸道好菌高湯河粉

BIOME BROTH PHO

6+ 植物點數

4人份

當你搞定一道越南河粉食譜，它就很難被打敗。高湯的味道濃厚。微甜微鹹，帶有肉桂和八角的餘味在舌尖盤旋。美妙之處在於你可以擁有河粉的豐盛和複雜性，同時用香菇而非牛肉來滋養你的身體。傳統河粉口感濃郁，不過在這則食譜中，如果你想要的話，你可以藉由烤箱處理洋蔥和薑、用一點點高湯清炒磨菇、豆腐和青菜來省去多餘的油脂。

2 茶匙酪梨油或橄欖油，加上更多淋在鍋子裡

1 個大的白洋蔥，對半切開

1 段約 10 公分長的新鮮生薑，縱切成兩半

約 230 克乾米粉，最好是糙米製的

3 瓣大蒜，壓成蒜泥

2 根約 8 公分長的肉桂棒

4 顆完整的丁香

5 顆八角

2 顆小荳蔻

1 湯匙整顆的黑胡椒粒

1 湯匙整顆的芫荽籽

28 克乾香菇

8 杯動力釋放腸道好菌高湯（第 239 頁）或其他蔬菜高湯

1 茶匙 100% 楓糖漿

2 茶匙米醋或白醋

1 到 2 茶匙低鈉日本醬油或醬油

約 230 克切成薄片的鮮香菇

約 230 克擠壓過的硬豆腐，切成方塊

2 棵小白菜，對半切開並切片

讓它更強大！
（非必須配料）：

豆子、洋蔥和／或青花菜芽

新鮮薄荷、羅勒和／或芫荽

切成薄片的蔥（只用蔥綠）和／或墨西哥辣椒

萊姆瓣

1. 用中火加熱一個大的厚底湯鍋，並在鍋子裡淋上少許油。將洋蔥和薑切面朝下放入鍋中向下壓，直到切面稍微上色，需時5到6分鐘。取出放置在一旁備用。

2. 烹煮洋蔥的同時準備米粉，按照包裝上的指示烹煮。瀝乾，用冷水沖洗，放置在一旁備用。

3. 在步驟1的同一個厚底湯鍋裡放入大蒜、肉桂、丁香、八角、小荳蔻、胡椒粒還有芫荽籽，烘烤1分鐘，持續攪拌直到發出香氣。把煎到上色的洋蔥、薑與乾香菇和腸道好菌高湯一起放入鍋中。

4. 轉成小火，蓋上密封蓋，燉煮至少45分鐘。將固體材料濾出，然後加入楓糖漿、醋和日本醬油。試味，按需求調整調味。

5. 當高湯燉煮到差不多最後10分鐘時，用一個大的不沾長柄平底煎鍋以中火加熱橄欖油，放入切片的鮮香菇。烹煮約5分鐘，持續攪拌到香菇呈金黃色即可。放入豆腐塊和小白菜，再煮3到5分鐘，直到豆腐表面稍微上色、小白菜軟化即可。

6. 將豆腐、香菇、小白菜和米粉分裝到4個碗裡，加上熱的高湯。用你自選的配料裝飾。

沒有雞的納什維爾炸雞

NASHVILLE NOT CHICKEN

1植物點數

4人份

如果你和我一樣喜愛香辣食物，那你在看到這則食譜時可能會因為興奮而心跳加速。辣味雞肉是納什維爾一種流行的食物，雞肉裹上香料、油炸，然後再沾上更多香辣油。我們對此的反應嘛，無關乎雞肉或油脂。重點是關於熱度。所以我們要盡可能用少量的油脂帶來熱度，而雞肉還是能在你口中起舞。和酸種麵包及大量的酸黃瓜一起上桌。這道菜剁碎，放在你喜愛的沙拉或草本馬鈴薯沙拉（第268頁）上也很讓人驚艷。

約 450 克硬豆腐，瀝乾並擠壓

6 湯匙玉米澱粉、葛根粉，或木薯粉

$1/4$ 杯無糖豆漿或杏仁奶

1 杯日式麵包粉

1 茶匙半煙燻紅椒粉

$1/4$ 茶匙卡宴辣椒粉，為了調味和醬料可以多加到 2 湯匙

$1/2$ 茶匙鹽

$1/4$ 茶匙新鮮研磨的黑胡椒

3 湯匙酪梨油或其他中性油脂，如果想要口感酥脆的話，加上更多要淋在豆腐上的油

1 到 2 湯匙卡宴辣椒粉

1 湯匙椰棗糖漿或 100%楓糖漿

半茶匙蒜粉

1. 將烤箱預熱到攝氏約220度。將烘焙紙或矽膠烘焙墊鋪在一個有邊框的烤盤內，或用噴霧式食用油在烤盤內噴少許油脂潤滑；放在一旁備用。

2. 把豆腐切成1.3公分的厚條狀（將整塊豆腐橫向切成6塊，然後每1塊再縱切成3塊即可）。或者，你也可以把豆腐掰成雞塊大小的塊狀。

3. 將玉米澱粉放進一個淺碗內。在另一個淺碗內放進豆漿或杏仁奶。在第三個淺碗內把麵包粉、半茶匙紅椒粉、$1/4$茶匙卡宴辣椒粉、鹽還有黑胡椒混合在一起。

4. 將每塊豆腐沾上澱粉、然後是豆漿或杏仁奶，接著在綜合麵包粉裡滾一滾，壓一下讓粉黏在豆腐兩面。將沾裹好的豆腐放在烤盤上，用同樣的方法將剩下的豆腐做完。麵包粉的分量應該是足夠

的，不過會取決於你沾了多少，你可能
會需要再加更多的麵包粉。

5. 烤25分鐘，然後翻面再烤10分鐘，烤
到又香又脆即可。要想讓納什維爾炸雞
更酥脆，你可以在翻面後淋上少許油或
噴上一點噴霧式食用油。

6. 在烤豆腐的同時，取一小碗或量杯，
放入酪梨油、剩下的卡宴辣椒粉、椰棗
糖漿、剩下的1茶匙紅椒粉，還有蒜粉
攪打在一起。澆在酥脆的豆腐上立即上
桌。

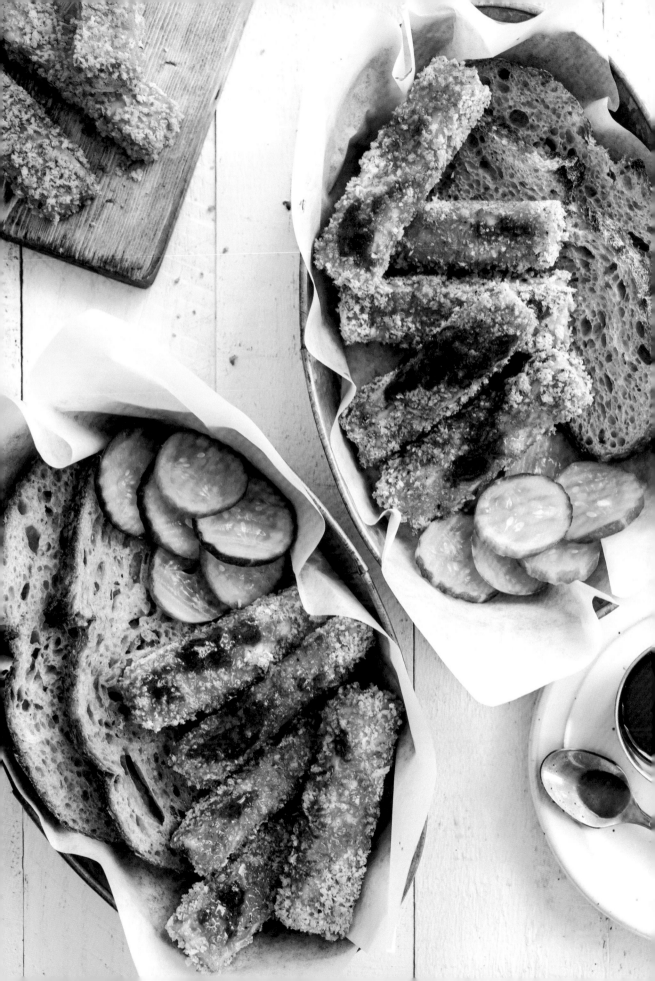

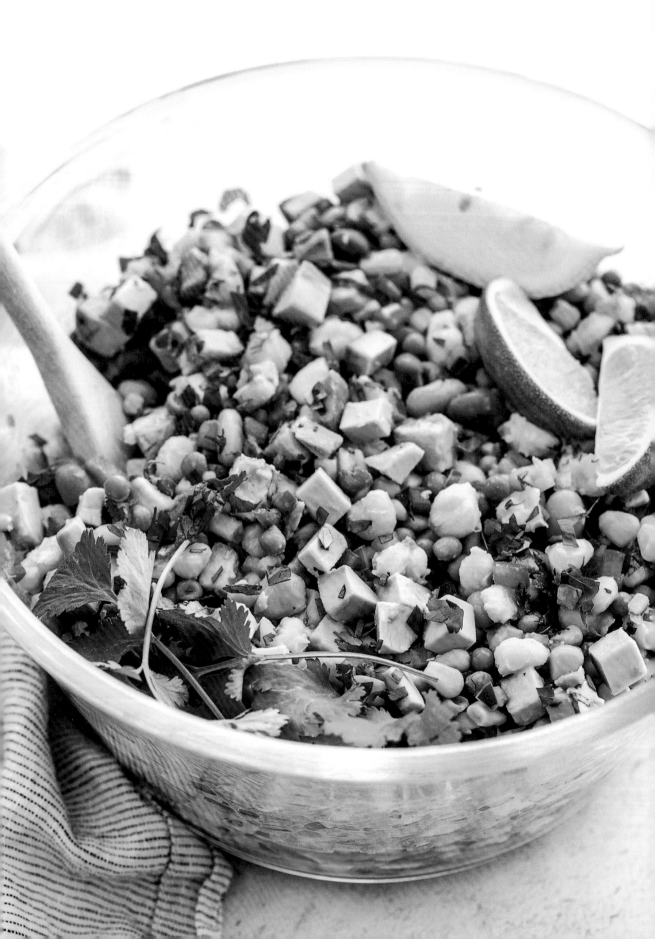

蔬菜檸檬漬
VEGETABLE CEVICHE

11植物點數

11人份

讓魚留在海裡，利用玉米糝（hominy）來創作這道香氣撲鼻、柑橘味十足的沙拉，這道沙拉單獨食用就很美味，也可以舀到你喜愛的綠色蔬菜沙拉上，或者，沒錯，搭配墨西哥玉米脆片一起上桌。玉米糝的熱量很低、纖維含量高，而且從玉米製成玉米糝的過程會讓維他命 B 釋放出來。這道菜冷吃或常溫品嚐都棒極了。

1/3 杯鮮榨檸檬汁

半杯鮮榨萊姆汁

1 杯切成細末的紅洋蔥

1 個紅甜椒，去籽並切成細末

1 罐 15 盎司的罐裝斑豆，瀝乾並沖洗乾淨

1 罐 15 盎司的黃玉米糝，瀝乾並沖洗乾淨

1 罐 15 盎司的白玉米糝，瀝乾並沖洗乾淨

1 罐 15 盎司的超甜嫩豌豆，瀝乾並沖洗乾淨

1 罐 15 盎司的甜玉米，瀝乾並沖洗乾淨

1 罐 15 盎司的白腰豆，瀝乾並沖洗乾淨

半杯切成細末的芫荽

2 個大的熟酪梨，切丁

鹽和新鮮研磨的黑胡椒

特級初榨橄欖油（自由選項）

1. 將檸檬汁和萊姆汁放進一個大碗內，加入紅洋蔥。靜置 5 分鐘快速醃漬；這個步驟可以去除一些生紅洋蔥的刺激性。

2. 加入甜椒、斑豆、黃玉米糝、白玉米糝、豌豆、甜玉米、白腰豆和芫荽。翻動攪拌，加幾撮鹽和新鮮研磨的黑胡椒調味。

3. 在上桌前將酪梨以折疊的方式加入。如果想要的話，可以淋上一些優質特級初榨橄欖油。

專業提示：
如果提前製作的話，上桌前再加入酪梨。要做出更墮落一點的沙拉，可以在上桌前淋上優質特級初榨橄欖油和馬爾頓海鹽（我對馬爾頓海鹽深深著迷。）

豆腐越式法國麵包

TOFU BÁNH MÌ

8 植物點數

可製作 4 個三明治

這道越南主食菜餚是食物融合的最佳範例，它結合了越南本土風味與法國麵包，創造出芳香可口的植物性潛艇堡。

1 根小的胡蘿蔔，切成火柴棒長短的薄片

1 根小的黃瓜，去皮去籽，切成火柴棒長短的薄片

半個到 1 個墨西哥辣椒（依照你想要的辣度決定），去籽並切成薄片

1/3 杯白酒醋，視需要可加更多

1/3 杯米醋，視需要可加更多

1/4 茶匙鹽

1 塊約 400 克的硬豆腐，瀝乾並擠壓

3 湯匙低鈉日本醬油、液態氨基調味醬油，或醬油

1 個萊姆皮屑和萊姆汁

2 茶匙半切成細末的新鮮生薑

2 個大的蒜瓣，切成細末

1 湯匙半切成細末的檸檬香茅

用來潤滑不沾長柄平底煎鍋的噴霧式食用油

是拉差蛋黃醬（參見專業提示）

4 塊法國麵包，對半切開

讓它更強大！
（非必須配料）：

切片的墨西哥辣椒

新鮮芫荽株

1. 取一淺碗，放入胡蘿蔔、小黃瓜和墨西哥辣椒，然後加入能蓋過食材的醋還有鹽。在你準備其他材料時放在一旁快速醃漬。

2. 將豆腐切成厚片。另取一個淺碗，放入日本醬油、萊姆汁、薑、大蒜還有檸檬香茅攪拌在一起。將豆腐放入，翻動沾裹醬料。醃製 10 到 15 分鐘。

3. 準備開始烹煮時，將不沾長柄平底煎鍋以少許噴霧式食用油潤滑。放入豆腐，每面煎 3 到 4 分鐘，至豆腐呈金黃色並酥脆。

4. 將少許是拉差蛋黃醬塗抹在切開的法國麵包上，然後填進豆腐、醃漬蔬菜，還有你自選的「非必須配料」。

專業提示：

製作是拉差蛋黃醬：將半杯生腰果泡水至少 1 小時，然後瀝乾並漂洗沖洗乾淨。或者可以加入滾水至蓋過腰果，快速浸泡 10 分鐘。將腰果與 1/4 杯水、1 湯匙萊姆汁、半茶匙鹽、1 茶匙楓糖漿、2 茶匙低鈉日本醬油或醬油，還有 1 湯匙是拉差辣椒醬放進高速攪拌機裡底部，攪打至綿密滑順即可。

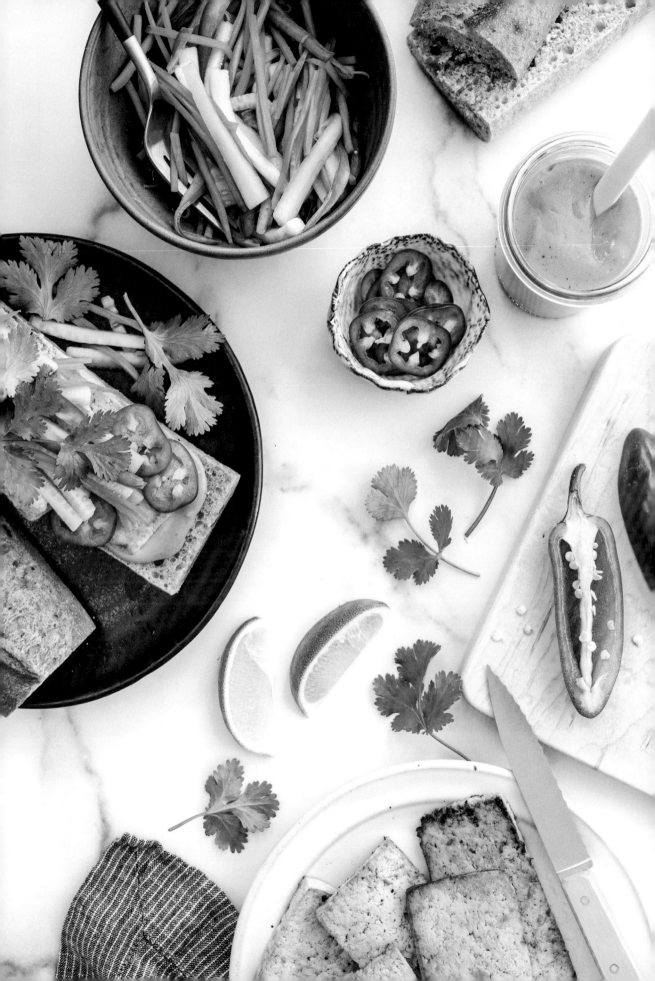

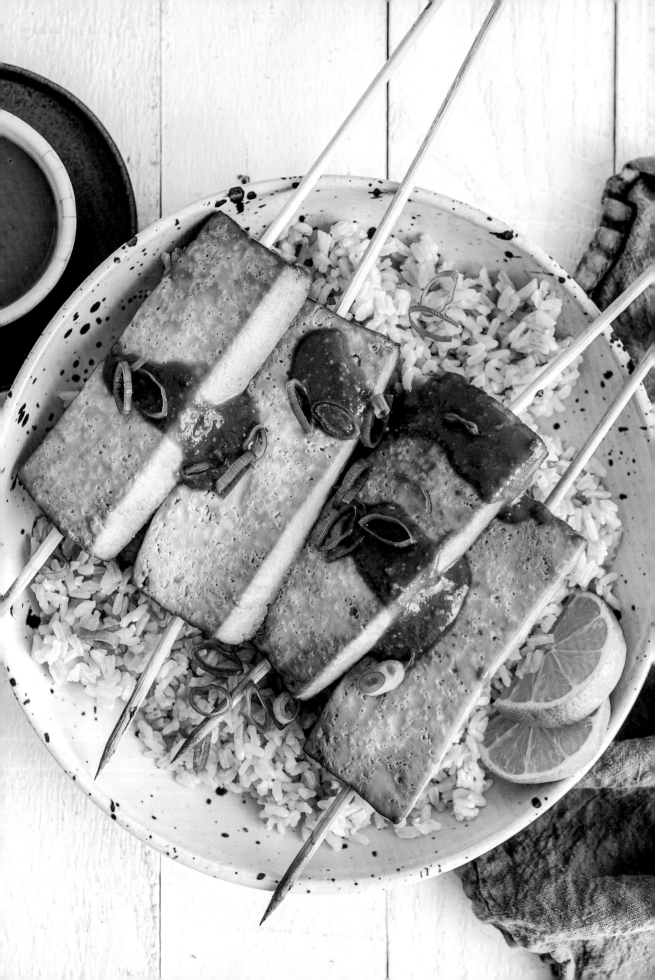

沙嗲豆腐花生
TOFU PEANUT SATAY

4人份

沙嗲是印尼國菜之一，也是一種廣受歡迎的街頭美食。傳統上，沙嗲是串在竹籤上的燒烤蛋白質再配上醬料，以花生為基礎的醬料是最經典的。將這道菜搭配蒸米飯和蒸白菜組合成一碗上桌，或塞進豆腐越式法國麵包裡（第252頁），作為另一個蛋白質來源。

約 450 克硬豆腐，瀝乾並擠壓

2 個大的蒜瓣，切成細末

1/4 杯再加 3 湯匙的日本醬油、液態氨基調味醬油，或醬油

3 湯匙 100% 鳳梨汁

1/3 杯綿密花生醬

2 湯匙米醋

1 湯匙鮮榨萊姆汁

半茶匙磨碎的新鮮生薑，可準備更多用於調味

1 茶匙辣味大蒜醬，可準備更多用於調味

1 湯匙椰棗糖漿或 100% 楓糖漿（自由選項）

1. 將豆腐切成夠厚、可以串在竹籤上的條狀。

2. 將蒜瓣、3 湯匙日本醬油，還有鳳梨汁放入一個淺碗內攪打在一起。放入豆腐沾裹醬料。醃製至少 30 分鐘，中途翻面。如果是使用竹籤的話，現在就可以把豆腐串起來。

3. 在醃製豆腐的同時製作醬料。另取一個單獨的小碗，將剩下的 1/4 杯日本醬油、花生醬、醋、萊姆汁、薑還有辣味大蒜醬攪打在一起。依口味調味，加入更多萊姆汁讓醬汁更清亮，加入更多辣味大蒜醬增添辣度，加入椰棗糖漿（如果有用的話）讓醬汁更甜。

4. 將烤箱預熱到攝氏約 205 度。將豆腐放進鋪好烘焙紙或不沾矽膠烘焙墊的烤盤上烤 30 到 40 分鐘，中途翻面，烤到豆腐呈金棕色而且變硬。

5. 從烤箱中取出，搭配沙嗲醬上桌。

專業提示：

想製作出更濃郁的沙嗲醬，直到臨上桌前再加入萊姆汁。將半杯罐裝椰奶和 1 到 2 茶匙紅咖哩膏放在一個中型平底深鍋裡用小火加熱。臨上桌前攪拌加入萊姆汁。

天貝培根 BLTA 搭配炸芹菜根

TEMPEH BACON BLTA with Celery Root Fries

天貝是用發酵的整顆黃豆製成。天貝極為萬用,而且會吸收你用醃料賦予它的味道。天貝也非常健康,富含蛋白質和益生元纖維,還有已知具有代謝和荷爾蒙方面益處的植化素異黃酮(phytochemical isoflavones)。這全都是好處,尤其是在天貝還能承載大量風味的時候。

5+ 植物點數
可製作4份搭配
炸根芹菜條的
三明治

約230克天貝

1/4 低鈉日本醬油或醬油

1/4 茶匙孜然粉

1/8 茶匙煙燻紅椒粉

1/4 杯蘋果醋

2 茶匙100%楓糖漿或椰棗糖漿

噴霧式食用油,潤滑烤盤用(自由選項)

8 片酸種麵包或全穀類麵包

1 個大的成熟酪梨

8 片新鮮翠嫩的生菜葉

4 片8.5公分厚的番茄片炸芹菜根(第258頁)

1. 將天貝切成薄且短的條狀。裝在一個淺碗裡放在一旁備用。

2. 將日本醬油、孜然粉、紅椒粉、醋,還有楓糖漿放進一個小碗內攪拌在一起。將醬汁倒在天貝上,醃製至少30分鐘,翻面一次。

3. 當準備要烹煮時,先將烤箱預熱到攝氏約180度。在一個大烤盤裡鋪上烘焙紙或不沾矽膠烘焙墊,或者噴上少許噴霧式食用油(如果有用的話)。

4. 將醃製好的天貝條放在烤盤上,每條之間留一點空隙。烘烤15到18分鐘至稍微上色,中途翻面。或者,如果想要更酥脆的培根,你可以在平底鍋中煎炸單層的天貝條,每面3到4分鐘,煎到呈金黃色且酥脆即可。

5. 在組合每一個三明治時,將麵包烤好,4片麵包的每一片都放上1/4個酪梨,然後疊上2片生菜、1片番茄,還有煮好的培根。搭配芹菜根上桌。

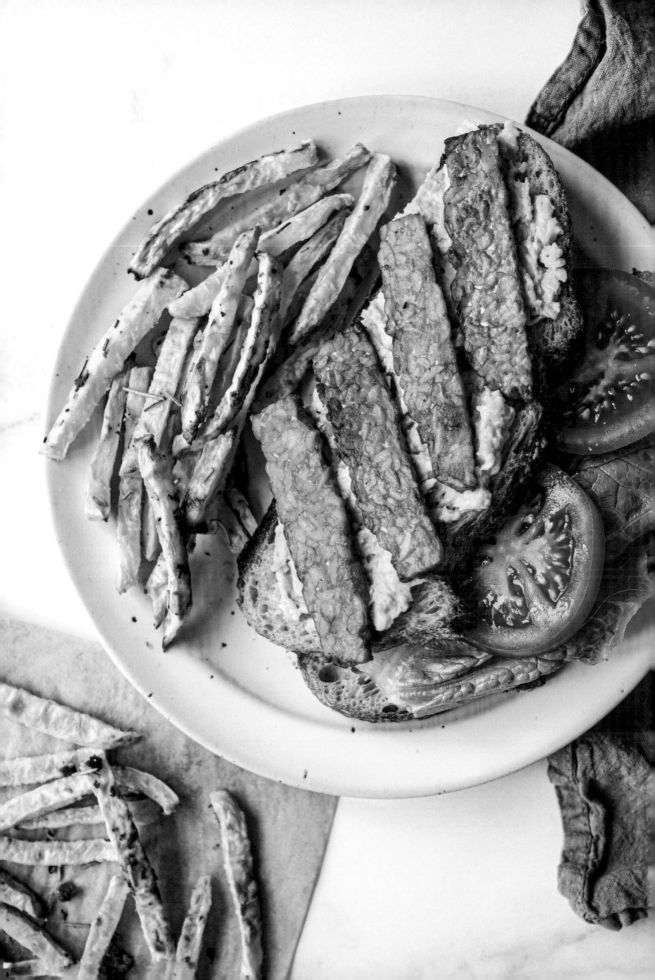

炸芹菜條（芹菜根）

CELERIAC (CELERY ROOT) FRIES

1植物點數

4人份

芹菜根是蔬菜世界最大的祕密之一，它是一種根莖類蔬菜，嫩芽有著隱約類似芹菜的風味，帶有堅果的味道。

1個大的或2個小的根芹菜

1茶匙蒜粉

1茶匙乾的迷迭香

半茶匙洋蔥粉

半茶匙鹽

半茶匙新鮮研磨的黑胡椒

橄欖油，用來淋在成品上

1. 將烤箱預熱到攝氏約205度。在烤盤內鋪上烘焙紙或不沾矽膠烘焙墊。放在一旁備用。

2. 將一湯鍋的水用中火煮開。

3. 將芹菜根去皮切成厚薯條的形狀，大約6.4公分長。將芹菜根放入滾水中煮3分鐘，然後瀝乾並拍乾。

4. 將芹菜根放入烤盤，灑上蒜粉、迷迭香、洋蔥粉、鹽還有胡椒。淋上橄欖油，然後用手將香料揉進芹菜根裡。將芹菜根鋪成均勻的一層，烤30到35分鐘，烤至內軟外酥即可。

專業提示：
橄欖油能讓芹菜根像薯條一樣酥脆，不過你也可以用氣炸鍋。也可以用高湯來煮芹菜根，但它們的表面就不會那麼酥脆。

蒜味羽衣甘藍

GARLICKY KALE

2 植物點數

4 人份

這是一道靈活多變、美味可口的配菜，是酪梨蛋吐司（第233頁）、沒有牛肉的牛排套餐（第265頁），或你想用美味營養的蔬菜去補足任何一道料理配菜時的好搭檔。

1 湯匙橄欖油或 2 湯匙高湯

4 瓣大蒜，切成細末

2 把羽衣甘藍，去掉葉梗並切成薄薄的帶狀

鹽和新鮮研磨的黑胡椒

1. 將橄欖油或高湯放進一個大的長柄平底煎鍋裡用中火加熱。放入大蒜拌煮約30秒至散發出香味，小心不要把大蒜燒焦。

2. 加入羽衣甘藍和2湯匙的水或更多蔬菜高湯。蓋上密封蓋，讓羽衣甘藍蒸2分鐘。

3. 打開蓋子，用鹽和胡椒調味。繼續攪拌烹煮3到5分鐘，至羽衣甘藍變軟即可。

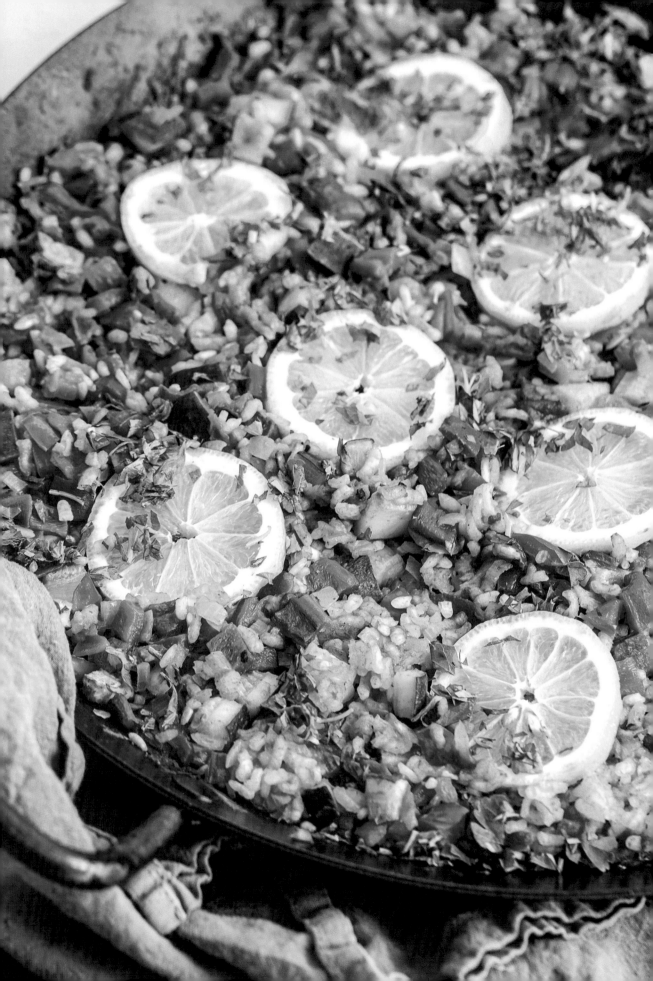

西班牙海鮮飯
PAELLA

9植物點數

4人份

番紅花是一種鳶尾科多年生球根植物，花期在秋季。番紅花的採收時間持續超過2週。在黎明前、趕在它們綻放前以人工採摘花朵。區區30克的番紅花就需要超過6000朵花和超過12小時的辛苦勞作，也因此為番紅花帶來「紅色黃金」的暱稱。在這道食譜中，帶有麝香、松香氣味的番紅花與帶有泥土味的煙燻紅椒粉、蒜香的甜味相得益彰。那是天堂般的美味。

1湯匙橄欖油或蔬菜高湯

1個中型黃洋蔥或白洋蔥切成細末

1罐烤紅甜椒，切碎

1個紅甜椒，去籽切碎

1根中型櫛瓜，切碎

2瓣大蒜，切成細末

2個番茄，去籽切碎

1撮番紅花絲

1茶匙煙燻紅椒粉

1/8茶匙卡宴辣椒粉

1杯短粒米（例如艾柏瑞歐米、日本壽司米、西班牙米）

2³/₄杯動力釋放腸道好菌高湯（第239頁）或蔬菜高湯

半杯新鮮的平葉荷蘭芹，切成細末

1個檸檬，切片

專業提示：

只要混合加入米之後，你就要抗拒再次進行攪拌的慾望，好讓鍋底能夠形成被稱為socarrat的酥脆鍋巴。取決於你鍋子的尺寸和爐子的爐頭，你可能會需要在烤箱裡完成上述步驟。蓋上鋁箔紙，然後在攝氏約180度的烤箱中直至米徹底熟透即可。

1. 在西班牙海鮮飯鍋或一個大的淺底炒鍋裡用中火加熱橄欖油。放入洋蔥、烤紅椒和甜椒烹煮約10分鐘，直到呈褐色同時體積縮小即可。

2. 加入櫛瓜、大蒜、番茄、番紅花、紅椒粉還有卡宴辣椒粉，以中火烹煮，持續攪拌，再煮10分鐘至蔬菜變軟即可。

3. 加入米和高湯，攪拌一次使其混合，然後搖動鍋子，讓米和蔬菜均勻分布。轉成中小火燉煮22到25分鐘。確認大部分的湯汁都被吸收，而且最上層的米差不多都已變軟。如果因為某種原因你的米還沒有煮熟，多加入1/4杯水或高湯繼續燉煮（你也可以用烤箱完成；參見專業提示。）

4. 將鍋子從火源上移開，用密封蓋或鋁箔紙蓋起來休息5分鐘（這會讓米飯被蒸熟）。用新鮮荷蘭芹和檸檬片裝飾。

簡易卡布里義大利麵

EASY CAPRESE PASTA

4+ 植物點數

4人份

經典風味的全新詮釋。卡布里結合了番茄、羅勒，還有莫札瑞拉，一道呼應了義大利國旗色彩的義大利經典美食。不過豆腐菲達起司出現了……任何懷疑都會被熱情和滿足取代。

約 450 克整顆的小番茄

1 湯匙橄欖油

半茶匙鹽

1/4 茶匙新鮮研磨的黑胡椒

1 撮壓碎的紅辣椒片（自由選項）

3 瓣大蒜，切成細末

約 340 克全麥蝴蝶麵、筆管麵、水管麵，或者你自選的其他種類義大利麵

一半分量的自製豆腐菲達起司（第 84 頁）

半杯撕碎的新鮮羅勒

半茶匙巴薩米克醋

1. 將烤箱預熱到攝氏約 205 度。

2. 將小番茄放入一個可用於烤箱的烤盤內，淋上橄欖油、鹽、黑胡椒還有紅辣椒片（如果有用的話）。烤 20 分鐘，然後邊攪拌邊加入大蒜。放回烤箱再烤 5 分鐘，或烤到番茄開始「爆開」、可以輕鬆地用湯匙背面壓碎即可。將番茄從烤箱中取出並攪拌，輕輕地將番茄弄碎成醬汁狀。

3. 在烤番茄的同時，將一大湯鍋的水煮開並放入義大利麵。依照包裝上的指示煮到剛好彈牙的程度。瀝乾，預留 2 湯匙煮麵水，然後將義大利麵放回還有餘溫的鍋子裡。

4. 將番茄和 1 湯匙煮麵水一起加入鍋子裡，攪拌混合。攪拌加入豆腐菲達起司、羅勒及醋，並立刻上桌。如果醬汁太稠的話，加入剩餘的 1 湯匙煮麵水稀釋。

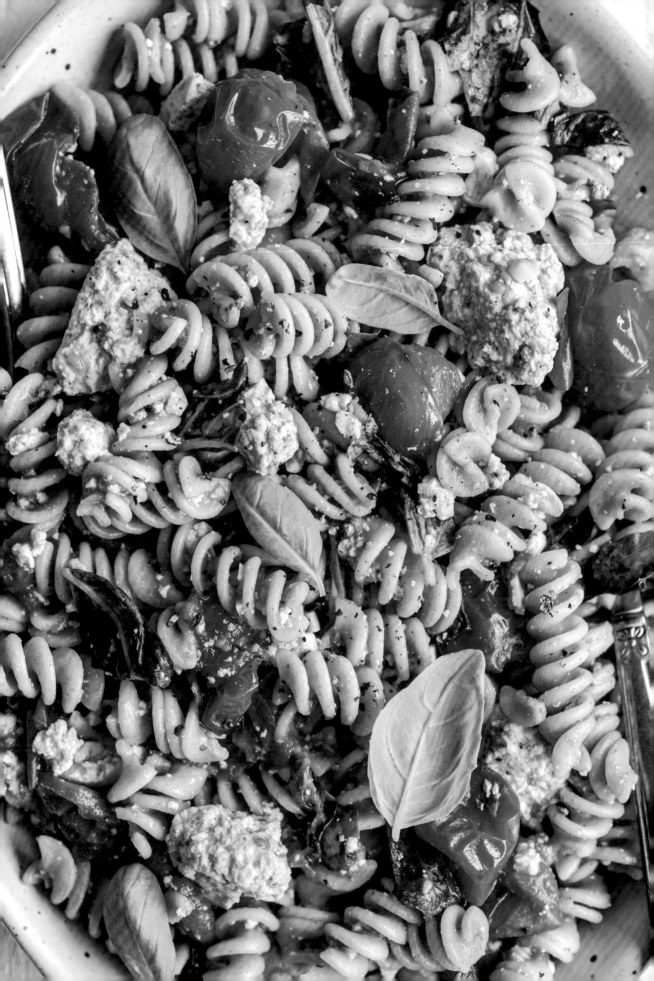

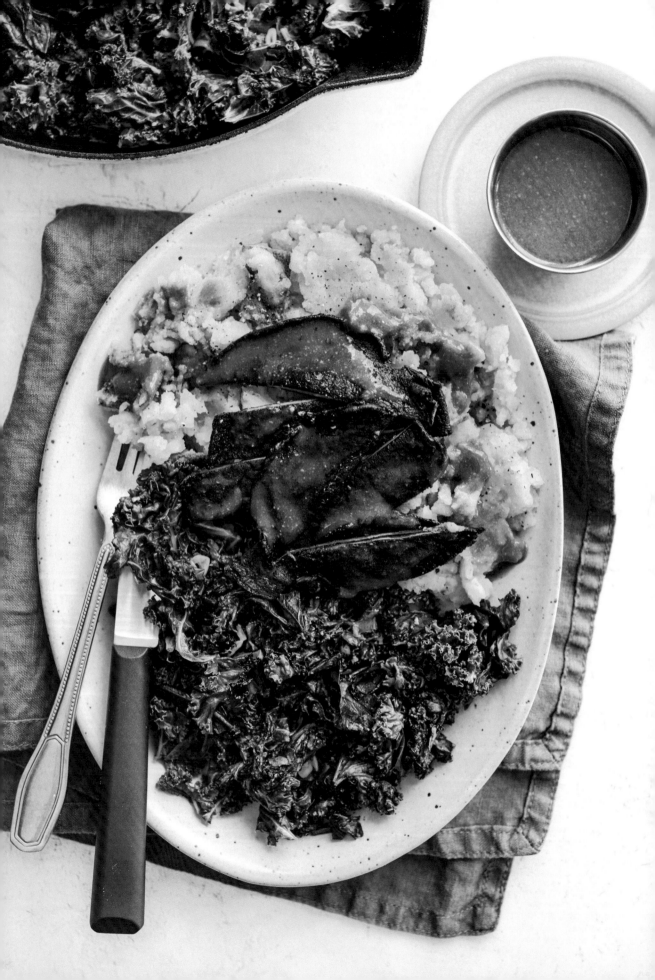

沒有牛肉的牛排套餐

WHERE'S THE BEEF? STEAK PLATE

4人份

這道菜留存了每一件你所喜愛的傳統牛排 - 馬鈴薯餐點的精髓，在火上燒烤、香氣撲鼻的煙燻風味、牛排醬（還有用來清理多餘醬汁的馬鈴薯泥！）這些我們全都有……可是，牛肉在哪？相信我，你不會想念它的。而牛兒們會感激地哞哞叫著你的名字。這不是一則食譜，這是一個系列。這份食譜的目的是做出能擺滿整張桌子的菜，是一次與家人和朋友分享的體驗。我們會列出選項，你可以選擇你自己的餐桌冒險。想要有傳統牛排館的氛圍？把那些蘑菇塗抹上一層厚厚的牛排醬。想要來一次阿根廷牛排館的體驗？用快速芫荽阿根廷青醬（第170頁）塗滿蘑菇和馬鈴薯。你會選馬鈴薯泥或是馬鈴薯沙拉？還是你會選擇也來點蒜味羽衣甘藍？老實說，你都不會出錯，而且你會覺得快樂。

波特菇素牛排

PORTOBELLO STEAKS

1 植物點數
可製作 8 片磨菇排／4 份

這則食譜是受到北卡羅萊納州艾許維爾植物餐廳排餐的啟發。你也可以用這道素牛排作為三明治的夾餡或者放在你喜歡的義大利麵旁邊。

8 個波特菇，將菇柄去除、菌摺清理乾淨（這一步是非必須的，可以讓「牛排」看起來更乾淨）。

3 湯匙烤肉醃醬（食譜見下方）

橄欖油

1 杯市售烤肉醬

1/3 杯水或高湯

烤肉醃醬
（參見專業提示）

1 湯匙鹽

1 湯匙煙燻紅椒粉

2 茶匙黑胡椒

2 茶匙蒜粉

1 茶匙洋蔥粉

1/4 茶匙乾牛至

半茶匙奇波雷辣椒粉

1 批自製牛排醬（見對頁）

1. 清理蘑菇並拍乾。將烤箱預熱到攝氏約 205 度。將烤盤內鋪上像是 Silpat 等廠牌的不沾矽膠烘焙墊或烘焙紙，放在一旁備用。

2. 製作烤肉醃醬：將所有的醃醬材料放進密封盒裡（這可以在儲藏室存放 6 個月。）

3. 在一個大的鑄鐵長柄平底煎鍋內淋上一層薄薄的橄欖油，用中大火加熱。放入蘑菇，然後再放上另一個重的鍋子幫忙把蘑菇壓進煎鍋裡。外加的這個鍋子能幫助蘑菇釋放汁液、變得酥脆。5 分鐘後將壓蘑菇的鍋子移開，翻面重複上述步驟再煎 5 分鐘，或煎到蘑菇變薄而且邊緣開始變得酥脆即可。如果你要把 8 個蘑菇全部用掉的話，你可能會需要分批進行。

4. 將上面的重鍋移開，把 1 湯匙半的烤肉醃醬淋在蘑菇上，用食物夾盡可能將調味料按壓進蘑菇裡。翻面，然後淋上剩餘的 1 湯匙半醬料重複上述做法。每面再多煮幾分鐘，讓醬料能被煮進蘑菇裡。

5. 在烹煮蘑菇的同時，將烤肉醬和水放進一個大的淺碗內攪打混合。為避免混淆，這裡的烤肉醬指的是你從商店中購得的（選你喜歡的），不是你會用在素牛排上的烤肉醬。將煎鍋從火源上移開，用食物夾將蘑菇放進烤肉醬碗裡，翻動使其均勻裹上醬汁。

6. 將蘑菇放在準備好的烤盤上，盡量將多餘的醬汁抖落。烘烤 12 分鐘，中途翻面。或者你也可以不用烤箱，而是用燒烤架完成烤蘑菇：燒烤 8 到 10 分鐘，直到邊緣微焦、中間軟嫩多汁即可。

7. 取出後靜置幾分鐘，然後切成薄薄的長條。

專業提示：

如果你沒有製作烤肉醃醬的時間或材料，就簡單地將煙燻紅椒粉、鹽、洋蔥粉和蒜粉各半茶匙混合在一起即可。

自製牛排醬
HOMEMADE STEAK SAUCE

可製作1杯

這款醬汁是風味放大器。你可以用這款牛排醬賦予美味的波特菇素牛排全新的格局。你也可以隨心所欲地將這款醬料用在其他地方，像是用在烤豆腐或天貝塊上。

¹⁄₄杯巴薩米克醋	¹⁄₄茶匙猶太鹽
2湯匙素食伍斯特醬，例如安妮牌（Annie's）伍斯特醬	¹⁄₄茶匙新鮮研磨的黑胡椒
	1撮卡宴辣椒粉
3湯匙番茄醬	1個大的蒜瓣，壓成蒜泥
1湯匙第戎芥末	
2湯匙葡萄乾	1個柳橙的果汁（大約3湯匙）
¹⁄₄茶匙芹菜籽	

1. 取一中型平底深鍋以中火加熱，放入 ¹⁄₄杯水、醋、伍斯特醬、番茄醬、芥末、葡萄乾、芹菜籽、鹽、黑胡椒、卡宴辣椒粉和大蒜。煮開後將火關小，燉煮10分鐘，偶爾攪拌一下。

2. 加入一半柳橙汁，再繼續燉煮5分鐘。用細網目的過濾器過濾（或者把葡萄乾拿掉），將醬汁放回平底深鍋內。加入剩餘的柳橙汁，然後用鹽和胡椒調味。醬汁在冷卻變稠的過程中會繼續變化。想要做出濃稠一點的醬汁，就繼續以小火烹煮至達到想要的濃稠度即可。

3. 放在冰箱可保存1週；剩餘醬汁也可以冷凍起來，下次使用時解凍、加熱並放涼。

專業提示：

牛排醬的味道會隨著時間越變越好。前一天製作完成並存放在冰箱是很棒的做法。

馬鈴薯泥
MASHED POTATOES

1植物點數
4人份

白肉馬鈴薯是抗性澱粉的絕佳來源，嚴格說來，抗性澱粉不是纖維，但它的作用（益生元）與纖維完全相同，所以也可以把它當成纖維看待。你每加熱並冷卻馬鈴薯一次都能增加抗性澱粉的生成。這是在你考慮到腸道微生物時可以使用的廚房小技巧。

2個大的褐皮馬鈴薯	調味用的鹽和新鮮研磨的黑胡椒
半杯到1杯低鈉蔬菜高湯或動力釋放腸道好菌高湯（第239頁）	

1. 將馬鈴薯切成大塊放進一個湯鍋裡，加水淹過馬鈴薯。煮開後轉成中火，烹煮15到20分鐘，直到馬鈴薯變軟、用叉子可以輕鬆刺入即可。

2. 把水瀝乾後再將馬鈴薯放回湯鍋裡。加入半杯蔬菜高湯，將馬鈴薯搗碎到想要的濃稠度，需要的話可加入更多蔬菜高湯。依口味用鹽和胡椒調味。

草本馬鈴薯沙拉
HERBED POTATO SALAD

5+ 植物點數

4人份

一份令人滿意的草本馬鈴薯沙拉很難被超越，而且作為其他夏日時光榮耀的配餐來說是極為靈活萬用的。

約 680 克紅皮馬鈴薯，擦洗乾淨

鹽

1/3 杯袋裝新鮮平葉荷蘭芹，可為調味準備更多

1/4 杯切成薄片的蔥（蔥白和蔥綠），可為調味準備更多

2湯匙鮮榨檸檬汁，可為調味準備更多

1茶匙半第戎芥末，可為調味準備更多

1瓣大蒜，切成細末

新鮮研磨的黑胡椒，可為調味準備更多

1/4 杯橄欖油或高湯

讓它更強大！
（非必須配料）：

切半的番茄

更多切好的蔥（蔥白和蔥綠）

更多切碎的香草

1. 將馬鈴薯放進一個燉湯用的大湯鍋裡，加入1大撮鹽，加水到超過馬鈴薯5公分處。煮開後轉成小火，燉煮5到8分鐘到馬鈴薯剛好變軟，注意不要煮過頭了。

2. 瀝乾，留下2湯匙煮馬鈴薯的水，然後把馬鈴薯放涼，切成厚0.6公分的片狀。

3. 將荷蘭芹、蔥、檸檬汁、芥末、大蒜、1撮鹽，還有1撮胡椒放入食物處理機裡，斷續攪打7或8次，直到食材被大略切碎。在馬達還在運轉時，把預留的煮馬鈴薯水和橄欖油淋進去讓醬汁綿密，需要時停下來刮一下內壁。

4. 試味，想要的話可以加入更多的鹽、檸檬汁、芥末、荷蘭芹，或者是蔥。將醬汁倒在馬鈴薯上，輕輕地用折疊的方式混合，小心不要把馬鈴薯壓碎。這道菜可以冷吃或常溫享用。

專業提示：
這是一道用馬鈴薯搭配荷蘭芹做成的傳統馬鈴薯沙拉，不過你也可以來點新花樣，換成芫荽或羅勒。

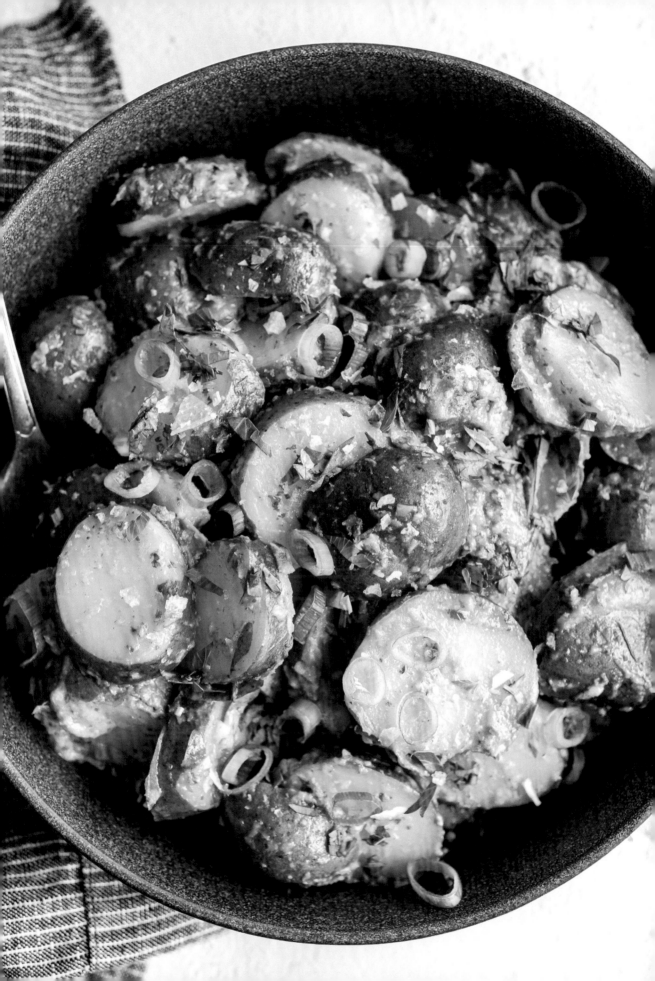

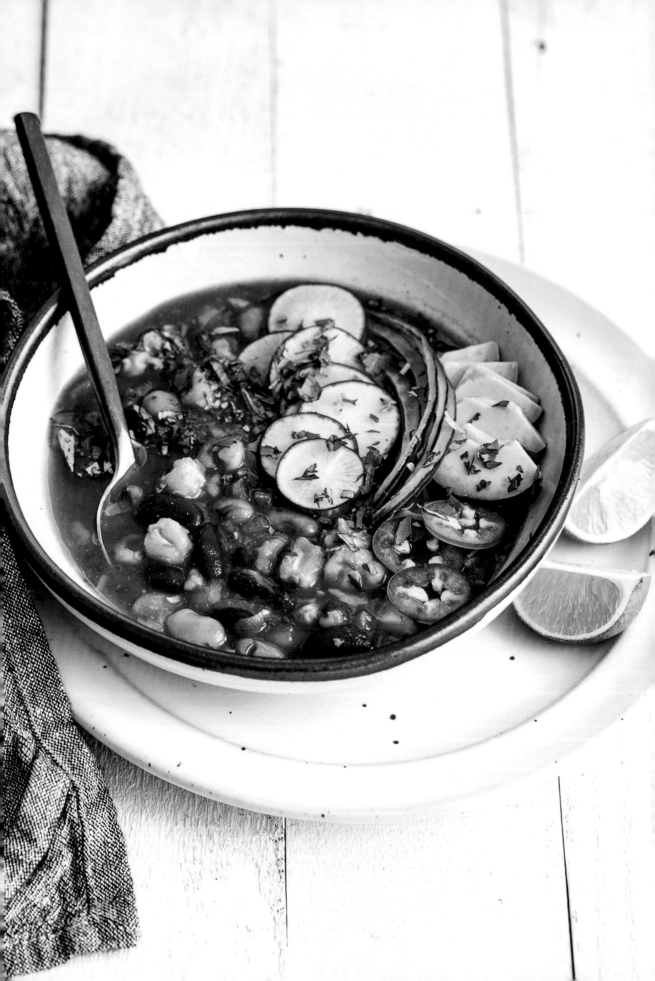

墨西哥玉米燉肉湯
POZOLE

9+ 植物點數

6人份

玉米糝是傳統墨西哥燉菜——墨西哥玉米燉肉湯裡的主要食材。玉米糝是將乾玉米浸泡在鹼性溶液裡製成的,這樣的做法能提高玉米的營養價值。

3 或 4 個乾瓜希柳辣椒(guajillo chili peppers)或乾安喬辣椒(ried ancho chilis)

4¹/₄ 杯蔬菜高湯或動力釋放腸道好菌高湯(第239頁)

1個大的白洋蔥或黃洋蔥,切成細末

鹽

4 瓣大蒜,切成細末

1 湯匙孜然粉

半杯番茄糊

2 片月桂葉

2 罐 15 盎司的罐裝斑豆,沖洗乾淨並瀝乾

1 罐 15 盎司的罐裝芸豆,沖洗乾淨並瀝乾

1 罐 15 盎司的罐裝玉米糝,沖洗乾淨並瀝乾

¹/₃杯切碎的芫荽

1 個萊姆的萊姆汁

讓它更強大!
(非必須配料):

切碎的酪梨

切成薄片的櫻桃蘿蔔和／或墨西哥辣椒

切成細末的紅洋蔥

切成絲的綠色卷心菜

1. 去掉辣椒蒂,沖洗,盡可能將辣椒籽去除然後拍乾。

2. 將一個燉湯用的大湯鍋以中火加熱。放入辣椒炙烤30秒左右,用鍋鏟或食物夾將它們壓下,然後翻面再炙烤30秒,小心不要燒焦。把辣椒取出放在一旁備用。

3. 在還有餘溫的鍋子裡放入 ¼ 杯蔬菜高湯,然後放入洋蔥和1撮鹽。持續攪拌烹煮5分鐘,直到洋蔥變得軟嫩即可。加入大蒜和孜然,邊攪拌邊煮1分鐘。加入番茄糊,邊攪拌邊煮1分鐘。

4. 加入炙烤過的辣椒、月桂葉、斑豆、芸豆、玉米糝、剩下的4杯高湯,還有1杯水。加鹽調味。煮到滾轉成小火,燉煮約45分鐘。鍋子裡的混合物應該會減少而且變得相當濃稠。如果需要的話加更多水進去。

5. 取出辣椒和月桂葉。攪拌加入芫荽和萊姆汁。如果想要的話,可以加入更多的鹽、萊姆汁還有增壓配料。

專業提示:
這道食譜可以很好地冷凍起來,而且能輕鬆地減半,做成更小的分量。

絕對素食印度咖哩
VERY VEGGIE INDIAN CURRY

10植物點數

4人份

雖然葛拉姆瑪薩拉香料有許多版本存在，不過基礎通常是孜然、薑黃、辣椒、薑還有大蒜的混合。如果你的香料不全，我也對此提出調整的建議。

3茶匙特級初榨橄欖油或蔬菜高湯

3杯花椰菜的小花，大約是半顆大的花椰菜

3個中型的育空黃金馬鈴薯，切成小塊

3根中型的胡蘿蔔，切碎

1個中型洋蔥，切碎

1茶匙孜然籽

2瓣大蒜，切成細末

1湯匙磨碎的新鮮生薑

1茶匙薑黃粉

1/4茶匙卡宴辣椒粉（自由選項），或用來調味

半茶匙葛拉姆瑪薩拉香料（或更多咖哩粉，用來調味）

1茶匙黃咖哩粉

半茶匙芫荽粉（自由選項）

半茶匙鹽，可加更多用於調味

1/4茶匙新鮮研磨的黑胡椒，可加更多用於調味

1杯冷凍豌豆

1杯動力釋放腸道好菌高湯（第239頁）或蔬菜高湯

1杯椰奶或更多高湯

半茶匙檸檬皮屑

1湯匙鮮榨檸檬汁

2杯糙米飯，上菜用

切碎的新鮮芫荽，上菜用

1. 將2茶匙橄欖油放進一個大的長柄平底煎鍋以中火加熱。放入花椰菜、馬鈴薯、胡蘿蔔還有洋蔥。

2. 炒約7分鐘，或炒到蔬菜開始上色。如果開始黏鍋就加一些蔬菜高湯減少沾黏。

3. 將綜合蔬菜推到鍋邊，然後加入剩餘的1茶匙橄欖油及孜然籽。讓孜然籽爆香約1分鐘到散發出香味，然後拌入綜合蔬菜裡，加入大蒜和薑，再煮1分鐘，小心不要把綜合蔬菜燒焦。

4. 將薑黃、卡宴辣椒粉（如果有用的話）、葛拉姆馬薩拉香料、黃咖哩粉、芫荽粉（如果有用的話）、鹽還有胡椒混入。加入豌豆和高湯，再煮5到10分鐘，持續攪拌，直到蔬菜變得脆嫩即可。

5. 加入椰奶再煮幾分鐘到熱透。加入檸檬皮屑和檸檬汁然後試味，依個人口味可加入更多的鹽和胡椒。

6. 上桌時澆在溫熱的糙米飯上，並用切碎的芫荽裝飾。

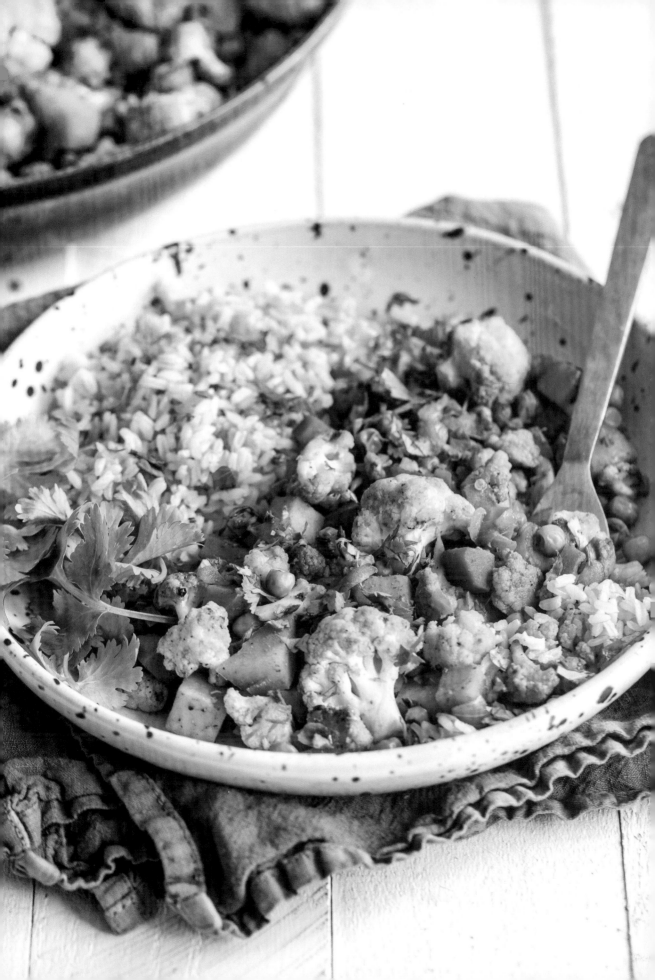

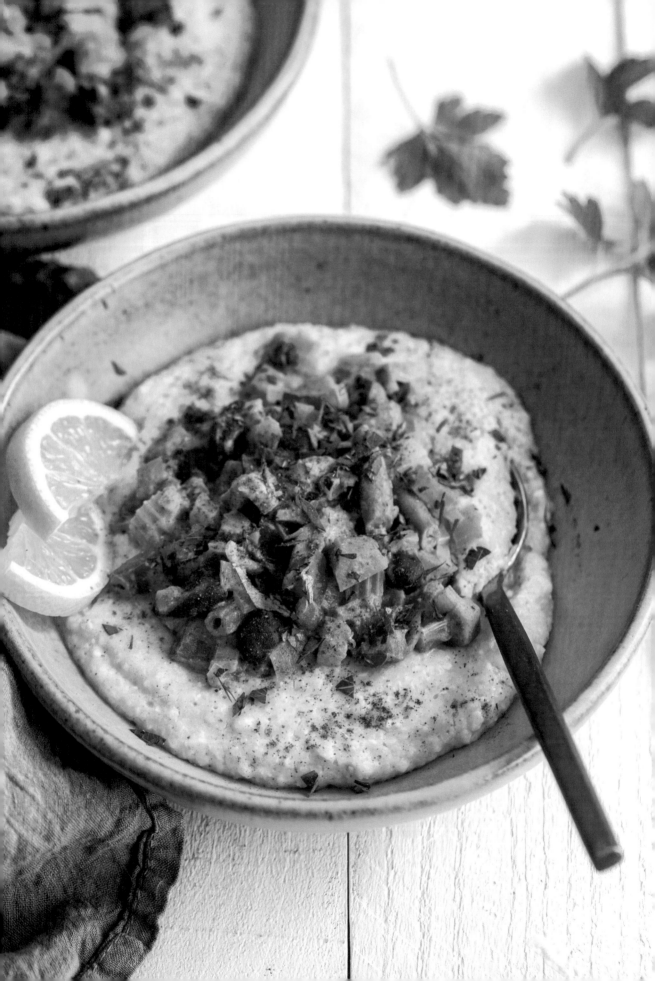

奶油肯瓊碗
CREAMY CAJUN BOWL

11 植物點數

4人份

芹菜、洋蔥和甜椒是肯瓊菜系和路易斯安那州克里奧爾菜系中的神聖三位一體，通常會結合在一起使用的食材三重奏。這些食材構成路易斯安那州地方菜系中的數種經典菜餚，例如像是秋葵濃湯（gumbo）、什錦飯（jambalaya）還有燴飯（étouffée）。這個三位一體的組合演化自法式調味蔬菜，法式調味蔬菜包括了洋蔥、胡蘿蔔和芹菜。至於我們的奶油肯瓊碗，我們將同時為你帶來神聖三位一體和法式調味蔬菜兩者，提供爆炸性的風味和多樣的植物，這會讓你跳起鄉村舞蹈並大喊「這太棒了！」

1杯蔬菜高湯或動力釋放腸道好菌高湯（第239頁）

1個中型的白洋蔥或黃洋蔥，切碎

1個甜椒，去籽並切碎

1杯切碎的芹菜

1杯切碎的胡蘿蔔

2杯切碎的番茄

1撮再加半茶匙的鹽

1¼杯你自選的非乳製品無糖乳品

1湯匙營養酵母

1杯快煮玉米粥

2湯匙肯瓊香料（參見專業提示）

1杯冷凍四季豆

1罐15盎司裝的罐裝芸豆，瀝乾並沖洗乾淨

半杯腰果

1茶匙鮮榨檸檬汁

讓它更強大！
（非必須配料）：

切碎的新鮮平葉荷蘭芹

檸檬角

1. 將¼杯蔬菜高湯放進燉湯用的湯鍋或鑄鐵荷蘭鍋以中火加熱。把洋蔥、甜椒、芹菜、胡蘿蔔還有番茄與1撮鹽一起放入鍋中煮10到15分鐘到蔬菜變軟、湯汁減少，需要的話加入一點點水或高湯。

2. 在烹煮蔬菜的同時煮玉米粥。將2杯水和非乳製品乳品、營養酵母及鹽放進一個中型長柄平底深鍋裡用中火加熱。煮到小滾，然後慢慢地邊攪拌邊將玉米粥加入鍋子裡。在你把玉米粥倒進鍋裡時，持續攪拌以免結塊。轉成小火燉煮10到15分鐘，根據外包裝建議時間而定，煮至濃稠綿密即可。

3. 將1湯匙肯瓊香料粉、四季豆還有芸豆邊攪拌邊加入綜合蔬菜裡，用中小火再燉煮5到10分鐘。

4. 在烹煮蔬菜的同時，將腰果、檸檬汁、剩下的¾杯高湯還有剩下的1湯匙肯瓊香料粉放進攪拌機或食物處理機裡，攪打至綿密滑順，需要的話刮一下內壁。視你的攪拌機馬力而定，你可能需要額外再加1、2次高湯。將半杯腰果混合物加進煮好的玉米粥裡，其餘的加進煮好的蔬菜裡。將火力調成小火。

5. 當準備好可以上菜時，將玉米粥分裝在四個碗裡，上面放上肯瓊混合物。想要的話可以用切碎的荷蘭芹和檸檬角裝飾。

專業提示：
自製肯瓊香料粉：將2茶匙煙燻紅椒粉、¼茶匙鹽、半茶匙蒜粉、半茶匙新鮮研磨的黑胡椒、半茶匙洋蔥粉、半茶匙乾牛至、¼茶匙卡宴辣椒粉，還有¼茶匙乾百里香混合在一起。

地瓜秋葵碗

SWEET POTATO & OKRA BOWL

4到6人份

我們的家鄉，南卡羅來納州查爾斯頓，是一個迷人的南方沿岸城市，是古拉人和他們的非裔美國人歷史與飲食傳統的故鄉。幾個世紀以前，古拉人被奴役的西非祖先將米、秋葵和長豆（cowpeas）帶來這個地區。皇帝豆、玉米和番茄已經成為這個區域的原生種。羽衣甘藍、蕪菁葉和山藥也是被奴役的人們廚房中的日常必需品。你可以看得出來，在查爾斯頓，食物和歷史是密不可分的。這些食譜受到了古拉傳統的啟發。來享用一桌豐盛的美味佳餚吧！

豆子和綠葉蔬菜

5 植物點數

1 杯乾的黑眼豆，浸泡隔夜並沖洗乾淨（或者用 3 杯煮熟的黑眼豆）

1 個白洋蔥或黃洋蔥，切成細丁

1 個青椒，切丁

2 杯半杯動力釋放腸道好菌高湯（第239頁）或蔬菜高湯

6 瓣大蒜，切丁

2 片月桂葉

1 茶匙素食伍斯特醬

辣醬（如果想用的話）

鹽

1 茶匙日本醬油或液態胺基調味液態氨基調味醬油

1/4 茶匙壓碎的紅辣椒片（自由選項）

半茶匙煙燻紅椒粉

約 450 克羽衣甘藍，去除葉梗並切成非常薄的帶狀

1 茶匙蘋果醋

蜜地瓜

2 植物點數

567 克地瓜，去皮並切成3.8公分的小塊（約4杯）

2 到 3 湯匙 100% 楓糖漿

2 湯匙動力釋放腸道好菌高湯（第239頁）或蔬菜高湯

2 茶匙鮮榨檸檬汁

半茶匙鹽

新鮮研磨的黑胡椒

烤秋葵

1 植物點數

約 450 克秋葵，沖洗乾淨並拍乾

1 到 2 茶匙酪梨油或橄欖油

1/4 茶匙蒜粉

1/4 茶匙鹽

1/8 茶匙卡宴辣椒粉

1/4 茶匙煙燻紅椒粉

新鮮研磨的黑胡椒

市售烤肉醬，上菜用

1. 將浸泡好瀝乾的黑眼豆、洋蔥、青椒、2杯高湯、2瓣大蒜，還有月桂葉放進一個大湯鍋裡。煮開後轉成小火煮45到50分鐘，煮到豆子變軟但未爛糊。如果你用的是煮熟的豆子，用小火燉煮10到15分鐘，徹底熱透即可。邊攪拌邊加入伍斯特醬，用辣醬和鹽調味。

2. 在煮豆子的同時做蜜地瓜。將烤箱預熱到攝氏約205度。鋪一層地瓜在23×33公分的焗烤盤裡。取一小碗或量杯，將1湯匙楓糖漿、高湯、檸檬汁、鹽和胡椒放入碗內攪打混合。將混合物倒在地瓜上拌勻，使所有地瓜都裹上醬汁。用鋁箔紙或者用烤箱適用的蓋子稍微遮蓋，烘烤25分鐘。將覆蓋物移開，攪拌並再次烘烤到非常軟嫩即可，需時約30分鐘，偶爾攪拌一下。從烤箱中取出，邊攪拌邊加入1湯匙楓糖漿。上菜時再將蓋子打開。

3. 製作烤秋葵。修剪秋葵，去除蒂頭和尾端，然後縱向對半切開。將秋葵放進一個大碗裡，加進酪梨油、蒜粉、鹽、卡宴辣椒粉、紅椒粉和胡椒。仔細按摩，盡可能讓秋葵裹上上述混合物。鋪一層秋葵在有邊框的烤盤裡，烘烤20分鐘，中途攪拌一下，烤到稍微上色並變軟即可。

4. 將剩下的半杯高湯、剩餘4瓣大蒜的蒜末、日本醬油、煙燻紅椒粉還有紅辣椒片（如果有用的話）放入一個大的長柄平底煎鍋裡煮開。加入羽衣甘藍，轉成中小火烹煮10到15分鐘，間或攪拌。加入醋，並用鹽、胡椒或更多辣醬調味。用小火在爐子上保溫。

5. 上菜時，將煮好的豆子和綠葉蔬菜、蜜地瓜與酥脆的秋葵堆疊起來。灑上烤肉醬和更多的辣醬。

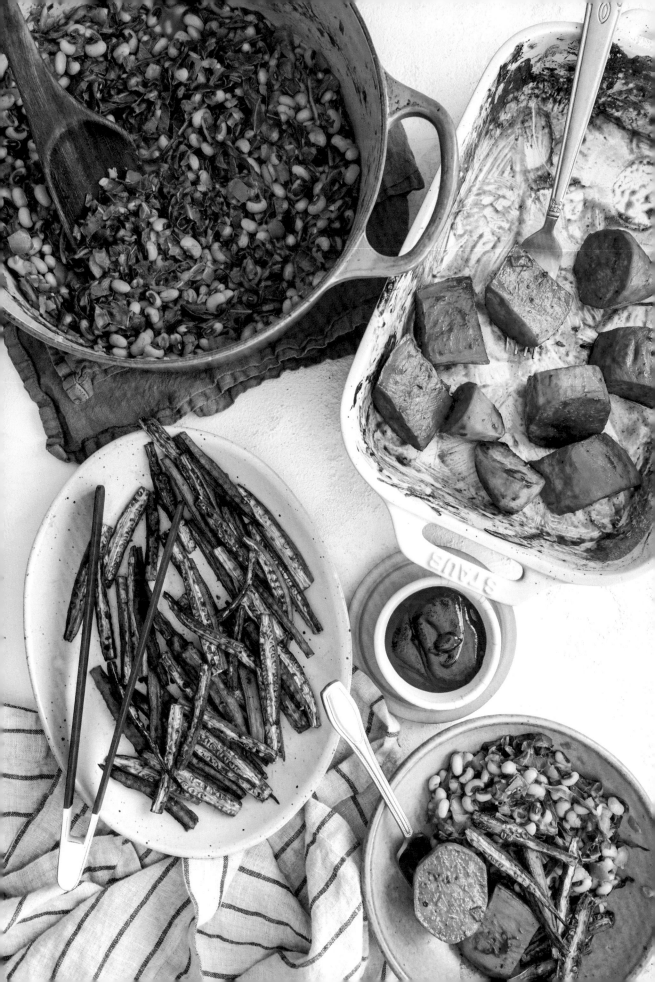

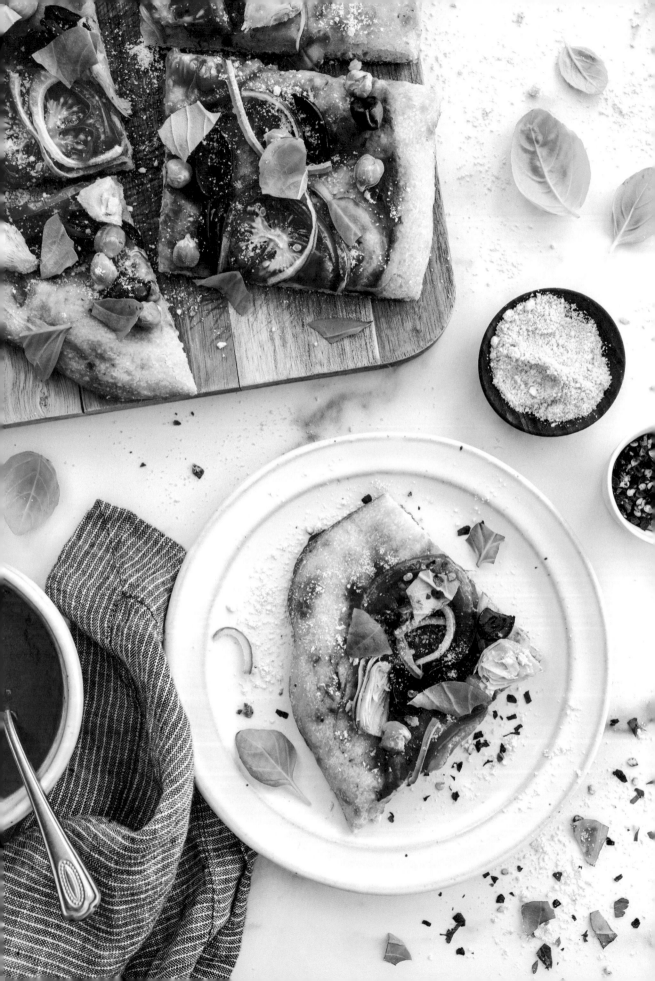

托斯卡尼薄餅
TUSCAN FLATBREAD

6+ 植物點數
4人份

大家都愛披薩，不過我們大多數人都不愛剩下的食物、消化問題，或者是來自飽和脂肪的多餘熱量。來點健康的替代品如何？起司掰掰，腰果帕馬乾酪你好。再會了，白麵餅皮，哈囉，酸種披薩餅皮。你可以用自己既美味又健康的方式吃披薩。

1個預製全麥披薩麵團或1份酸種披薩餅皮（第325頁）

1/3杯披薩醬

1個中型番茄，切成薄片

1/3杯罐裝朝鮮薊心，切片

1/4杯對半切開的黑橄欖（大約12顆）

1/4杯煮熟的鷹嘴豆，如果用罐裝的要瀝乾並沖洗乾淨

1/4杯切成薄片的紅洋蔥

壓碎的紅辣椒片（自由選項）

1撮片狀海鹽（自由選項）

橄欖油，用來刷在披薩上（自由選項）

1/3杯腰果帕馬乾酪（Cashew Parm〔參見專業提示〕）

1把撕碎的羅勒

專業提示：

腰果帕馬乾酪的做法：將半杯生腰果、1/4杯杏仁片（或是去皮的杏仁）、3湯匙營養酵母、1湯匙蒜粉還有1撮鹽放進攪拌機或食物處理機裡底部。攪打成非常細緻的粉末即可。

1. 將烤箱預熱到攝氏約230度。

2. 輕輕地桿開麵團，放在灑了少許玉米粉或鋪了烘焙紙的披薩烘焙石板上，或者是一個大的長方形烤盤裡。放進烤箱烤7到8分鐘，至剛好稍微呈金黃色即可。

3. 將麵團輕輕地從烤箱中取出，放在耐熱檯面或爐子上。用湯匙背面將披薩醬均勻地塗抹在麵團上，用轉圈的方式使醬汁均勻分布，然後放上番茄片、朝鮮薊心、切半的黑橄欖、鷹嘴豆還有紅洋蔥。如果想要的話，可以灑上紅辣椒片和1小撮薄片海鹽（flaky sea salt）。刷上一點點橄欖油能讓餅皮顏色更金黃。

4. 放回烤箱裡再烤10到12分鐘。取出並灑上大量的腰果帕馬乾酪。放涼5分鐘，然後灑上羅勒。切片上桌。

將你的地瓜遊戲升級！

TAKING YOUR SWEET POTATO GAME TO THE NEXT LEVEL!

你以為你很瞭解地瓜，但真的是這樣嗎？ 你知道其實地瓜是塊根，而一般的馬鈴薯是地下莖嗎？ 或者，你知道地瓜這種植物在溫暖的溫度下生長得最好嗎？（這也大概說明了為什麼北卡羅來納州是美國最大的地瓜產區）又或者，你知道地瓜中的膳食纖維在研究中已被證明對你的腸道微生物有益，而且能促進短鏈脂肪酸生成嗎？ 這些塊根中包含著如此多愛，讓我們提供你4種享用它們的方法。不過，按照慣例，你應該想辦法藉由添加「非必須配料」和提高植物點數將這些食譜化為己用。以下是正確處理地瓜的一些提示。

- 理想的地瓜應該要光滑緊實，沒有發軟的斑點或傷痕。
- 地瓜只能在烹煮前清洗，因為水汽會引起腐敗。
- 未清洗的地瓜在乾燥陰涼的地方可以存放好幾週、甚至好幾個月。
- 不過不是在你的冰箱裡！把地瓜存放在冰箱裡會引起變味，而且中間的芯會變硬。記住，它們喜歡暖和的溫度！

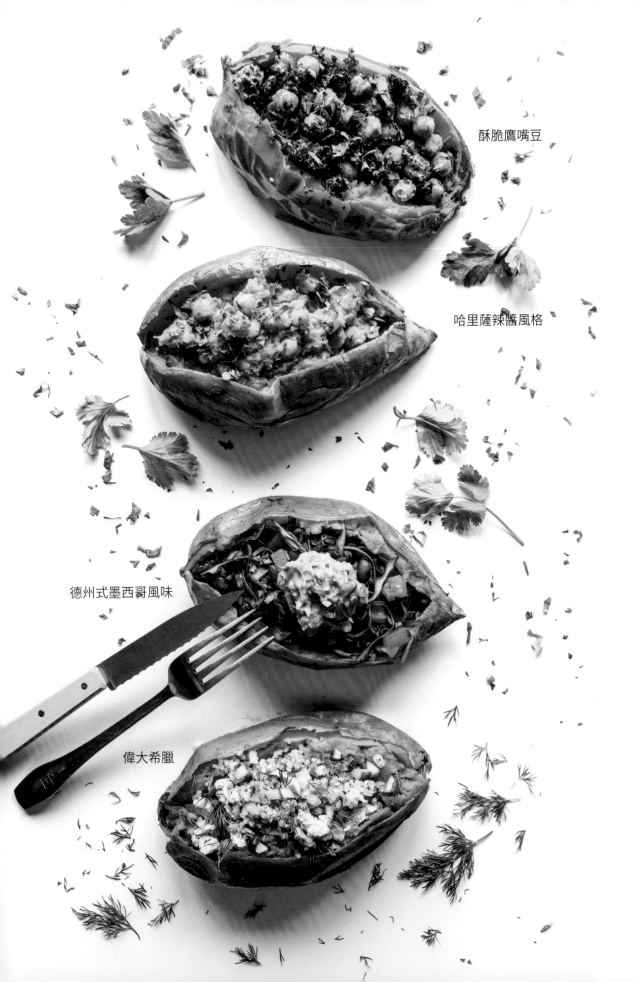

酥脆鷹嘴豆

哈里薩辣醬風格

德州式墨西哥風味

偉大希臘

地瓜吧

哈里薩辣醬風格
HARISSA STYLE

6植物點數
4人份

4個大的地瓜,擦洗乾淨

1罐15盎司裝的罐裝鷹嘴豆,瀝乾並沖洗乾淨

2湯匙中東芝麻醬

2到3茶匙哈里薩辣醬,調味用

2到3湯匙鮮榨萊姆汁

橄欖油,作為淋醬(自由選項)

新鮮芫荽,作為配料(自由選項)

1. 將烤箱預熱到攝氏約205度。用叉子的尖端在地瓜上戳幾個洞,然後將地瓜放進一個有邊框的烤盤內送入烤箱。烘烤45到50分鐘到地瓜剛好變軟。

2. 在烹煮地瓜的同時,另取一小碗,將鷹嘴豆、中東芝麻醬、哈里薩辣醬和萊姆汁在碗內混合。輕輕地將一些鷹嘴豆在中東芝麻醬裡搗碎。

3. 將地瓜由烤箱中取出切開,拿出大約一半的地瓜肉。將地瓜肉加進鷹嘴豆混合物中攪拌在一起,然後舀回地瓜裡。

4. 如果想要的話可以淋上一點點橄欖油,然後放回烤箱再烤5到10分鐘到徹底熱透。從烤箱中取出並用新鮮芫荽裝飾(如果想要的話)。

地瓜吧

酥脆鷹嘴豆
MASHED POTATOES

6植物點數
4人份

4個大的地瓜,擦洗乾淨

4杯撕碎的羽衣甘藍葉

1罐15盎司裝的罐裝鷹嘴豆,瀝乾並沖洗乾淨

1到2茶匙橄欖油

1/4茶匙孜然粉

1/4茶匙煙燻紅椒粉

2湯匙中東芝麻醬

2湯匙鮮榨檸檬汁,可準備更多用於調味

1/4茶匙壓碎的紅辣椒片(自由選項),可準備更多用於調味

1/4杯切碎的新鮮平葉荷蘭芹

鹽和新鮮研磨的黑胡椒,調味用

1. 將烤箱預熱到攝氏約205度。用叉子的尖端在地瓜上戳幾個洞,然後將地瓜放進一個有邊框的烤盤內送入烤箱。烘烤45到50分鐘到地瓜剛好變軟。

2. 將羽衣甘藍和鷹嘴豆放進一個大碗裡並淋上橄欖油。加入孜然粉和紅椒粉,用手按揉混合,讓羽衣甘藍和鷹嘴豆裹上香料。在烤盤上鋪一層上述混合物,烘烤10分鐘,或烤到羽衣甘藍變得酥脆即可。從烤箱中取出,放回裝有中東芝麻醬、檸檬汁、紅辣椒片(如果有用的話)和荷蘭芹的碗裡。依個人口味用鹽和胡椒調味。

3. 將地瓜取出對半切開,小心不要整個切斷。按壓地瓜外側讓內裡變得蓬鬆,灑上一點鹽和胡椒調味,然後放上酥脆的鷹嘴豆和羽衣甘藍混合物。

偉大希臘
GREAT GREEK

7植物點數
4人份

4個大的地瓜,擦洗乾淨

1杯煮熟的藜麥

3湯匙新鮮蒔蘿

一半分量的自製豆腐菲達起司(第84頁)

2湯匙切成細末的紅洋蔥

2到3湯匙中東芝麻醬,需要的話可準備更多

2到3湯匙鮮榨檸檬汁

鹽和新鮮研磨的黑胡椒,調味用

1. 將烤箱預熱到攝氏約205度。用叉子的尖端在地瓜上戳幾個洞,然後將地瓜放進一個有邊框的烤盤內送入烤箱。烘烤45到50分鐘到地瓜剛好變軟。

2. 烹煮地瓜的同時,在一個小碗內將藜麥、蒔蘿、豆腐菲達起司、紅洋蔥、中東芝麻醬,還有檸檬汁拌在一起。依口味調味,加入鹽、胡椒,或者如果想要的話,加入更多中東芝麻醬使其更綿密,加入更多檸檬汁以增添氣味。

3. 將地瓜取出對半切開,小心不要整個切斷。按壓地瓜外側讓內裡變得蓬鬆,灑上一點鹽和胡椒調味,然後放上藜麥混合物。

德州式墨西哥風味
TEX- MEX

9植物點數
4人份

4個大的地瓜,擦洗乾淨

4杯切成細絲的紫甘藍

1罐15盎司裝的罐裝黑豆,瀝乾並沖洗乾淨

$1/4$杯加2湯匙鮮榨萊姆汁

1個甜椒,切丁

半杯切碎的芫荽

鹽和新鮮研磨的黑胡椒

2個成熟的酪梨

$1/4$杯切成細末的紅洋蔥

1個墨西哥辣椒,去籽並切成細末

1. 將烤箱預熱到攝氏約205度。用叉子的尖端在地瓜上戳幾個洞,然後將地瓜放進一個有邊框的烤盤內送入烤箱。烘烤45到50分鐘到地瓜剛好變軟。

2. 烹煮地瓜的同時製作涼拌菜絲。將紫甘藍、黑豆、$1/4$杯芫荽放進一個大碗內。將所有材料拌在一起直到充分混合,然後用鹽和胡椒調味。

3. 製作酪梨醬時,將酪梨放在另一個碗內,然後輕輕地用叉子搗成泥。加入

$1/4$杯芫荽、紅洋蔥、墨西哥辣椒,還有剩下的2湯匙萊姆汁。充分混合後用鹽和胡椒調味。

4. 將地瓜取出對半切開,小心不要整個切斷。按壓地瓜外側讓內裡變得蓬鬆,灑上一點鹽和胡椒調味,然後放上涼拌菜絲和酪梨醬。

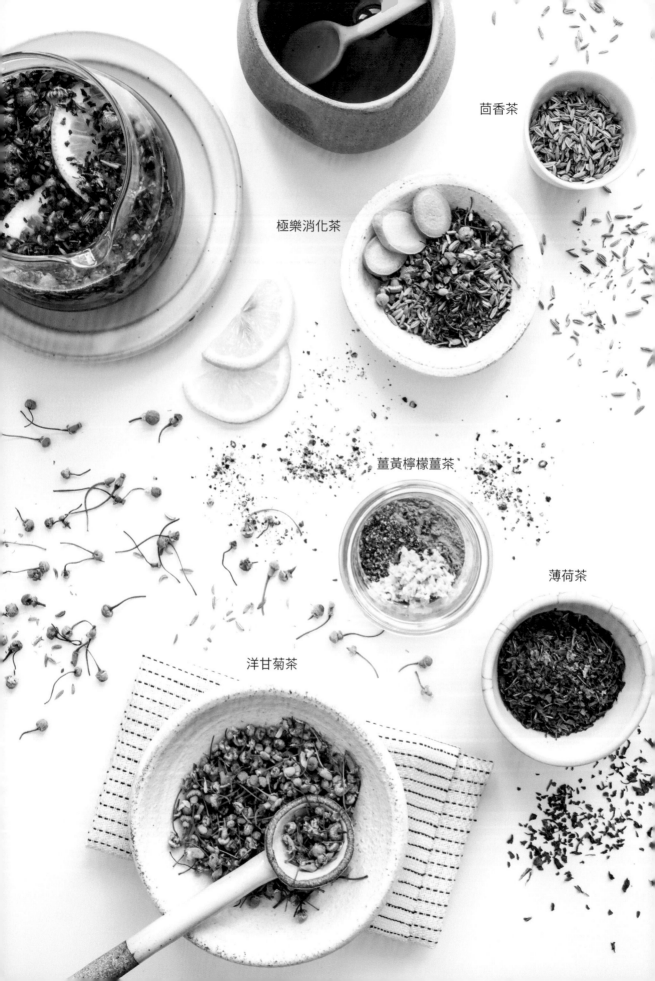

茴香茶

極樂消化茶

薑黃檸檬薑茶

薄荷茶

洋甘菊茶

藥草茶是大自然治療消化不良的藥物

HERBAL INFUSIONS ARE NATURE'S MEDICINE FOR DIGESTIVE DISTRESS

在第七章「訓練你的腸道」213頁，我曾提到極樂消化茶如何緩和用餐時段症候群。我是這款茶飲的狂熱粉絲！極樂消化茶的成分對你有好處，而且它們能協助舒緩腸道不適。這些茶的組成成分每一種都有其獨特的藥用性質：薄荷能減輕痙攣，洋甘菊能舒緩和放鬆，茴香能減少脹氣和腹瀉，而薑則針對噁心或反胃。你可以使用以下任何或全部的食譜，作為你改善症狀策略的一部分。讓它們成為你用餐儀式的固定習慣吧！你的腸道微生物會因為你來杯令人放鬆的藥草茶時所獲得的多酚而感謝你。

極樂消化茶
DIGESTIVE BLISS TEA

1人份

這是消化茶飲的聖杯！在這道茶飲裡，超級英雄藥草為了你的腸道集結起來，形成一支終極戰隊。你可以根據需求自由調整配方。舉例來說，薄荷會讓胃酸逆流更嚴重，如果你有這方面的顧慮，可以將薄荷省略。

1茶匙乾薄荷葉

1茶匙洋甘菊乾花

半茶匙稍微壓碎的茴香籽

3片約0.6公分厚的新鮮生薑

一片新鮮檸檬，如果你有的話

約240毫升剛煮開的水

甜味劑（自由選項）

將薄荷、洋甘菊、茴香、薑和檸檬放進一個小茶壺或大馬克杯裡，在上面倒入滾水。蓋起來浸泡10分鐘。過濾，然後將茶倒回馬克杯裡啜飲享用。想要的話可以加入甜味劑。

專業提示：

你可以用新鮮生薑或乾薑（不是薑粉）。如果你用的是乾薑，將分量減少到1到2茶匙乾薑。

薄荷茶
PEPPERMINT TEA

1人份

薄荷能讓你的腸道放鬆、舒緩痙攣，因此有益於脹氣、腹脹，還有消化不良。在一篇系統性文獻回顧以及安慰劑-對照組臨床試驗統合分析研究中，薄荷被發現對腸激躁症和腹痛是有益的。

1湯匙乾薄荷葉

約350毫升的沸水

甜味劑（自由選項）

將薄荷葉放進一個大馬克杯中，倒入攝氏100度的沸水，浸泡3到5分鐘。用細網目的濾器過濾。想要的話可以加入甜味劑。

薑黃檸檬薑茶

GINGER TURMERIC LEMON TEA

這款茶飲能緩解反胃、發炎和疼痛。薑和薑黃兩者都是植物的地下莖，這是在地面下生長的莖，並且會從莖的側面長出幼芽，和根部系統類似。薑和薑黃都有效用強大的植化素，薑具有薑醇，而薑黃具有薑黃素。這兩者都一再被證明對腸道微生物有益。如果想喝甜的，可以加上一點點椰棗糖漿或楓糖漿。

1 茶匙薑黃粉	1/4茶匙新鮮研磨的黑胡椒
半個大檸檬的檸檬汁	
1 茶匙磨碎的新鮮生薑	甜味劑（自由選項）
	約350毫升熱水

把薑黃、檸檬汁、薑、胡椒還有甜味劑（如果有用的話）放進一個大馬克杯攪拌在一起。慢慢地在熱水中攪拌。

洋甘菊茶

CHAMOMILE TEA

洋甘菊能降低壓力和減少發炎反應、帶來放鬆舒緩，而且能改善睡眠。在一項研究中，持續兩週每天飲用洋甘菊茶之後，尿液中的代謝產物發生變化，這可以部分解釋洋甘菊的有益效果。有趣的是，當研究參與者停止飲用洋甘菊茶時，他們發現影響仍然可持續數週之久。這表示改變是因腸道微生物新陳代謝發生長期變化所致，而腸道微生物代謝的改變則是由攝取洋甘菊茶所引起的。

1 湯匙洋甘菊乾花	甜味劑（自由選項）
約350毫升的沸水	

將洋甘菊乾花放進一個大馬克杯，並倒入沸水（攝氏100度）。浸泡3到5分鐘。用一個細網目的濾器過濾。想要的話可以加入甜味劑。

茴香茶

FENNEL TEA

茴香能減少腸胃脹氣和降低胃部不適、保持腹瀉和便祕間的平衡，同時能改善呼吸。有什麼好不喜歡的呢？ 在印度，傳統上會在餐後嚼食茴香籽。茴香油籽的主要成分是茴香腦，茴香腦恰好與神經傳導物質多巴胺的化學性質類似，對腸道的腸壁肌肉有鬆弛、抗痙攣的效果。因此被證明在治療腸激躁症引起的痙攣上是有益的。

1湯匙茴香籽　　　　　　　甜味劑（自由選項）

約350毫升的沸水

1. 用研缽和杵，或是湯匙背面，或者是寬刀的刀背將茴香籽搗碎。你也可以用玻璃瓶或桿麵棍輕輕地將茴香籽壓碎。

2. 將壓碎的茴香籽放進一個大馬克杯裡，倒入沸水（攝氏100度）浸泡3到5分鐘。用一個細網目的濾器過濾。想要的話可以加入甜味劑。

夏日時光冷飲
SUMMERTIME COOLERS

來些各種各樣有趣的夏日茶點如何，這些茶點非常美味，而且也對你有好處。它們非常適合倒在裝了大塊冰塊的梅森罐裡。然後，安坐在一張阿第倫達克木條折疊椅上，播放些夏日狂歡的音樂，深呼吸，好好放鬆。你放的是什麼音樂？ 我放的是范莫里生的月之舞（Van Morrison— Moondance）。

薑味檸檬汁
GINGER LEMONADE

2人份

¹/₄杯鮮榨檸檬汁

2杯半新鮮鳳梨

1段1.3公分的新鮮生薑，粗略切碎

將檸檬汁、鳳梨、薑，還有1杯冷水放進攪拌機裡。攪拌，想要的話可以過濾，加冰上桌。

抹茶香瓜飲
MATCHA HONEYDEW COOLER

2人份

1茶匙抹茶粉

2杯香瓜去皮

2湯匙鮮榨萊姆汁

1撮鹽

1. 取一小碗，將抹茶粉與1杯半的冷水一起攪打，然後和香瓜、萊姆汁與鹽一起放進攪拌機裡。

2. 攪拌，想要的話可以過濾，加冰上桌。

薑黃柳橙飲
TURMERIC ORANGE COOLER

2人份

3個去皮的中型柳橙

半杯切碎的胡蘿蔔

1茶匙切成細末的新鮮生薑

¹/₄茶匙薑黃粉

1撮新鮮研磨的黑胡椒

將柳橙、胡蘿蔔、薑、薑黃還有黑胡椒與1杯水一起放進攪拌機裡。攪拌，想要的話可以過濾，加冰上桌。

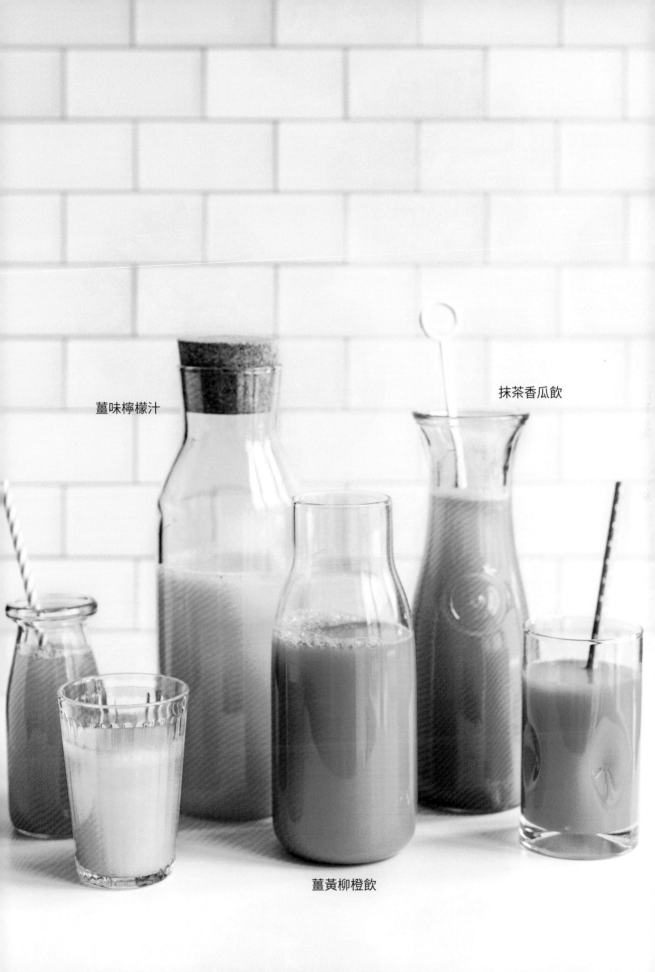

薑味檸檬汁

抹茶香瓜飲

薑黃柳橙飲

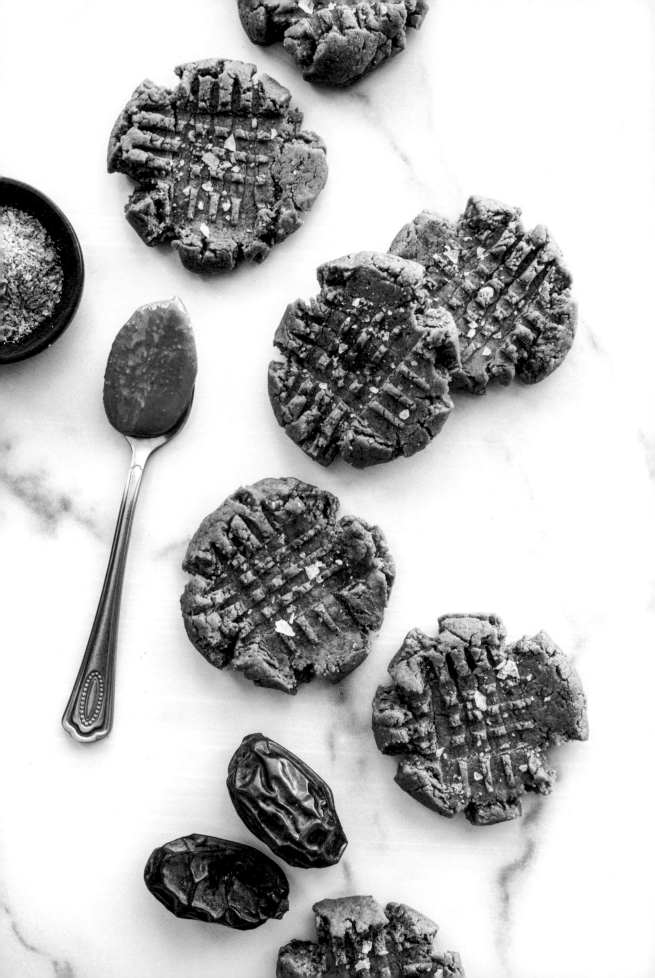

花生醬椰棗餅乾
PEANUT BUTTER DATE COOKIES

3植物點數
可製作9片餅乾

你有沒有聽過惡名昭彰的「1-1-1」餅乾？ 概念就是只要三種原料，也就是1杯花生醬、1杯糖，還有1個蛋，就能做出你的餅乾。有通往美味味道的捷徑是好事，但不是在它們需要你付出健康作為代價的情況下！ 我們給你所有的風味，但讓它帶有天然甜味而且是植物性的怎麼樣？ 這是一款柔軟、耐嚼的餅乾。

²/₃杯去核的帝王椰棗

²/₃杯綿密無糖花生醬（充分攪拌）

2茶匙亞麻籽粉

半茶匙小蘇打

半茶匙香草精

半茶匙白醋或蘋果醋

薄片海鹽，搭配用

1. 將烤箱預熱到攝氏約175度。將烤盤內鋪上烘焙紙，放在一旁備用。

2. 將椰棗放進食物攪拌機裡，斷續攪打至充分切碎成碎屑。

3. 加入花生醬、亞麻籽粉、小蘇打、香草精、醋，還有2湯匙水，斷續攪打混合，需要時刮一下內壁。混合物應該相當黏，而且按壓時會保持黏在一起。

4. 用一個2湯匙份的杓子拿取麵團，揉成球後放在準備好的烤盤上。重複上述步驟將剩下的麵團做完，然後用叉子的尖端將餅乾麵團往下壓，做出十字格紋圖案。灑上薄片海鹽，烘烤10分鐘到邊緣固定即可。冷卻過程中餅乾會繼續變硬。

5. 將餅乾從烤箱中取出，放到完全涼透即可享用。放進密封罐，在冰箱裡最多可保存3天。

墨西哥熱巧克力布朗尼
MEXICAN HOT CHOCOLATE BROWNIES

4植物點數
可製作12片餅乾

用黑豆做的布朗尼……立刻幫我報名來一份！墨西哥熱巧克力以其香料聞名。在這則食譜中，你會得到肉桂和卡宴辣椒粉與可可粉的搭配，成為你口中的狂歡慶典！

1罐15盎司的罐裝黑豆，瀝乾並沖洗乾淨

半杯花生醬

1/4杯烘焙用杏仁粉或燕麥粉

1/4杯可可粉

半杯100%楓糖漿

1湯匙酪梨油或其他天然食用油

1湯匙白醋或蘋果醋

1茶匙香草精

1茶匙泡打粉

半茶匙小蘇打

1茶匙肉桂粉

1/4茶匙卡宴辣椒粉

1/4茶匙鹽

3/4杯巧克力豆

1. 將烤箱預熱到攝氏約175度。將一個20公分見方的烤盤以少許油潤滑後放在一旁備用。

2. 將黑豆放進食物攪拌機裡，斷續攪打5或6次，直到充分切碎即可。

3. 加入花生醬、杏仁粉或燕麥粉、可可粉、楓糖漿、酪梨油、醋、香草精、泡打粉、小蘇打、肉桂、卡宴辣椒粉，還有鹽。攪打處理到綿密滑順，需要時停下機器刮一下內壁。

4. 將蓋子打開，邊攪拌邊加入半杯巧克力豆。將混合物倒進準備好的烤盤裡（麵糊會很稠），將麵糊均勻鋪平。將剩下的1/4杯巧克力豆放在麵糊上。

5. 烘烤30分鐘，或者烤到刺入的牙籤取出時是乾淨的即可。

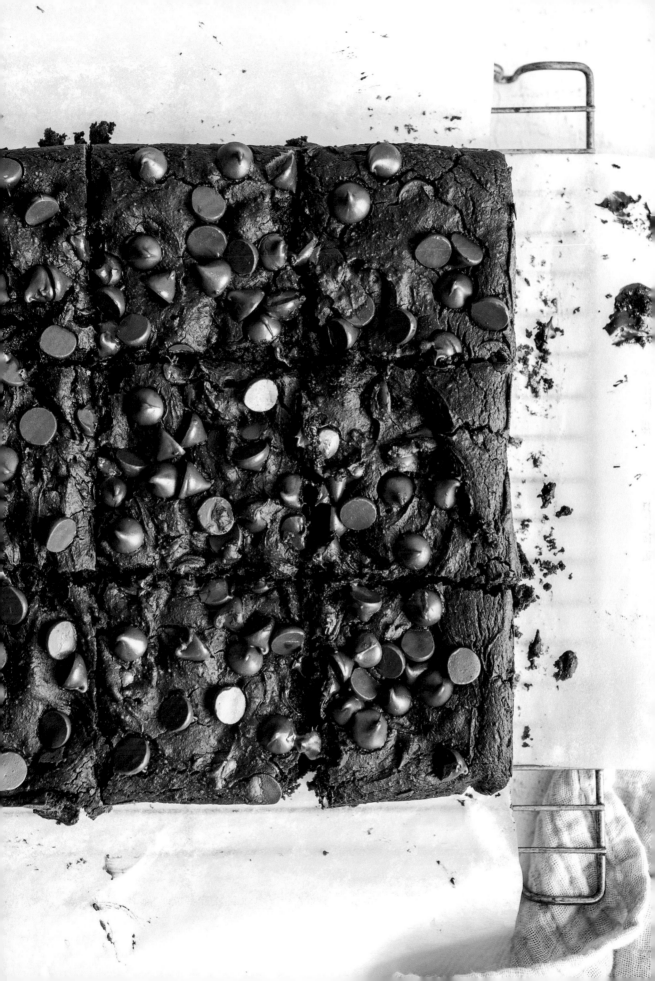

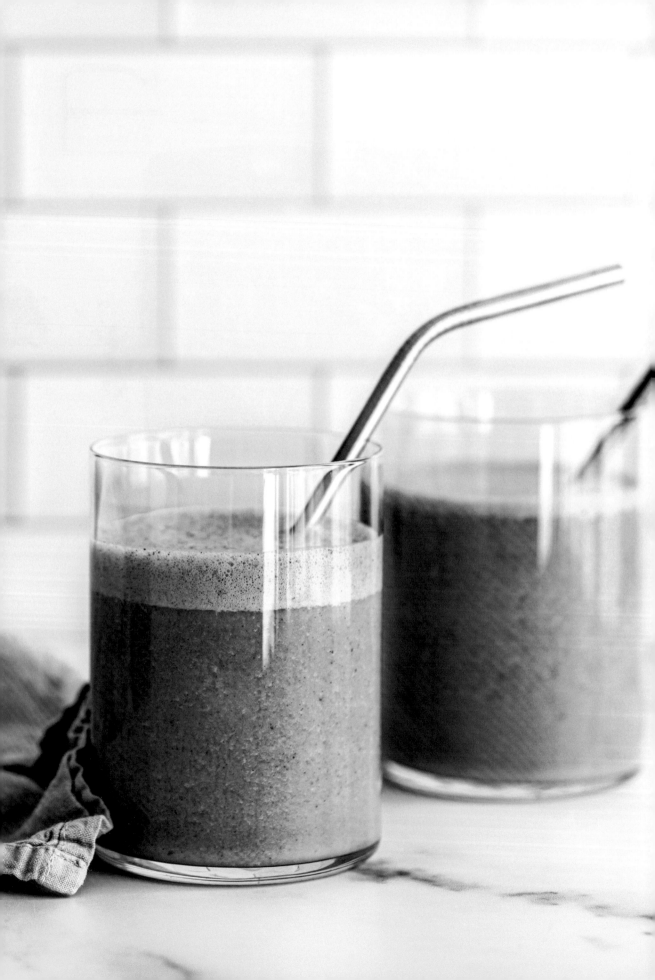

餅乾奶
COOKIE MILK

1+ 植物點數

1人份

餅乾和牛奶讓人難以抗拒。但如果你將它們組合成一杯冰涼提神的飲料,這就將是你得到的成果,餅乾奶。簡單、甜蜜,而且當作零食或甜點都很美味。這是1人份的食譜,不過很容易把它變成2倍、3倍、4倍等等,因為更多的混搭成品是值得分享的。

1湯匙杏仁醬

1杯冷的無糖燕麥奶
(參見專業提示)

1/4茶匙肉桂粉

1/4茶匙香草精

1個椰棗,去核後切碎

1. 將杏仁醬、燕麥奶、肉桂、香草精,還有椰棗放進攪拌機裡,攪打至綿密滑順。

2. 如果溫度不夠低,加入冰塊一起打,然後過濾並享用。

專業提示:

要在家自製燕麥奶,只要將1杯水和4湯匙有機傳統燕麥片放進攪拌機攪打30到45秒即可。為你的努力給自己加1點植物點數。如果想要做出像奶昔般質地的燕麥奶,開始攪打前加入1根切碎的香蕉(又1點植物點數!)。

巧克力餅乾奶
CHOCOLATE COOKIE MILK

巧克力愛好者們,我沒有忘記你們!如果你渴望的是巧克力餅乾和牛奶,那麼你就將獲得巧克力餅乾奶! 使用第297頁專業提示中提供的燕麥奶食譜獲得 +1 植物點數。

1湯匙杏仁醬

1杯冷的無糖燕麥奶

1到2茶匙可可粉

¼茶匙香草精

1撮肉桂粉

1撮非常少的鹽

1個椰棗,去核後切碎

1. 將杏仁醬、燕麥奶、可可粉、香草精、肉桂、鹽還有椰棗放進攪拌機裡,攪打至綿密滑順即可。

2. 可以常溫享用,或者放進一個小平底深鍋裡用中火加熱後溫熱飲用。

專業提示:
要做成美味的巧克力奶昔,就在攪打前加入1根冷凍切碎的香蕉(+1植物點數)。

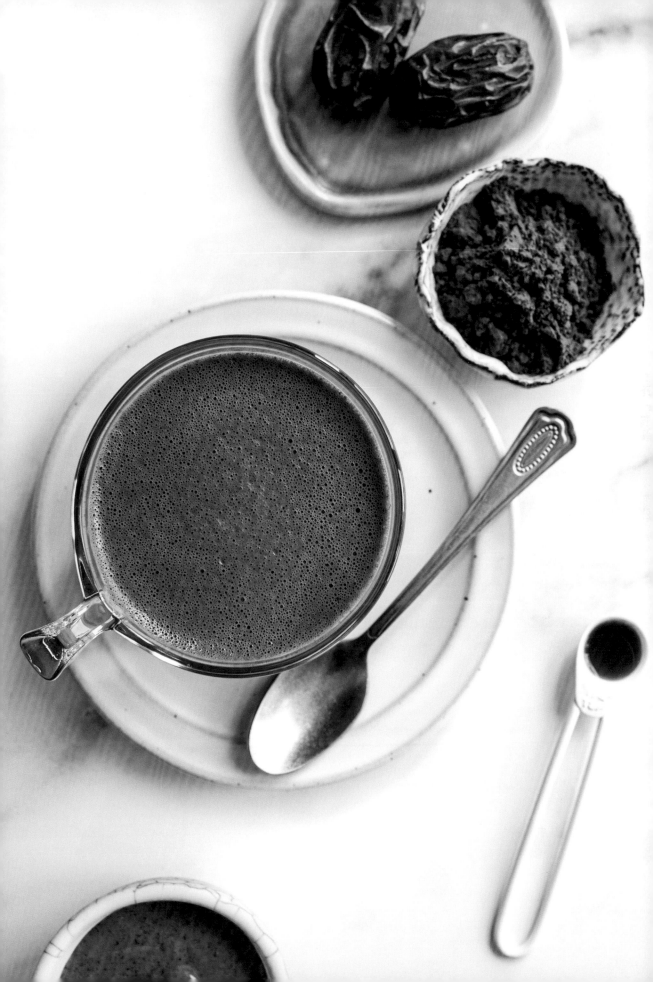

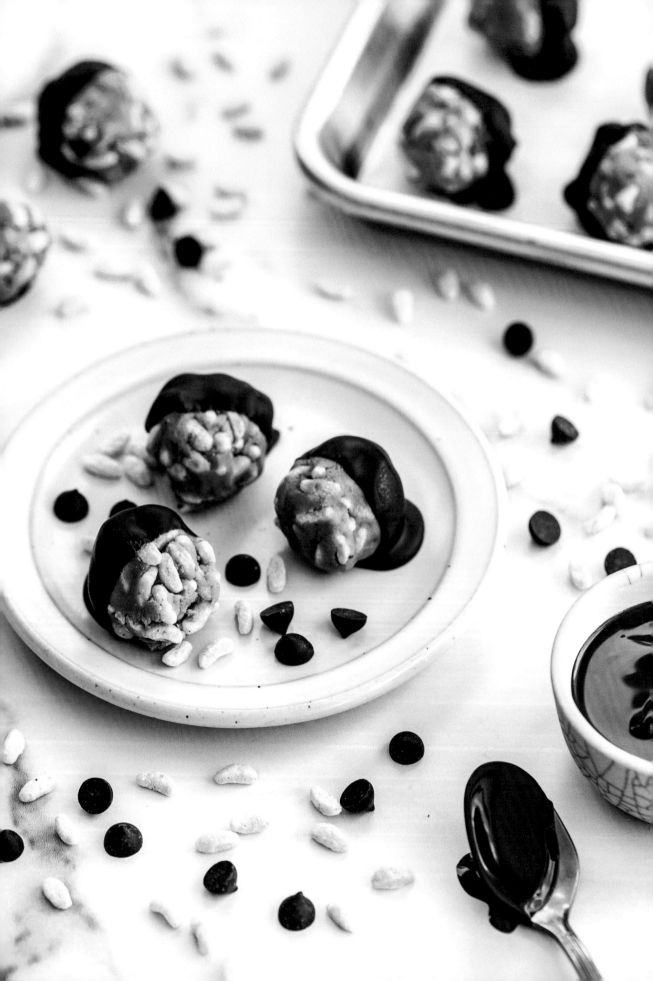

酥脆黑巧克力小零嘴
CRISPY DARK CHOCOLATE BITES

3植物點數
可製作約12球

可可中的多酚已被證實能抵達大腸與微生物會合，並促進一些好傢伙，也就是乳酸桿菌（Lactobacillus）和雙歧桿菌（Bifidobacterium）的生長。你知道微生物會生成令你渴望或者追尋的代謝物，也就是巧克力嗎？所以當你伸手拿起這些酥脆黑巧克力小零嘴時，你不只是在為自己這麼做。你是為了你的微生物這麼做。這是一種無私大愛的行動。

半杯室溫的腰果醬

1茶匙100%楓糖漿

¾杯酥脆糙米穀麥片

約170克黑巧克力豆

1. 將烘焙紙鋪在餅乾烤盤裡。將腰果醬和楓糖漿放進一個大碗內攪打至滑順。加入糙米穀麥片並攪拌在一起到充分混合即可。

2. 一次舀出1湯匙步驟1的混合物揉成球狀，然後放在餅乾烤盤裡。重複相同的步驟把剩餘的混合物做完，然後冷凍30分鐘到1小時，變硬即可。

3. 將巧克力豆用小火融化至綿密狀態，小心不要讓巧克力過熱。將步驟2的小球從冷凍庫取出，浸一下或淋上融化的巧克力。放回冷凍庫讓巧克力變硬。

4. 放入密封容器內冷凍保存，食用前靜置在室溫下回溫1或2分鐘。

迷你花生巧克力會讓你抓狂，所以我現在把它分成4份

當你寫了一本收錄了80則食譜的書時，你總是會想知道人們對哪些食譜反應激烈，然後在他們的社群媒體上四處分享。我不意外腸道好菌高湯的風靡，那可是我最好的食譜。不過我真的沒想到花生巧克力小零嘴會出現這麼大的反應。

不過這也說得通！重點是……它們真的、真的很棒。而且它們真的、真的很容易做。而且當你食用它們的時候一點罪惡感也沒有。所以它們正是我們所尋找的、難以捉摸的三贏。你將它們分享出去，而且讓我知道你有多喜愛它們。我聽到啦！所以我們帶著更多食譜回來找你。這就是啦，花生巧克力小零嘴，不過這次有4種不同的變化。我的朋友們，祝胃口大開！

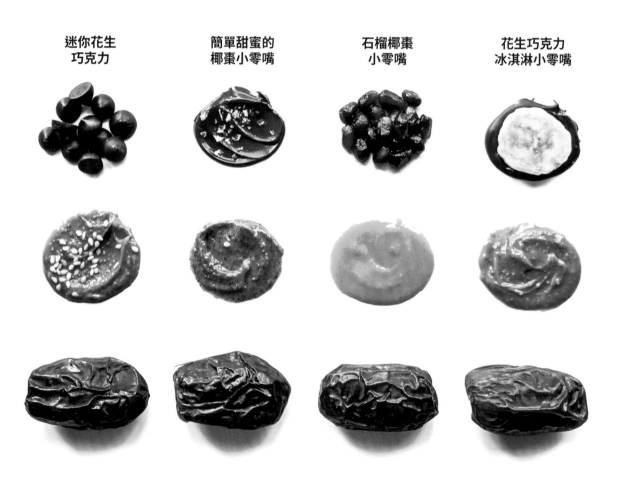

| 迷你花生巧克力 | 簡單甜蜜的椰棗小零嘴 | 石榴椰棗小零嘴 | 花生巧克力冰淇淋小零嘴 |

迷你花生巧克力
SNICKERS BITES

4 植物點數
1 人份

1 個帝王椰棗，去核   4 到 5 個巧克力豆

1 茶匙花生醬（抹一   半茶匙芝麻
下的分量）

將抹一下分量的花生醬塗到切半的椰棗
上，隨意地加上巧克力豆並灑上一些芝
麻。

簡單甜蜜的椰棗小零嘴
SIMPLE & SWEET DATE BITES

3 植物點數
1 人份

1 個椰棗，去核   2 茶匙融化的巧克力

1 茶匙杏仁醬   薄片海鹽

將杏仁醬塞進椰棗中，然後沾裹上融化的
巧克力。放在鋪了烘焙紙或其他不沾表面
（例如 Silpat 牌矽膠烘焙墊）的盤子上。灑
上片狀海鹽並靜置使變硬。

石榴椰棗小零嘴
POMEGRANATE DATE BITES

3 植物點數
1 人份

1 個帝王椰棗，去核   4 到 5 顆石榴的籽粒

1 茶匙中東芝麻醬

將中東芝麻醬和石榴籽塞進椰棗裡。

花生巧克力冰淇淋
小零嘴
SNICKERS ICE CREAM BITES

4 植物點數
可製作 4 份

1 個椰棗，去核   4 片香蕉

2 茶匙花生醬   融化的黑巧克力

1. 將烘焙紙鋪在一個小盤子或烤盤上。
將椰棗去核並撕成 4 等分。每片香蕉上放
半茶匙花生醬，然後把一塊椰棗壓在香蕉
上。淋上黑巧克力（或把香蕉泡進黑巧克
力裡），然後冷凍約 30 分鐘到變硬即可。

2. 放在密封容器裡冷凍保存最多可放 1
週。

▶ 欲查看本章所引用的 23 篇科學文獻，請造訪 theplantfedgut.com/cookbook。

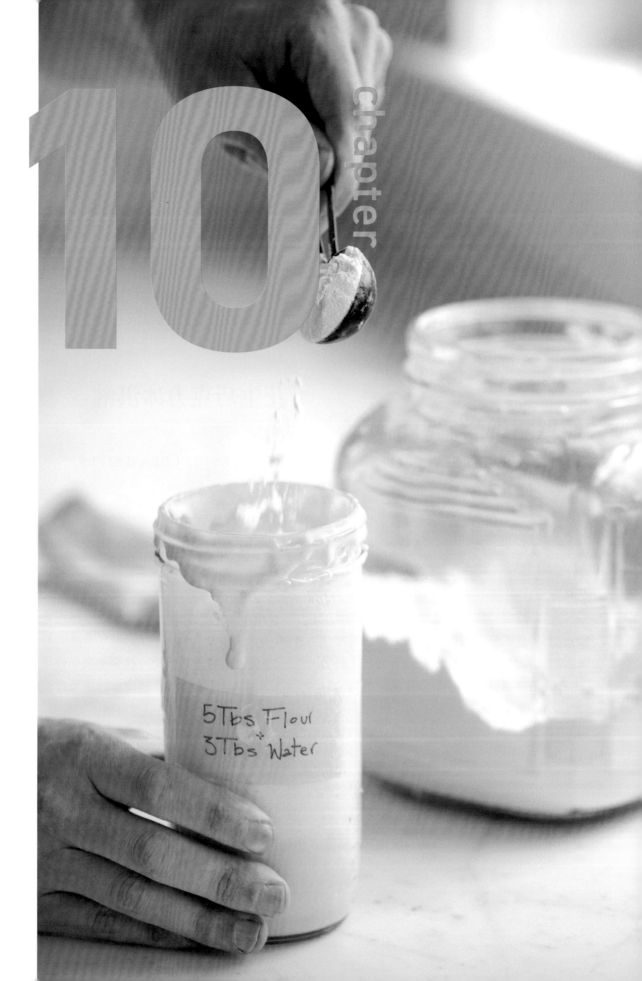

chapter 10

5Tbs Flour
3Tbs + Water

發酵帝國的崛起！

在《纖維動力》一書中，我詳細分析了發酵作用，並討論了許多攝取發酵食品的健康益處。不過研究持續出現，更增強了我們對於發酵食品能讓腸道健康的信心。因為發酵食品是如此地改變規則、顛覆傳統，本章將致力於說明發酵作用背後的科學，還有能讓你興奮的食譜，為你以植物纖維為動力的飲食增加更多選擇——發酵食這個美味得不可思議的食物。

讓我們倒帶一點，多討論一些關於發酵的過程，還有發酵如何與我所認為的「微生物菌叢密碼」、也就是微生物數十億年來連結並創造地球上生命的方式有所關連。從本質上來說，微生物支撐了地球上所有的生命，從土壤到植物，到動物到人類，甚至還有生態系統以及我們行星的健康。想想這個例子：蘋果樹會結出果實。你摘下蘋果咬了一口。大約有一億個原來屬於蘋果微生物的一部分現在成了你腸道的一部分，隨之而來的還有能為食用者帶來益處的蘋果纖維、多酚、植化素、維他命及礦物質。然後，假設你把一部分蘋果丟進樹叢裡。它會慢慢開始分解，從新鮮美味變成褐色黏糊狀。但是，隨著它的「腐爛」，它變得富含營養並充滿碳元素。最終它回歸地面成為土壤的一部分。那片土壤被蘋果的分解所滋養。蘋果籽得以落入涼爽、潮濕的土裡。它會萌芽煥發新生，破土而出，向著太陽伸展。很快成長為一棵結實纍纍的蘋果樹。

是的，生命的循環確實壯麗非凡。但是認知到我剛才所敘述的一切都是因微生物而成為可能這一點十分重要，微生物是這顆星球上生命的管家和隱形的勞動大軍，不知疲倦地讓所有功能無縫接軌到下一個。

發酵是我們能為自己健康更充分利用微生物力量的具體方法。發酵食品在歷史上是每種重要飲食文化的一部分，主要是出於保存食物的需求。不過它們也以其獨特的風味圖譜而聞名。隨著時間的流逝，許多菜餚都忽視了這些歷史悠久的食材和技術，如今這項古老的傳統正在經歷復甦。利用最近幾年才問世的新實驗室技術，我們對發酵食品為何如此有益有了更全面的瞭解。

當我想到發酵作用時，我想的是轉化。在發酵過程中，一隊看不見的微生物開始奏起一首協調、及時的酵素反應交響曲，實際上改變了食物的風味和營養。就和管弦樂團從來不只由一種樂器或一名團員構成一樣，發酵作用也需要集體的努力，共同創造出某些新鮮而美好的事物。正確的微生物在正確的時刻登場。不同微生物做出獨特的貢獻，而且召喚新的微生物前來協助。它們將食材裡的纖維轉化成胞外多醣（exopolysaccharides），並創造出全新、具生物活性的胜肽（peptide）和多酚，伴隨著健康的酸類、維他命 K 和 B 群的生成。發酵的過程會讓麩質、植酸、FODMAP，甚至農藥的殘留減少。最終產物比起原始物更有營養。而且風味變得更加明顯和濃厚。

你曾經聽我提過美國人腸道計畫，這是截至目前為止，將腸道微生物與我們的飲食選擇聯繫在一起規模最大的研究。這項研究由我心目中臨床研究的英雄，羅伯·奈特博士（Dr. Rob Knight）執行，美國人腸道計畫率先建立了我們飲食中植物多樣性與腸道微生物多樣性之間的連結。

近來，美國人腸道計畫釋出了計畫中關於在我們在飲食中攝取發酵植物益處的結果。他們的研究包括了一項有6811人參與的橫斷式研究，後續並有115人接受更詳盡的縱貫性微生物菌叢與發酵食品研究。在這些研究中，科學家發現那些攝取發酵植物的人腸道微生物菌叢相對於飲食中沒有攝取發酵食物的人是有差異的。與發酵植物一起被吃下的微生物開始出現在糞便微生物樣本中。研究人員也發現，那些攝取發酵食品的人生成共軛亞麻油酸（conjugated linoleic acid；又稱 CLA）的能力較強。共軛亞麻油酸是一種健康的脂肪，被認為有益於體重控制和預防心血管疾病。

在另一項不同的研究中，史丹佛大學的艾莉卡·索能博格博士（Drs. Erica Sonnenburg）、賈斯丁·索能博格博士（Justin Sonnenburg）和克里斯·加德納博士（Chris Gardner）讓一群研究參與者將發酵食品加進他們的日常飲食中。他們從一天攝取少於半份的發酵食品，一直增加到每天攝取6份發酵食品。那可真是不少！不過這樣的努力和飲食中加入的新食物帶來成效巨大

的回報。在10週內，研究參與者腸道微生物菌叢當中的微生物多樣性大幅增加。微生物菌叢的多樣性在那些食用較多份數的人身上增加得更多。此外研究人員還發現免疫系統隨著攝取發酵食品而有所變化，4種免疫細胞變得較不易被活化，而且有19種發炎性訊號蛋白的濃度變得較低。

如果這還不能說服你給發酵一個機會，那就為了風味的大爆發試一試吧。從美味可口的麵包到韓式泡菜和其他醃漬蔬菜，這些食譜帶來了鮮明、新穎的滋味，你能單獨享用它們，或當成配菜讓你盡情享用。每則食譜都有自己獨特的影響力和健康益處，我們將分享它們。雖然發酵食品永遠不會成為飲食的骨幹，但我希望你能有所啟發，更常例行性地食用它們。它們將為你的腸道功能和烹飪帶來極大助力！

安全地進行發酵

本章內的食譜使用乳酸發酵的技術。不，這不代表這些食譜牽涉到牛奶的利用，正好相反，這種類型的發酵方法讓你能利用乳酸菌（還有一大堆其他益菌）的力量。在你蔬菜發酵的同時，你不只是將它們保存起來，還提高了營養方面的好處。

吃下活菌的想法可能有點嚇人，而且在你剛開始起步時，很難知道你是不是「做對了」。除了要克服製作和食用發酵食品的恐懼外，你還得學習判斷你的發酵物何時完全熟成可供食用。不過別擔心，那沒有看起來這麼可怕。記住，微生物將會努力工作，即使在你休息時也一樣。它們會完成大部分的工作；你只需要幫它們為成功做好準備。

以下是一些能幫助你找到發酵基礎的訣竅，讓你能安全有信心地進行發酵。

該做的

1、永遠選用單純的鹽。不要用加碘鹽、食鹽或有添加物的鹽。細菌只能處理天然而非合成的素材。

2、清洗你的蔬菜。將塵土洗掉，不過你不需要擦洗它們或將它們去皮。微生物存在於蔬菜的表面和內裡，所以你要盡可能地多保留細菌。

3、用食物秤精確地為你的蔬菜和鹽秤重。鹽在這裡作為關鍵的保存劑使用，還能幫忙創造出鹽分高到足夠讓細菌開始施展它們魔法的鹵水。蔬菜-鹽的比例很重要，因為鹽太少會導致你的發酵物變質，而太多則會讓發酵過程變慢。

4、尋找發酵作用正在發生的跡象。冒泡、顏色的改變、鹵水變渾濁，還有出現在罐子底部的沈澱物，這些全都是正常的，這是細菌在發酵時勤奮工作的象徵。你也會開始聞到隨

著發酵物熟成而來，特殊的「酸酸」氣味。這是件好事，因為這代表微生物正在製造酸類。

5、讓你的發酵物保持浸沒在鹵水（意即鹽水溶液）裡面。用發酵重物幫忙保持蔬菜浸沒在鹵水內的狀態；任何露出鹵水的部分都很可能發生變質。在鹵水下一切安好。

6、確實給予細菌足夠的時間和溫暖來施展它們的發酵魔法。理想的發酵溫度是攝氏20度到22度，試著讓溫度保持恆定，確保發酵作用能平穩順利地進行。發酵的過程是階段性發生的，就時間方面而言，要達到營養和風味有益的程度沒有捷徑可走。我們稱它為慢食物，所以，給它時間。就像一瓶好酒，你將會經常發現發酵物會隨著時間的推移而漸入佳境。我喜歡多給我的德國酸菜一些時間，它總是能因此變得更好。

7、永遠將你完成的發酵物儲存在涼爽的地方。如果你打算立刻食用，將它們存放在冰箱裡，如果你打算把它們留到日後享用，將它們以未開封的狀態儲存在地窖或地下室。讓你的發酵物保持涼爽有助於讓風味在更長的時間裡保持一致，並且能延長保存期限。

8、如果你有興趣的話，可以檢查你發酵物的酸鹼值。完成的發酵物酸鹼值應該在3左右。

9、在品質良好的玻璃器皿上做些投資。如果有大量二氧化碳產生的話（這會出現在發酵作用的過程中），你會需要強化玻璃（用來防止龜裂和破損）。確保容器有牢固、緊密貼合的封閉系統或蓋子。

不該做的

1、在準備或取用你的發酵物時，不要用骯髒的手、器皿，或罐子。還有，無論有多吸引人，絕對不要重複使用。如果你真的希望為你的罐子和工具殺菌，這是可以的。只要確保你有遵守殺菌指南。

2、不要用蓋子密閉性不佳的罐子，因為乳酸發酵作用的過程是厭氧性的，這意思是說，在罐子裡面是無氧狀態或只有最小限度的氧氣時效果最好。所以，一定要購買一些配備了良好、能緊密封閉蓋子的高品質玻璃器皿。

3、別忘了讓你的發酵物「打嗝」，也就是排氣，釋放發酵過程中累積的二氧化碳。或者，你也可以購買自我調節洩壓閥讓自己的生活輕鬆點。

4、進行發酵時不要使用金屬，尤其是你不確定你用的是什麼種類的金屬。不銹鋼沒有問題，但其他金屬則否。所以養成使用玻璃、陶瓷還有塑膠製工具和器皿的習慣。

5、絕對不要讓鹵水溢出來，尤其當你的發酵物處於活性階段時（這表示它會冒出很多泡泡）。如果你避免過量裝填你的罐子，就應該能避免滲漏或溢流的問題，但如果罐子真的在你進行發酵時開始出現溢流，把它放進一個盤子或碗裡。

現在既然我們已經建立好這些通往成功的規則，你就可以準備好開始了。在我的經驗裡，你需要一點時間來建立自信。一旦你有了信心，你將會非常高興自己發掘出這個新鮮、美味，剛好對你的腸道也有極大好處的嗜好。

用具
<table><tr><td>• 電子秤（最大秤重＞1公斤） • 量匙 • 大攪拌盆（材質是陶瓷、玻璃或塑膠） • 刀具和砧板 • 木質湯匙或擀麵棍 • 發酵重物（或者你可以用玻璃或陶瓷小烤盤，或是高麗菜芯） • 發酵用氣閥（非必須）</td><td>• 容量約為950毫升／1900毫升／2800毫升左右的玻璃發酵罐 • 扣式密封玻璃水瓶（Swing-top pouring bottles） • 鑄鐵荷蘭鍋（酸種麵團用） • 酸種麵團發酵籃 • 刮板 • 麵包割線刀</td></tr></table>

為什麼發酵食譜是以克為單位，還有為什麼需要料理秤？

為了獲得最佳成果還有為了安全起見，廚房裡的科學需要精準。我們在做的是將原料以特定比例組合在一起引起化學反應，期望帶來風味在你口中爆發的結果。用像是湯匙和量杯等以體積為基礎的計量方法會出現的問題是，等體積的重量會因你使用的原料不同而發生改變。舉例來說，1茶匙的鹽取決於它的粗細、是否經過精製等因素，會使得重量變得非常不同。但20克鹽就是20克鹽，無論你買的是哪一種都一樣。同樣的道理適用於所有不同的粉類。我們在本章裡為你提供了茶匙、湯匙、杯等英制度量單位的最佳估計值。不過我絕對建議你買一個數位料理秤，秤重你的原料以獲得最佳比例。

讓我們開始這場酸種麵團派對吧！

在現代麵包做法中，你會加入酵母發麵，即使它看起來只不過是另一種原料，實際上它是一種叫做釀酒酵母（Saccharomyces cerevisiae）的活生物。古時候我們並沒有小包裝的麵包酵母，不過我們有微生物。它們一直存在於我們食物裡和食物表面，時間遠早於我們這些瘋狂的人類出現之前。而我們終於有了麵粉。麵粉裡有微生物，因為所有東西裡都有微生物，除非你刻意進行殺菌。如果你在麵粉裡加水並讓它保持溫暖，那些微生物就會繁殖。它們會以麵粉

中的碳水化合物為食。它們會釋放二氧化碳氣體和乳酸。如果你投入這個過程並讓它發生，最後你將會得到麵包，不是隨便什麼麵包，而是由微生物貢獻的乳酸而帶點酸味的麵包。這就是「酸種麵團」的由來。

麵包製作最早的證據可追溯到14400年前的約旦。不過酸種麵包在整個歷史上都占有一席之地。法國麵包師在西元1849年淘金熱期間將酸種麵包帶到北加州，而它成了淘金客最喜愛的食物。Boudin 麵包店是在西元1849年開業的麵包店之一，而且傳承至今。你可以在漁人碼頭旁的 Boudin 麵包店享用酸種麵包，那是用西元1849年最初麵包店的老麵製作的。舊金山酸種麵團酵頭中甚至可以發現一種叫做 Fructilacto¬bacillus sanfranciscensis（譯注：尚未有中譯名）的特定細菌。沒錯，酸種麵團的酵頭可以永生不滅。Boudin 老麵是美國最古老的麵團。

我為什麼熱愛酸種麵包？老天，有太多值得喜愛的地方了。我愛它的氣味、強烈的香氣、柔軟有嚼勁的內裡，還有酥脆、層狀的外殼。從烹飪的角度來看，那是我對麵包的首選。此外還有延長發酵帶來的健康益處。讓你的麵包發酵能增加它的消化率和像是鎂等營養素的可用率，同時會減少麩質、植酸、胰蛋白酶抑制劑和 FODMAP 的含量。微生物將不可溶纖維轉化為可溶性纖維，同時生成胞外多醣，上述兩者都是擁有額外健康益處的益生元。它們會製造像是血管收縮素轉換酶抑制酵素（ACE inhibitory enzymes）等具生物活性的胜肽，許多人服用血管收縮素轉換酶抑制劑來降低血壓，不過你可以在酸種麵包裡發現天然存在的血管收縮素轉換酶抑制酵素。它們也會增加麵包裡抗氧化物的存在。然後還有傳統匠人手工製作的特質。烘焙這種類型的麵包很花時間，而且需要投入努力和你的專注力。這有助於讓你感覺與食物間的連結更緊密。

當你在製作酸種麵團的酵頭時，你正在用水和麵粉創造出一個微生物生態系統。這個生態系統裡的微生物會受到你控制的單純成分影響：麵粉、水，還有溫度。不過我們得承認，細菌創造了所有的魔法。玩得開心點。在創意、轉化，還有大自然的智慧中找到樂趣。製作酸種麵包是科學與藝術的結合，能帶來美味的食物，也是製作的過程讓它變得如此特殊。

控制你的酸種麵團生態系統裡的成分

你的酸種麵團會基於三種關鍵成分：麵粉、水和溫度之間的平衡而使得成品間有所差異。讓我們更詳盡地探討每一種成分。

麵粉

在選擇麵粉方面你有許多選項。每次都選擇未漂白且未經溴化處理的麵粉，最好是有機的，但無論如何，麵粉中的化學物質和添加物越少越好。不過在創作你的酵頭時，整個過程不一定只堅持使用一種麵粉。只要記住，無論你給你的酵頭餵食什麼麵粉，都將會成為你麵包裡的一部分。之所以傾向使用像是全麥和裸麥等全穀類種類的麵粉是因為它們經過的加工程序較少，因此纖維、微量營養素和天然微生物與酵素的含量更高。這會為人類帶來更健康的麵包。以下是幾種可供選擇的品項：

中筋麵粉

大多可以很容易地在你住家當地的商店中購得，不過也是加工程度最高的。中筋麵粉經過精製，去除了小麥的胚芽和麥麩，降低了纖維、蛋白質和微量營養的含量。

高筋麵粉

這種麵粉是特別被選用來烘焙麵包的，因為含有更多蛋白質（麩質）的關係，會比中筋麵粉發得更高。有高筋白麵粉和高筋全麥麵粉兩種選擇。

全麥麵粉

加工程度較低，含有全穀類，也就是包括了麥麩、胚乳和胚芽。全麥麵粉也含有更多能讓發酵作用啟動的微生物，不過麥麩會吸收大量水分，可能會在某種程度上降低麵團發酵的程度。全麥麵粉容易做出較緊實的麵包，但具含有更多能餵養酵頭和你腸道微生物纖維以及微量營養素的優點。口感可以通過混合使用白麵粉和全麥麵粉、增加水量並讓麵團發酵的時間稍微長一點獲得改善。

各種復古全麥麵粉類型

現代小麥是為了獲得特定特徵，經過人類選種培育的。在此同時，傳統小麥多年來大致上維持不變，讓它吸引了那些對食用古代穀物感興趣的人。因其在埃及的歷史而被稱為「法老小麥」的二粒小麥富含纖維，而且用於烘焙非常棒。用斯佩耳特小麥進行烘焙很有挑戰性，不過是可行的。單粒小麥不太適合製作麵包，用來做麥片粥比較好。

裸麥麵粉

裸麥麵粉對新手來說是非常受歡迎的選項！因為它微生物密度的關係，裸麥麵粉被認為能

創造出微生物多樣性最多的酵頭。你在使用全麥和裸麥酵頭時會比較快看到結果，這只不過是因為它們的精製程度較低，因此更富含微生物與酵素。裸麥的蛋白質（麩質）含量較低，而且能比其他穀類保留更多水分。

基礎原料粉

你可以根據你的偏好和麵粉的可獲得性，用不同比例混合使用上述任何種類的麵粉。

水

我們希望用於發酵的水是無氯的，而且理想狀態下也不含氯胺和氟化物，這樣它們就不會讓發酵作用成功所需的腸道微生物平衡發生改變。從商店中購買的蒸餾水或瓶裝水可以達到這個目的，家用逆滲透過濾器也可以。活性炭濾器或將水煮沸後晾涼可以將氯去除。

溫度

當你要用你的酵頭創造出苗壯生長的微生物群落時，溫度也是關鍵。當你製作酵頭、並積極餵養和讓它生長時，讓酵頭維持在溫暖的地方。溫暖，但不是太熱，能刺激發酵過程。用溫水或冷水也能使發酵作用加速（用溫水的話）或減速（用冷水的話）。酸種麵團發酵的理想溫度是攝氏24度到27度，而其他發酵作用的理想溫度是攝氏21度到24度。如果氣溫太過寒冷，可以考慮把酵頭放在餅乾烤盤上再放進開著燈的烤箱裡幾個小時（但不要放過夜，那可能會過於暖熱）。

發酵食譜

酸種麵團酵頭
SOURDOUGH STARTER

780克麵粉　　　　　　無氯的水

1. **第1天**：將60克（半杯）任何種類的麵粉（或者50／50混合麵粉）與60克（¼杯）室溫的水在一個小碗或高的罐子裡混合。充分攪拌。攪拌能幫助打亂微生物活性，並讓混合物透氣，這兩者都能讓酵母菌快速生長。濃稠度應該是黏稠的糊狀。如果需要讓混合物稀一點，可以多加一點水。蓋上一層紗布或廚房紙巾，放置在溫暖的地方（理想溫度介於攝氏24度到27度間）。

2. **第2天**：別去打擾你的起種酵頭，讓它休息。你可能會看見泡泡，這是微生物活性的象徵。

3. **第3天**：用一支木質湯匙將大約一半的起種酵頭移出廢棄。用1：1的比例加入60克（半杯）麵粉和60克（¼杯）微溫的水，然後混合到變得滑順。質地應該很像濃稠的美式鬆餅麵糊。把罐子蓋起來，一直放到隔天下一次餵食的時候。參見第321頁，讓你對能用丟掉的起種酵頭做些什麼有些概念，有人要來點起司餅乾和酸種麵團美式鬆餅嗎？

4. **第4天**：第4天和之後：重複第3天所敘述的相同步驟。你的酵頭麵團會隨著酵母菌的生長發起來，而整團培養物都會產生泡泡。當酵頭麵團回縮就是該再餵養它的時候。你可以實驗一天餵養1或2次；這兩種方式都會奏效。要簡單地測量生長狀況，將一條橡皮筋套在罐子上，用來判斷一次餵食後麵團長大多少。

5. 你的酵頭何時就緒？當酵頭麵團達到成熟的最高點時，它會起泡，而且在餵食後8小時內體積就會翻倍。它聞起來會有發酵味，而且看起來像是線狀或網狀。當你攪拌的時候也會聽到泡泡爆裂的聲音。這個時候它就準備好可以使用了。將酵頭麵團移到一個乾淨的罐子裡，為它取名。整個過程需時6到14天，取決於你用的麵粉種類和你家裡的溫度。如果在3到4天後你還是沒看到泡泡，再找一個更溫暖一點的地方。

我的酵頭麵團上那個褐色的液體是什麼？

　　這種液體被稱為「hooch」，表示你的酵頭麵團需要被餵食了。只要在餵食你的酵頭麵團前將這個液體倒掉就好。

酸種麵團酵頭的維護

只要你的酵頭麵團開始起泡，每天找個時間丟棄一半的混合物，以1：1的比例加入水和麵粉各30克。或者，如果你將酵頭麵團存放在冰箱裡，那你應該一週餵它一次。當酵頭麵團是活躍的，它的體積應該在餵食後8小時內就翻倍。如果你的酵頭沒有持續被餵養，在它準備好可以用於烘焙前，你可能需要每天進行這個步驟2到4天才行。記住，任何廢棄的麵團都可以用以下食譜進行再利用。

酸種麵團酵頭的常見問題

我的酵頭麵團何時準備就緒？

酵頭看起來表面和整個麵團都會有泡泡。試試以下這個測試方法。從酵頭中取出將近1茶匙的麵團，放進一個裝了水的罐子或小碗裡。如果浮起來的話，它就準備就緒可以用來烘焙了！如果沉下去了，就丟掉一半的麵團，再次用水和麵粉各30克餵養它，每天重複這個步驟直到麵團就緒。

我可以停止餵養我的酵頭麵團嗎？

你的酵頭麵團被使用且因此被餵食得越頻繁，它就會越有活力。你可以藉由將酵頭蓋起來和放進冰箱讓它啟動或休眠。在你計畫使用酵頭的前幾天，將麵團移到溫暖的位置並再次餵食，直到起泡並準備好可以使用。

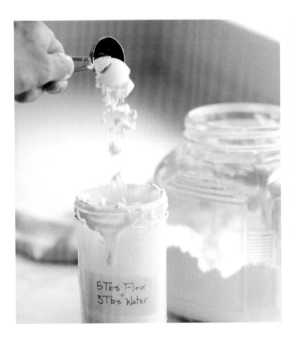
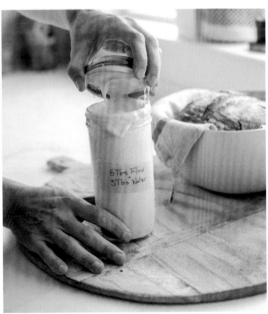

如果我的起種酵頭麵團在冰箱裡壞掉了怎麼辦？

如果你有很長一段時間停止餵養你的起種酵頭，它會變得非常酸而且腐敗。如果你發現麵團表面發黴了，就將它丟掉重新開始一次。要讓老的、沒有發黴的起種酵頭麵團起死回生，將任何通常是褐色的液體（叫做私酒（hooch））倒掉，並且把整個麵團的上半部廢棄。

從罐子底部取出幾湯匙起種酵頭麵團放進新的罐子裡。加入60克（半杯）麵粉和60（$1/4$杯）水並充分攪拌。加入新鮮的麵粉和水能稀釋任何變味，同時能幫助餵養和喚醒休眠的起種酵頭。每天重複前述步驟，就和你在製作初始起種酵頭時一樣，直到麵團起泡、餵食後8小時內體積翻倍、聞起來有發酵味，而且外觀是線狀或網狀。

理想的餵食和烘焙排程為何？

如果你為了將起種酵頭用在製作全麥口味酸種麵包食譜上（參見對頁的操作指南），想排定餵食起種酵頭的時間，以下是我們發現成效最好的排程。

上午8：00：廢棄一半的酵頭麵團並進行餵食。麵團的體積應該要在8小時內翻倍，而且變得具有活性。

下午1：30：將酵頭與麵包麵團混合並休息1小時。

下午3：00：拉伸麵團並進行第1次摺疊。

下午3：30：拉伸麵團並進行第2次摺疊。

下午4：00：拉伸麵團並進行第3次摺疊。

下午4：30：拉伸麵團並進行第4次摺疊。

下午5：00：讓麵團在攝氏24到27度下發酵（第一次發酵）2到3小時。

晚上8：00：將麵團蓋起來放進冰箱過夜。

隔天早上讓麵團回到室溫。將麵團塑形並進行烘烤。

我的房子非常冷而且通風良好。我要怎麼讓我的麵團發酵？

如果你家裡沒有溫暖的地方，將烤箱設定為最低溫後開啟2分鐘，然後關掉烤箱，把你的麵團放進去。你也可以把烤箱內的燈打開，放進你的麵團發酵。溫度太高的麵團會變得濕黏，而且很難操作。

全麥口味酸種麵包
WHOLE- WHEATISH SOURDOUGH BREAD

1 植物點數

用 100% 全麥麵粉製作出非常結實的酸種麵團。這則食譜同時使用傳統麵包麵粉和 100% 全麥麵粉。麵包麵粉的麩質含量比中筋麵粉高，為了獲得最好的成果，不要用任何其他麵粉代替麵包麵粉。

50 克（¼ 杯）具活性的酸種麵團酵頭

350 克（1 杯半）溫水（約攝氏 29 度）

400 克（2 杯半）麵包麵粉

100 克（¾ 杯）全麥麵粉

1 克（1 ¼ 茶匙）精製海鹽

B 博士的成功小竅門：

如果你是個視覺學習者的話，YouTube 上有很棒的麵包塑形技巧教程。

你會需要一個有密封蓋、能保留水蒸氣的器具；水蒸氣是讓麵包在烘烤的同時膨脹長高的東西。荷蘭鑄鐵鍋或鐘型烤皿的效果最好。

酸種麵包是一種藝術！如果你第一次沒有成功也別放棄。你烤的麵包越多就能做得越來越好！在你製作酵頭時，不要把廢棄的酸種麵團丟掉！把它用在下面的食譜裡。

1. 將酸種麵團起種酵頭和水放進一個大碗裡混合在一起。

2. 加入麵粉，用手進行混合，以畫圈的方式揉捏麵團，直到沒有乾的粉塊為止。蓋起來休息 20 分鐘；這讓麵粉在發酵前能充分吸水。在表面均勻地灑上鹽，然後充分混合使其結合在一起。此時檢查你的麵團。它應該相當粗糙；如果很難混勻而且在碗裡很不好操作的話，以 20 克（4 茶匙）為單位再加入更多的水，充分混合，直到感覺麵團變得柔順而且稍微有點黏。在使用全麥麵粉的情況下，有可能會需要更多水才能達到這樣的硬度。

3. 用濕毛巾蓋起來，讓麵團在溫暖的地方休息 1 小時。

4. 進行第 1 次的伸展麵團和摺疊。將你的雙手打濕才不會沾黏，然後從碗裡拉起一部分麵團往上和往遠離你的方向拉伸，然後朝碗中央摺回來。將碗轉 ¼ 圈，再次重複上述步驟，將麵團往中央拉伸和摺疊。

把碗再轉 ¼ 圈，重複相同步驟，然後再重複一次，圍繞著碗進行4次完整的拉伸和摺疊。

5. 讓麵團休息30分鐘，然後重複另一組拉伸和摺疊的步驟。再重複2次這個休息、拉伸和摺疊的步驟，總共進行4次的拉伸、-摺疊步驟。

6. 最後一次的拉伸和摺疊後，把碗蓋起來，讓麵團在溫暖的地方繼續第1次發酵，醒發2到3小時。當麵團的體積增加至少 ⅓ 時就發好了。此時將麵團蓋起來放進冰箱過夜，隔天早上烘烤。

7. 早上把麵團從冰箱裡取出，放在灑了一點麵粉的桌面上。讓麵團休息30分鐘散掉冰箱帶出來的冷氣，然後把麵團的形狀整理成鬆散的球狀：從麵團頂端開始向中心拉伸和摺疊。用同樣的手法處理麵團底部，然後是麵團的左側和右側，就好像你在摺一個信封一樣。

8. 用刮板或抹刀把麵團鏟起來翻面，讓平滑面朝上。蓋起來再休息30分鐘。

9. 準備一個酸種麵團發酵籃，灑上麵粉。或者在一個中型碗裡鋪上棉布或亞麻布，然後灑上麵粉。用上述同樣摺信封的手法再整理一次麵團。翻面，然後以手成杯狀讓麵團呈圓形，輕輕地往自己的方向拉。這有助於讓麵團產生張力，產生圓的形狀。用之前使用的刮板或抹刀把麵團舀起來放進準備好的碗裡，光滑面朝上。蓋起來再休息30分鐘到1小時。麵團看起來脹

大而且用手指戳的感覺像膨脹的水球時就準備就緒了。

10. 在最後發酵快結束時，將烤箱預熱到攝氏約230度。剪一張符合荷蘭鑄鐵鍋或其他烘焙用具（參見成功小竅門）尺寸的烘焙紙，在邊緣留下足夠空間，讓麵包能被輕易地取出。

11. 將烘焙紙蓋在麵團上，把碗倒過來使麵團脫出。在麵團上灑一些麵粉，用手輕擦麵團。用麵包割線刀、刮鬍刀片或非常鋒利的削皮刀在麵團上淺淺地劃幾道切口讓它有膨脹空間。在這個步驟你可以盡情發揮創意。簡單起見，分別在12點鐘方向、3點鐘方向、6點鐘方向和9點鐘方向劃4道淺切口。提起烘焙紙超出麵團的部分，將麵團移到烘烤鍋裡。

12. 蓋上密封蓋並放到烤盤上，然後放進預熱好的烤箱裡烤20分鐘。蓋子拿掉後再烤40分鐘，烤到頂部呈金棕色即可。

13. 從烤箱中取出，放涼至少1小時。麵包切片前需要休息時間。

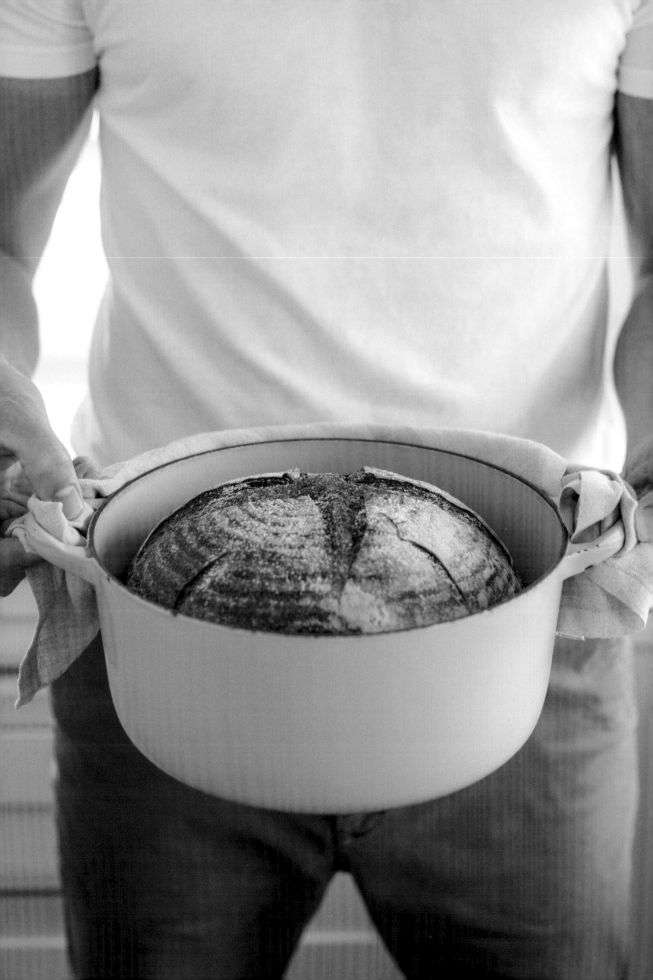

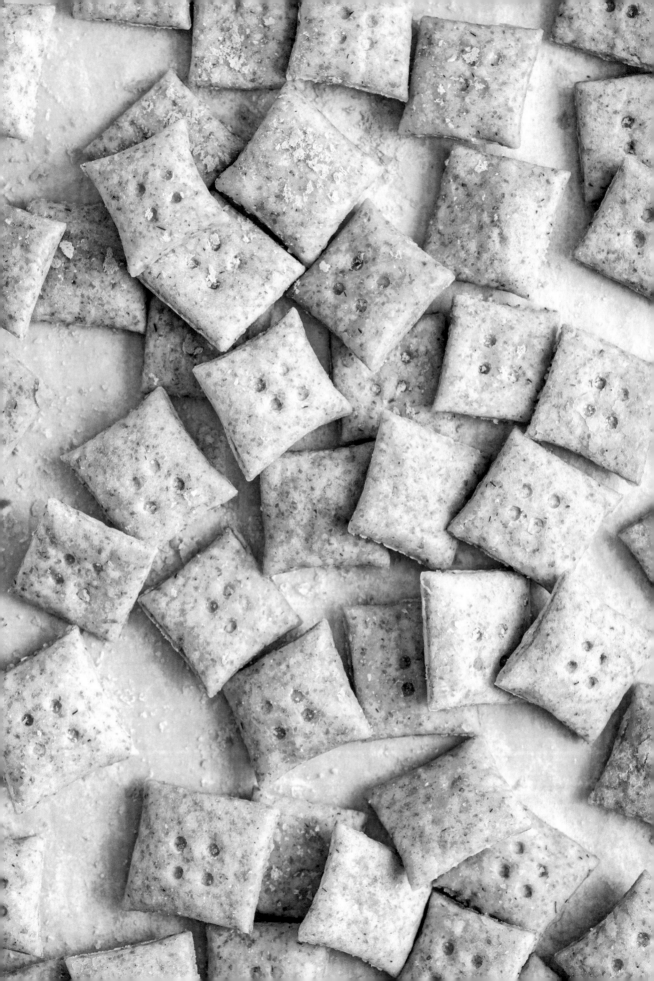

酸種麵團起司餅乾
SOURDOUGH CHEESE- ITS

1植物點數
可製作100片餅乾

在這則食譜中，我們再利用原本會被你丟棄的酸種麵團酵頭，把它變成一道有趣的零食。

1杯中筋麵粉或白全麥麵粉，準備更多作為手粉用（譯注：灑在桌面或手上防止沾黏的麵粉）

1杯廢棄的酸種麵團酵頭（參見第314頁）

3湯匙橄欖油，準備更多用來刷麵團用

3/4茶匙鹽，準備更多用來灑在餅乾上

3湯匙營養酵母

半茶匙蒜粉

1. 將麵粉、酸種麵團酵頭、橄欖油、鹽、營養酵母，還有蒜粉放進一個大碗內混合，做出光滑不黏手的麵團。

2. 將麵團分成2半，將每一半整理成小長方形厚片。用保鮮膜把麵團蓋起來，然後放進冰箱至少30分鐘，幫助麵團變得緊實。

3. 將烤箱預熱到約攝氏160度。把麵團從冰箱取出，然後將一張烘焙紙、撖麵棍，還有麵團頂部灑上非常少量的麵粉。

4. 把麵團放在烘焙紙上滾到厚度大約0.16公分，跟5分硬幣差不多厚。把放著麵團的烘焙紙移到烤盤上，然後刷上少許橄欖油並在上面灑更多的鹽。

5. 把麵團切成小正方形，然後用叉子尖端在每個正方塊上戳洞。烘烤餅乾的時間是17到20分鐘，烤到餅乾邊緣開始變成棕色即可。烘烤中途把烤盤的方向從後面轉到前面有助於讓餅乾上色得更均勻。

6. 將餅乾從烤箱中取出並徹底放涼。

專業提示：

你需要更多橄欖油來保持餅乾的顏色鮮亮和酥脆。用100%全麥麵粉做出的餅乾會較密實；使用中筋麵粉或白全麥麵粉來獲得最佳成果。將餅乾存放在室溫下的密封容器裡，最長可保存1週，或者冷凍起來長期儲存。

酸種麵團美式鬆餅
SOURDOUGH PANCAKES

2+ 植物點數
可製作12片美式鬆餅

酸種麵團美式鬆餅讓這種深受喜愛的早餐發展出更高的製作頻率。此外,你將會愛上它們的撲鼻香味和柔軟蓬鬆。在上面加些新鮮水果來獲得植物點數紅利。用全麥低筋麵粉可以做出更輕盈蓬鬆的美式鬆餅,而100%全麥麵粉的美式鬆餅口感會更紮實。注意:你應該在前一天晚上準備好麵糊,這樣早上就能享用這些美式鬆餅了。

1杯杏仁奶或其他非乳製品乳品

1茶匙白醋或蘋果醋

半杯廢棄的酸種麵團酵頭(參見第314頁)

1杯全麥低筋麵粉或白全麥麵粉

1湯匙100%楓糖漿(自由選項)

半茶匙鹽

半茶匙小蘇打

1湯匙亞麻籽粉,與3湯匙水混合在一起

半茶匙香草精

1. 將杏仁奶和醋在一個大玻璃杯裡混合攪拌5到10分鐘,讓它稍微凝結。

2. 在一個大碗裡將杏仁奶混合物和酸種麵團起種酵頭、麵粉,還有楓糖漿(如果有用的話)混合在一起。蓋起來放在一個溫暖的地方過夜。冬天時,你可以把麵糊放進開著燈但未加熱的烤箱裡。

3. 早上把麵糊打開,加入鹽、小蘇打、亞麻籽混合物和香草精混合。

4. 用中火加熱煎餅鍋或不沾長柄平底煎鍋。將麵糊倒在煎餅鍋裡,每片鬆餅用差不多1/4杯麵糊。煎到鬆餅中央出現泡泡,然後翻面,煎到另一面定型。重複上述步驟,將剩下的麵糊做完。

5. 為了讓鬆餅保持溫熱,放在烤盤上再放進攝氏約90度的烤箱裡。

專業提示:

你可以輕鬆地轉換這則食譜用來製作酸種麵團格子鬆餅!只要把蘋果醋或白醋增加到1湯匙就好。想要做出格外酥脆的格子鬆餅的話,加上一點點橄欖油或酪梨油。

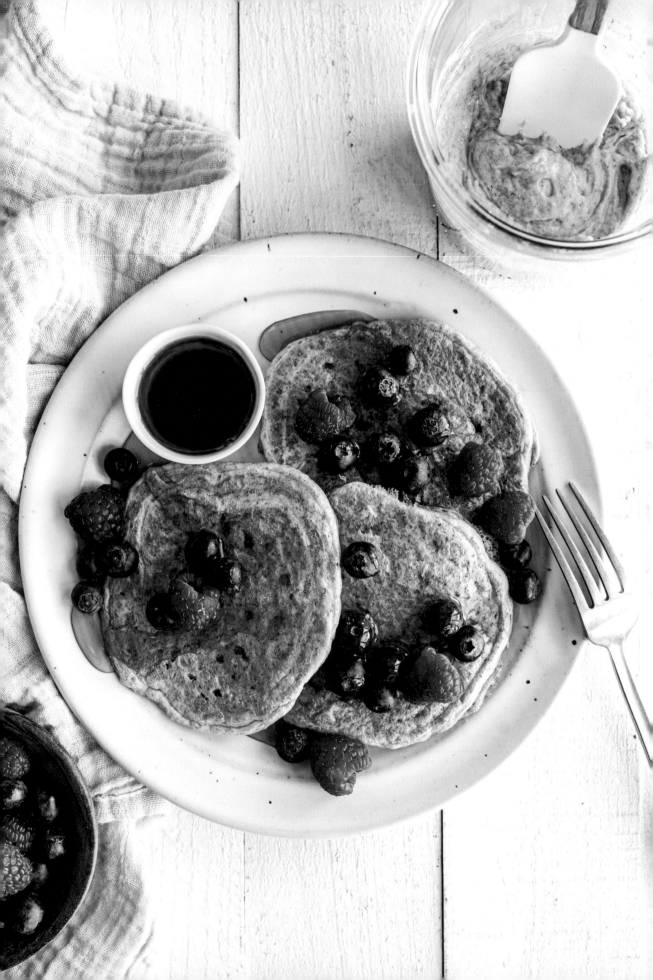

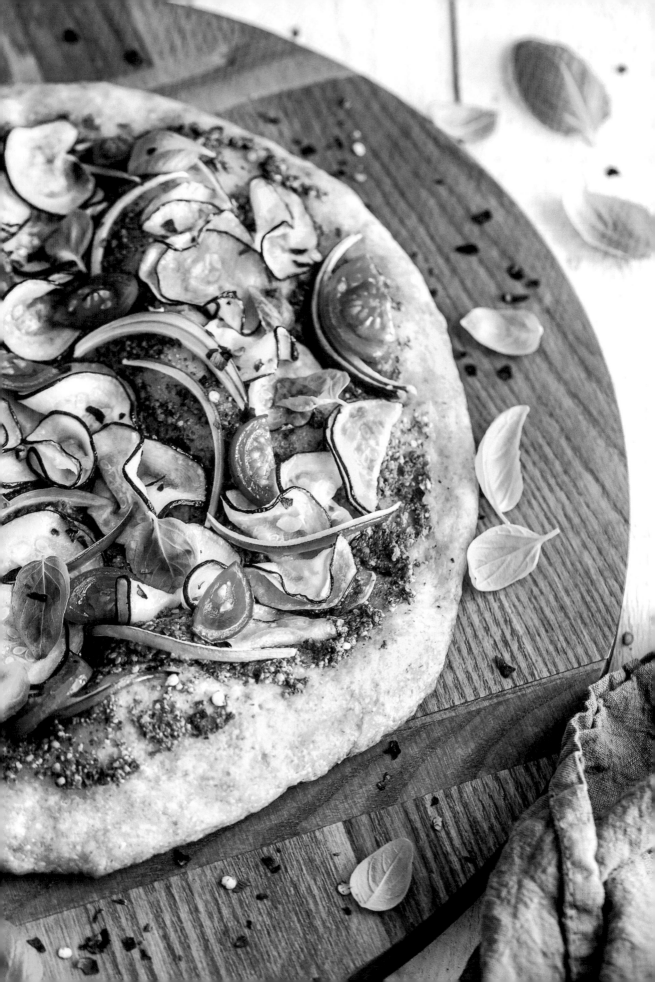

酸種麵團披薩餅皮
SOURDOUGH PIZZA CRUST

1植物點數
可製作一個大批薩的餅皮

大家都愛披薩，不過你會更愛你知道用高品質原料做出來的自製酸種麵團披薩餅皮。這則食譜很適合與托斯卡尼薄餅（第281頁）的食譜結合。

¼杯廢棄的酸種麵團酵頭（參見第314頁）

¼杯全麥麵粉

1¾杯中筋麵粉

1茶匙猶太鹽或精製海鹽

1湯匙橄欖油

1. 將酸種麵團起種酵頭、全麥麵粉、中筋麵粉、鹽、橄欖油，還有¾杯水放進一個大碗裡。用手將所有材料攪和至充分混合。混合物的質感會是粗糙的，不過如果太濕的話，再加一點麵粉。如果太乾的話，一次加入1或2茶匙水。把碗蓋起來放在一個溫暖的地方，發酵10到12小時或過夜。

2. 在麵糊已經發酵後或者是隔天早上，進行一系列的拉伸和摺疊。將手稍微打濕防止麵團沾黏，然後輕輕地拉高麵團的一側再折回麵團上，然後轉一下碗，將麵團的4個「角」重複以上述步驟處理，直到你完成一個圓即可。此時麵團已就緒可以烘烤了，或者你可以把麵團放進冰箱裡，最長可以保存36小時。

3. 將麵團取出放置在一個灑了少許麵粉的檯面上，休息30分鐘。

4. 用抹了少許麵粉的手把麵團整理成球狀。再從這個球狀塑形成披薩餅皮（我比較喜歡用擀麵棍）並用在你喜愛的食譜裡。

簡化版多薩印度可麗餅
SIMPLIFIED DOSA CREPES

3植物點數

可製作12片多薩印度可麗餅

我們將傳統多薩餅，也就是起源於印度南部、以發酵的米和扁豆做成的可麗餅，進行了簡化。發酵的麵團有強烈的、似酸種麵團的味道，單吃、搭配咖哩馬鈴薯餡料（第329頁），或者搭配你喜歡的印度式創意配菜都很美味。你可能需要從國際商店或亞洲雜貨店取得大部分的材料，或者上網購買。搭配馬鈴薯多薩餅餡料（見下一則食譜）享用美味的一餐！

1杯半短粒白米

半杯去皮／裂開的黑扁豆（urad dal）（完整的扁豆）

2湯匙扁豆（chana dal）（自由選項），可製作出更

酥脆的多薩餅

半茶匙整顆的葫蘆巴籽

半茶匙猶太鹽（無碘的）

酪梨油，潤滑平底鍋用

1. 將在一個細網目的濾器或大碗中沖漂洗米、黑扁豆和扁豆（如果有用的話），然後瀝乾。將上述材料與葫蘆巴籽一起放進一個大碗裡，加入可蓋過所有材料並高出至少5公分的水。浸泡過夜。

2. 隔天早上將米和黑扁豆混合物裡的水瀝乾，然後和1¼杯冷水一起放入高速攪拌機底部。攪打處理到成為滑順的麵糊狀。視你的攪拌機馬力而定，你可能會需要額外加入¼杯或更多水來達到想要的濃稠度。混合物應該要能薄薄地附著在湯匙背面。加鹽，把碗蓋起來，然後放在溫暖的地方12到24小時進行第一次發酵。在比較冷的月份，這個步驟可能要花將近24小時，而在溫暖的月份，混合物可能在短短8小時內就準備好了。在麵糊體積將近翻倍、放入湯匙會裹上很厚的一層，而且整體都有氣泡時就準備就緒了

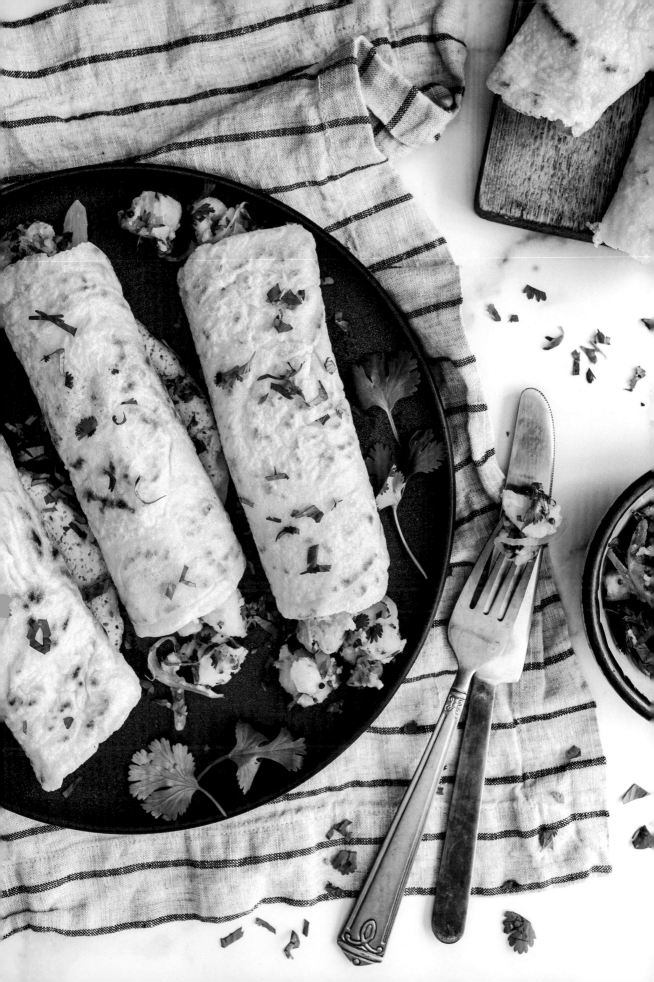

3. 現在是來做些多薩餅的時候了！用中小火加熱一個平底鑄鐵長柄煎鍋或其他種類的平底長柄煎鍋。如果你用的是不沾長柄平底煎鍋，你可能不需要額外加油。用少許油潤滑煎鍋；我會用糕餅刷浸入油裡，再在鍋子裡刷上非常薄的一層油。煎鍋裡的油太多會讓你無法將麵糊鋪開。用長柄杓舀大約 1/3 杯麵糊，以長柄杓的背面用畫圓的動作將麵糊轉圈倒在煎鍋上。在你將麵糊鋪展開的時候，如果出現小洞是很正常的。把火力調高到中火，蓋上蓋子，煎到邊緣開始上色，然後翻面再多煎 1 分鐘。重複上述步驟把剩下的麵糊做完。

B 博士的成功小竅門：

要做出酥脆的多薩餅，你的煎鍋必須夠熱。但是因為麵糊很稠，如果煎鍋過熱的話，你會沒辦法把麵糊均勻地鋪開，那麼你就會得到蓬鬆的多薩餅而非酥脆的可麗餅。如果你的煎鍋變得太熱，在上面灑一點冰水然後擦乾，快速地讓溫度降下來。我用一個養好的鑄鐵煎鍋來做多薩餅。如果你用的是不沾煎鍋，那麼只要做好一片多薩餅就把火力調成中小火，然後將麵糊在煎鍋上鋪開，將火開大煎多薩餅。要快速發酵的話，你可以用快煮壓力鍋，設定為優格模式的 8 到 12 小時，或將蓋好的碗放進開著燈的烤箱裡。研磨麵糊時我比較建議用攪拌機而非食物處理機。你不會想要加入超過需求量的水，而高速攪拌機製作出的成品會比食物處理機更滑順。任何剩餘的麵糊可以密封蓋緊後放進冰箱保存，最多可放 3 天。如果你在發酵後將多薩餅的麵糊放在冰箱裡，那麼在烹煮前讓它在室溫回溫 30 分鐘。多薩餅剛出鍋時最好吃。要保存已經做好的多薩餅時，將餅疊起來放在一個密封的盤子裡保溫。就這樣放著的話，多薩餅會損失它的酥脆，但吃起來還是很美味。

馬鈴薯多薩餅餡料
POTATO DOSA FILLING

5 植物點數

可製作供 12 片

多薩印度可麗餅用的分量

多薩餅從來不是打算用來單獨食用的食物。但當你將多薩餅與這道餡料組合起來,你會體驗到來與微生物菌叢隊所創造出這種美味配對的全部榮耀。

1 茶匙半酪梨油或橄欖油

半茶匙芥末籽

1 杯切成薄片的白洋蔥

1 茶匙切成細末的新鮮生薑

1 個青辣椒,去籽並切成細末(想要餡料辣一點就把辣椒籽保留下來)

1/4 茶匙薑黃粉

1/4 茶匙黃咖哩粉

2 杯煮熟並粗略切碎的馬鈴薯

鹽和新鮮研磨的黑胡椒,調味用

1/4 杯切成細末的芫荽

1. 將酪梨油放進一個中型平底深鍋裡以中火加熱。加入芥末籽,讓它們爆開且劈啪劈啪作響,約 1 分鐘,然後加入洋蔥烹煮約 10 分鐘,直到變軟變透明即可,持續攪拌。

2. 加入薑和青辣椒,再煮 5 分鐘,然後加入薑黃粉和咖哩粉。加入 1/4 杯水,讓混合物煮至濃稠,然後加入馬鈴薯和 1 撮鹽。燉煮 5 分鐘,持續攪拌到混合物濃稠且湯汁收乾。

3. 依個人口味調味,需要時加入更多鹽和胡椒。準備好上菜時再從火源上移開,邊攪拌邊加入芫荽。

粉紅德國酸菜

PINK SAUERKRAUT

2+ 植物點數
可製作約950毫升

這是製作華美鮮豔的粉紅德國酸菜的食譜。粉紅色來自於紫甘藍和綠色高麗菜的混合使用，這在發酵時會經歷相當驚人的顏色轉換，從很深的靛藍色變成蓮紅色。有好幾種享用德國酸菜的方式，可以當作配菜、放在沙拉或三明治上，或者放進湯裡。德國酸菜製作簡單，而且可以在你的冰箱存放好幾個月供你享用。只要你抓到訣竅，你可以隨意用不同的香料和調味料做實驗。底下列出了幾種可以考慮的蔬菜和香料組合。將任何你喜歡的蔬菜組合和高麗菜一起使用。只要確定你維持1公斤（1000克）蔬菜比20克鹽的比例，以獲得預期的2%鹽水濃度。

1顆紫甘藍

1顆綠色高麗菜

5到7瓣大蒜

20克（1¼湯匙）
純淨鹽（無碘）

1湯匙孜然籽（自
由選項）

1茶匙辣椒片（自
由選項）

讓它更強大！
（非必須配料）：

胡蘿蔔

薑

甜菜根

蘋果

葛縷子

芹菜＋洋蔥

薑黃＋黑芥末籽

蘋果＋洋蔥

果乾（例如杜松漿
果、蔓越莓，或者
是葡萄乾）蕪菁

櫻桃蘿蔔

1. 去除並留下1或2張高麗菜外層的菜葉。將高麗菜從中間對半切開，讓菜芯露出。將每一半的菜芯切除1塊三角形。為了裝罐你的德國酸菜，把前述去除的菜葉和菜芯留下。

2. 將高麗菜（或任何其他你想用的蔬菜）切或磨成細絲。在你切絲的時候秤重。你需要的總重量是1公斤／2.2磅（1000克／35盎司）。你可以用50：50的紫甘藍和高麗菜，或者任何你喜歡的比例。

3. 將切成絲的高麗菜放進一個大塑膠盆裡。在菜上面灑鹽並徹底拌勻。靜置10到15分鐘。鹽會讓高麗菜出水，生成鹵水。

4. 在高麗菜靜置過後，用手「按摩」並擠壓5到10分鐘，讓更多鹵水釋放，此時鹵水會開始積聚在盆底。

5. 盆底有一小灘鹵水時，加入孜然籽和辣椒片（如果有用的話）混合。

6. 混合好以後，開始把高麗菜裝進一個容量約950毫升的廣口瓶裡。在你裝罐的時候，用拳頭（如果你的拳頭可以塞進罐子裡的話）、撖麵棍或攪拌棒用力將菜絲壓下。你需要在罐子上方留下約2.5公分的空隙。

7. 確定高麗菜都覆蓋在液體下。用幾片留下來的葉子把菜絲蓋起來（你可能會需要把它們撕成適當大小）。

8. 在高麗菜頂部放上一個乾淨的重物（小烤盤、發酵重物、滅過菌的石頭，甚至是高麗菜芯）。

9. 將罐子密封起來，讓德國酸菜在廚房流理台或涼爽乾燥的地方發酵（理想溫度是攝氏18到22度）。第1週每天讓罐子排氣（你可能需要一天排氣2次，視溫度而定）。或者你可以用一個發酵用氣閥，這麼一來就能在壓力累積時自行排出。

10. 發酵一週後開罐試吃。你可以用木質或塑膠湯匙檢查，確認德國酸菜的味道。密封起來移到涼爽的地方再發酵1到6週，視你個人偏好而定。我發現它越陳越香。

11. 在你對味道滿意後，你可以把德國酸菜移到小一點的罐子裡，放進冰箱保存。

黃瓜青蔥韓式泡菜
CUCUMBER & SPRING ONION KIMCHI

6植物點數
可製作約 3.2 公升

充滿抗氧化物且能補水，沒有比咔擦咬下一口小黃瓜更讓人心滿意足的事了。進入韓式小黃瓜的世界，它們清脆、香辣，而且極度讓人上癮。我保證你會想直接在罐子裡把這些小黃瓜吃掉！（參見第335頁的照片。）

600克（1.3磅）小黃瓜，切成半月形

4根切碎的青蔥（蔥白和蔥綠）

35克（2湯匙半）純淨鹽（無碘）

5瓣大蒜，粗略切碎

40克（1.5盎司）粗略切碎的新鮮生薑

1湯匙韓國紅辣椒片

2湯匙韓式辣醬

1湯匙褐味噌或紅味噌（最好是具活性的味噌）

1茶匙椰糖或1個椰棗切成細末

2茶匙未加工蘋果醋（帶有產醋根源微生物）

3克（1茶匙）乾海苔（我用的是乾羊栖菜，但紫菜也可以）（自由選項）

1. 將切好的小黃瓜和青蔥放進一個大碗裡灑上鹽。在你做醬的時候讓它靜置。

2. 做醬的時候，將大蒜、薑、紅辣椒片、辣醬、味噌、糖還有醋放進攪拌機攪打成滑順的糊狀（你也可以將材料放進碗裡用手持攪拌器攪打）。

3. 把醬和乾海苔（如果有用的話）一起加進小黃瓜裡混合。將混合物靜置5分鐘，然後放進一個容量約950毫升的廣口瓶裡，用木質湯匙或擀麵棍平的一端把混合物向下壓緊。用發酵重物將小黃瓜壓下。密封，讓它發酵1到2週，每天排氣／通氣，釋放累積的二氧化碳。或者你可以用發酵用氣閥。

4. 可以食用時放進冰箱冷藏並在2個月內吃完。

蒜味蒔蘿泡菜
GARLICKY DILL PICKLES

2植物點數
可製作容量約1.9公升的
罐子1罐

充滿抗氧化物且能補水，沒有比咔擦咬下一口小黃瓜更讓人心滿意足的事了。進入韓式小黃瓜的世界，它們清脆、香辣，而且極度讓人上癮。我保證你會想直接在罐子裡把這些小黃瓜吃掉！（參見第335頁的照片。）

650克（1磅半）醃漬用小黃瓜，整根的

10瓣大蒜，整個的或切片

1茶匙半黃芥末籽

1茶匙黑胡椒粒

6片月桂葉（最好是新鮮的）

5或6支蒔蘿（自由選項）

45克（3湯匙）喜馬拉雅粉紅岩鹽

1公升（1夸特）過濾水

1. 將小黃瓜徹底洗淨去除塵土。如果你想要的話可以切片或維持完整。維持完整有助於讓它們保持緊實。

2. 將小黃瓜、大蒜、芥末籽、胡椒粒、月桂葉，還有蒔蘿（如果有用的話）放進一個乾淨或消毒過、容量2公升（2夸特）的罐子或2個容量為1公升（1夸特）的罐子裡。

3. 把鹽溶在大約200毫升（7液量盎司）剛煮開的水裡製作鹵水。將剩下800毫升（27液體盎司）的冷過濾水倒進鹽水裡。用你的手指測一下溫度，確認水的溫度大約與室溫一致。

4. 將鹵水倒在黃瓜和香料上。裝滿到超過罐子的肩部一點。

5. 確保黃瓜都覆蓋在鹵水下。你可以用高麗菜葉或發酵重物讓它們保持在被浸沒的狀態。

6. 在室溫下發酵1到2週。當你準備食用它們的時候，將它們移進冰箱，可保存4到6個月。

專業提示：
要製作出超棒醃黃瓜的訣竅就是選用顏色深綠、多刺疣、厚皮的醃漬用小黃瓜。如果你沒辦法找到像上面所說的那種小黃瓜，試試用嫩黃瓜，並把鹽的量增加到50克（3湯匙半）以獲得最佳成果。

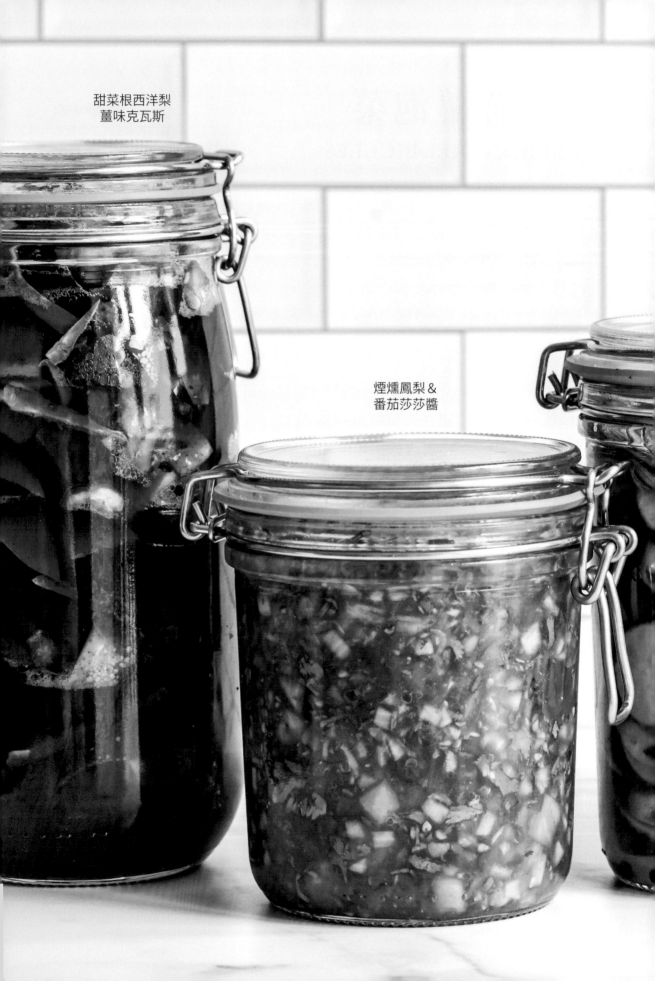

甜菜根西洋梨
薑味克瓦斯

煙燻鳳梨&
番茄莎莎醬

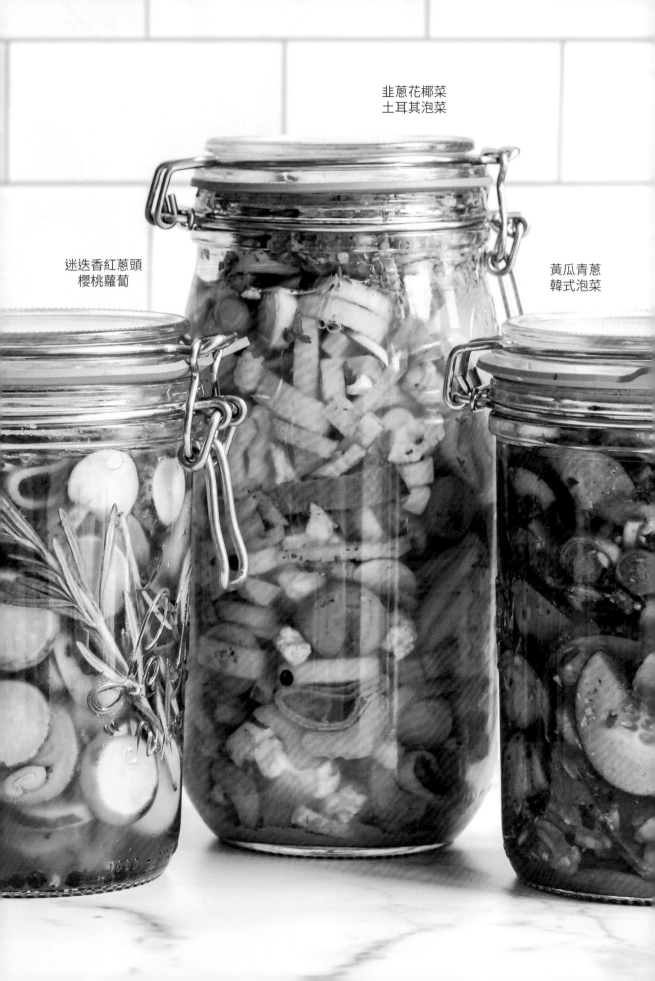

韭蔥花椰菜
土耳其泡菜

迷迭香紅蔥頭
櫻桃蘿蔔

黃瓜青蔥
韓式泡菜

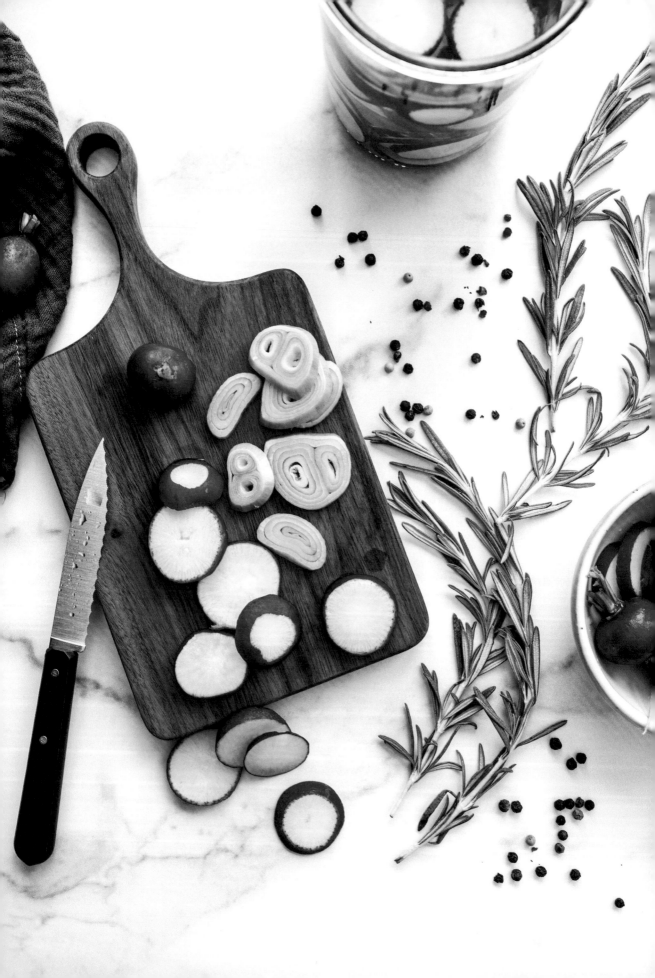

迷迭香紅蔥頭櫻桃蘿蔔
ROSEMARY & SHALLOT RADISHES

2植物點數
可製作約950毫升

我對發酵的櫻桃蘿蔔深深著迷！就算你不喜歡櫻桃蘿蔔，但你得看看這些。高纖維含量轉變成爽脆的發酵物。辛辣感在發酵時變得柔和圓潤，不過外加的黑胡椒粒讓辣味捲土重來。櫻桃蘿蔔的紅色外皮會脫落，而白色的芯會變成帶點粉紅色。最終成果是一道發酵美食饗宴。迷迭香的加入貢獻了抗發炎和抗真菌的好處。放在三明治上、加進沙拉裡、當作小零嘴，或者是在風味十足的配菜中享用這些櫻桃蘿蔔的爽脆口感（參見第335頁的照片。）

400克（1磅）櫻桃蘿蔔，切片

1個紅蔥頭，切成圓片

4支迷迭香

10到15顆胡椒粒（完整的）

500毫升（17液體盎司）濃度3%的鹵水（15克〔1湯匙〕鹽＋500毫升〔17液體盎司〕水）

1. 將所有材料放進一個容量約950毫升的廣口瓶裡。

2. 製作鹵水，將鹽放進剛好足夠將其溶解的開水裡，再倒進冷水補到足量。

3. 將鹵水倒進裝在罐子裡的混合物上，在頂端放上發酵重物。

4. 將罐子密封好，放在廚房流理台上發酵1到2週。發酵物會變得有很多泡泡，而且有一點渾濁，但在起泡的現象平息、鹵水變清澈時便準備好可以食用了。

5. 將完成的發酵物存放在冰箱裡，可保持約2個月的清脆美味。

專業提示：
你可以用鹵水為其他菜色，像是鷹嘴豆泥和青醬增添風味，或者用來當作沙拉醬。不僅美味可口，而且在發酵後還富含益生菌。

韭蔥花椰菜土耳其泡菜
LEEK & CAULIFLOWER TORSHI

7植物點數
可製作約2.8公升

這則食譜受到傳統土耳其泡菜的啟發，土耳其泡菜是在波斯、中東、土耳其和巴爾幹半島廣受歡迎的發酵食品。土耳其泡菜可搭配大部分的餐點食用，本書的版本額外加了一點益生元的竅門，那就是韭蔥和蘋果。除了富含纖維以外，這道發酵食品還包含了大量微量營養素，包括維他命 C、A、K、B6、B9、銅和鐵，這裡只少數列舉幾項。

1個中型花椰菜，掰成小花（確定把任何附帶的葉片留下）

1大根韭蔥，切成圓片

2根中型胡蘿蔔，切成圓片

1個蘋果，切成火柴棒粗細的條狀

2根芹菜梗，切片

6瓣大蒜，切片

1個辣椒（我選用紅辣椒），切片

2茶匙乾荷蘭芹

1茶匙乾薄荷

2茶匙乾牛至

1湯匙芫荽籽

2茶匙薑黃粉

10顆黑胡椒粒

1.25公升（31夸特）濃度2.5%的鹵水（31克〔2湯匙〕純淨鹽＋1.25公升〔1.3夸特〕過濾水）

1. 將花椰菜、韭蔥、胡蘿蔔、蘋果、芹菜、大蒜和辣椒與荷蘭芹、薄荷、牛至、芫荽籽、薑黃粉還有胡椒粒一起放進一個大攪拌盆裡。攪拌使其混合。

2. 將混合物放進罐子裡，邊放邊往下壓。

3. 接著將鹽放進剛好足夠將其溶解的開水裡，再倒進冷水補到足量來製作鹵水。

4. 將鹵水倒在混合物上，用剩下的花椰菜葉或發酵重物將它壓下。

5. 將罐子密封好，發酵10天到2週。偶爾排氣／通氣，檢查發酵進度並釋放累積的二氧化碳。或者你可以使用發酵用氣閥，讓累積的壓力自行釋放。

6. 當你的土耳其泡菜準備就緒，移到小一點的罐子裡放進冰箱。這應該能保存4到6個月。

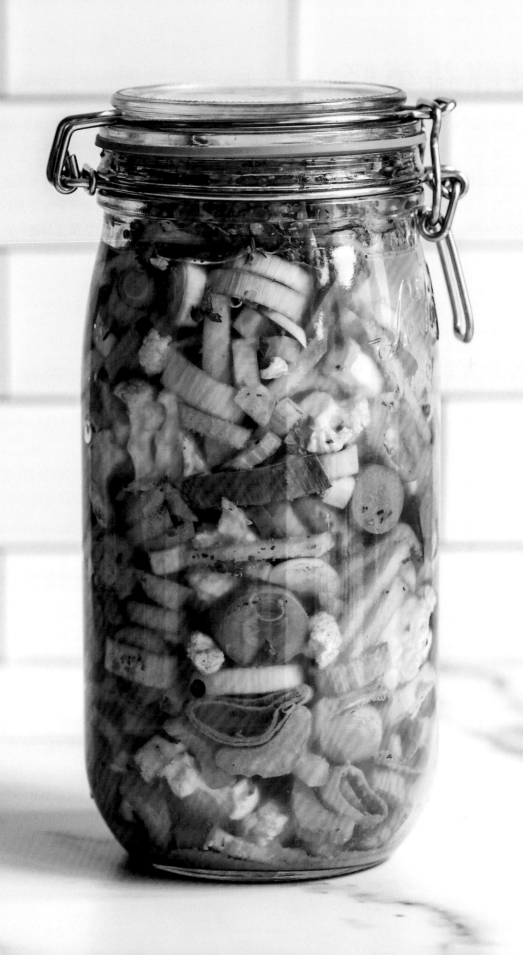

發酵蔬菜條
FERMENTED VEG STICKS

2 植物點數

可製作容量

約 950 毫升的罐子 2 罐

這不只是蔬菜條，更是使益生菌更強大的蔬菜條。用這道食譜來消耗過剩的胡蘿蔔或者永遠吃不完的芹菜再好不過。這些蔬菜條是零食架上絕佳的補充品，而且可以當成外帶午餐裡的美食。所以無論你是帶出門在野餐時分享，或者自己在家當作零食享用，這些蔬菜條都一定會成為不可或缺的發酵物必備。

400 克（1 磅）帶皮胡蘿蔔，切成短棍狀

2 個小荳蔻的豆莢，敲開

400 克（1 磅）芹菜，切成短棍狀

1 茶匙孜然籽

約 950 毫升濃度 2% 的鹽鹵水（20 克〔1 湯匙半〕純淨鹽＋1 公升〔1 夸特〕過濾水）

1. 將胡蘿蔔條和小荳蔻放進一個罐子裡，芹菜和孜然籽放進另一個罐子。確認蔬菜條填裝排列得很緊密，因為這有助於讓蔬菜條發酵時保持在鹵水下方。

2. 接著將鹽放進剛好足夠將其溶解的開水裡，再倒進冷的過濾水補到約 950 毫升來製作鹵水。

3. 將冷卻的鹵水倒在蔬菜上，用發酵重物讓蔬菜維持在被浸沒的狀態。把罐子密封起來。

4. 讓蔬菜發酵 10 到 14 天。蔬菜發酵時，鹵水會變得渾濁並且冒泡泡，不過別擔心，這會變得澄清。

5. 胡蘿蔔和芹菜準備就緒可以食用時，將它們存放在冰箱，在 4 到 6 個月內吃完。如果不打開的話可以貯存更久。

煙燻鳳梨 & 番茄莎莎醬

SMOKEY PINEAPPLE & TOMATO SALSA

8植物點數

可製作約950毫升

能幾乎與所有東西搭配的莎莎醬,從墨西哥捲餅到炒豆腐,都很美味可口,新鮮又令人愉快。使用各種顏色和形狀的番茄混合而成,讓它更具風味且吸睛! 如果你自己有種番茄,將多餘的番茄醃製保存起來是一個很好的方法。加入鳳梨添加更多色彩風味,還有一絲甜味,更不用說更多的維他命 C 了(參見第334頁的照片。)

400克(1磅)綜合番茄,粗略切碎

200克(半磅)新鮮鳳梨,切碎

1個中型紅洋蔥,切成細丁

1到2個墨西哥辣椒或紅辣椒,切成細末(如果你想辣一點就保留辣椒籽)

1個乾的奇波雷辣椒或安喬辣椒,弄碎

7瓣大蒜,切成細末

20克(1湯匙半)新鮮芫荽,切碎

14克(1湯匙)純淨鹽

1顆萊姆的萊姆汁

2茶匙蘋果醋(帶有產醋根源微生物)或半湯匙無調味康普茶

1. 將番茄、鳳梨、洋蔥、辣椒、大蒜和芫荽放進一個大塑膠盆或陶瓷碗裡。

2. 加鹽混合,直到鹽被溶解混勻,將所有材料混合均勻。

3. 接著加入萊姆汁和醋攪拌。

4. 取出約 ¼ 的莎莎醬用攪拌機攪打後放回碗裡。

5. 把莎莎醬裝填到罐子裡,用力下壓,讓鹵水的高度能超過蔬菜。

6. 把罐子蓋上,讓它放著3到5天。你會看見有泡泡開始形成在罐子裡形成、往上冒,或者在你轉鬆蓋子或插銷時,聽見啪或打嗝的聲音。

7. 試吃莎莎醬。它的味道應該很強烈,而且有點起泡感。如果還沒有產生起泡感或還是太鹹的話,再給它大約1天的時間。當你準備好食用時,將莎莎醬存放在冰箱裡,1個月內用完。

發酵南瓜蘋果楓糖汽水

FERMENTED PUMPKIN, APPLE & MAPLE SODA

充滿纖維，包括腸道所喜愛、來自蘋果的益生元纖維，這道汽水和任何你能買到的都不同，因為它不僅能支持你的腸道，而且也是獲得像是維他命 A 和 C 等支持免疫的關鍵微量營養素的美味方法，還附帶隨著薑味刺激而來的一些抗氧化物。

250克（9盎司）南瓜或奶油南瓜，去皮並削成絲

200克（7盎司）蘋果，削成絲（我選用比較甜的種類）

50克（2盎司）磨碎的新鮮生薑

2湯匙100%楓糖漿，多加2茶匙裝罐用

2根肉桂棒

2茶匙純香草醬或1根香草豆莢，剖開

1茶匙未加工蘋果醋（帶有產醋根源微生物）

1.2到1.4公升（大約1夸特半）過濾水

1. 將南瓜、蘋果、薑、楓糖漿、肉桂和香草放進發酵罐內。接著加入醋並將水補到發酵罐的頸部（或者如果你用的是2公升〔2夸特〕的罐子，捕到剛好到罐子的肩部）。

2. 讓混合物發酵3到5天，每天搖晃使其混合。當你打開插銷時，你應該可以看到氣泡並聽見二氧化碳逸出的聲音。

3. 3到5天後，在用篩網把液體濾出前確認風味和氣泡感。確定你盡自己所能擠出最多的液體。

4. 把罐子蓋起來前，將液體和剩餘的2茶匙楓糖漿移到水瓶裡。

5. 把水瓶放回廚房流理台上再發酵1天，打開的時候要小心，因為會起泡泡。

6. 冰鎮飲用並存放在冰箱裡。應該可保存1週，不過記得要每天打開，釋放任何累積的二氧化碳。

甜菜根西洋梨薑味克瓦斯
BEETROOT, PEAR & GINGER KVASS

這則食譜受俄羅斯版本克瓦斯的啟發，不過增添了額外的香氣和甜味，這都來自於外加的西洋梨，這道克瓦斯是腸道喜愛的纖維、椰棗和香料香氣的極佳來源。克瓦斯不需要初始培養物，因為甜菜根、薑還有西洋梨的皮就是乳酸桿菌的豐富來源，所以把那些果皮保留下來！大自然已準備好伴隨著發酵菌的植物（參見第334頁的照片。）

300克（10.5盎司）甜菜根，切碎（清洗乾淨，將皮留下）

2個大的成熟西洋梨，切碎（清洗乾淨，將皮留下）

50克（2盎司）新鮮生薑，切成火柴棒的形狀（將皮留下）

6顆椰棗或乾無花果，切碎

¼茶匙純淨鹽

2個八角

1公升（2夸特）過濾水

1. 將甜菜根、西洋梨、薑，還有椰棗放進發酵罐內。接著加入鹽和八角。

2. 把罐子裝滿水，頂端留下3公分（1英吋）的空隙。把罐子密封起來。

3. 在室溫下發酵3到4天，每天輕輕地搖晃一下。試飲並確認風味；應該有輕微的氣泡感。你可能要再多發酵1到2天，讓風味能進一步發展。

4. 用塑膠篩網將液體過濾到水罐裡。使用漏斗把液體倒進一個扣式密封玻璃水瓶裡。你可以立即享用或存放在室溫下2到3天讓它產生更多的氣泡感。確認你每天都有鬆開瓶蓋放氣幾秒鐘。等你對氣泡感覺得滿意時，移進冰箱存放並在10天內喝完。

▶ 欲查看本章所引用的14篇科學文獻，請造訪 theplantfedgut.com/cookbook。

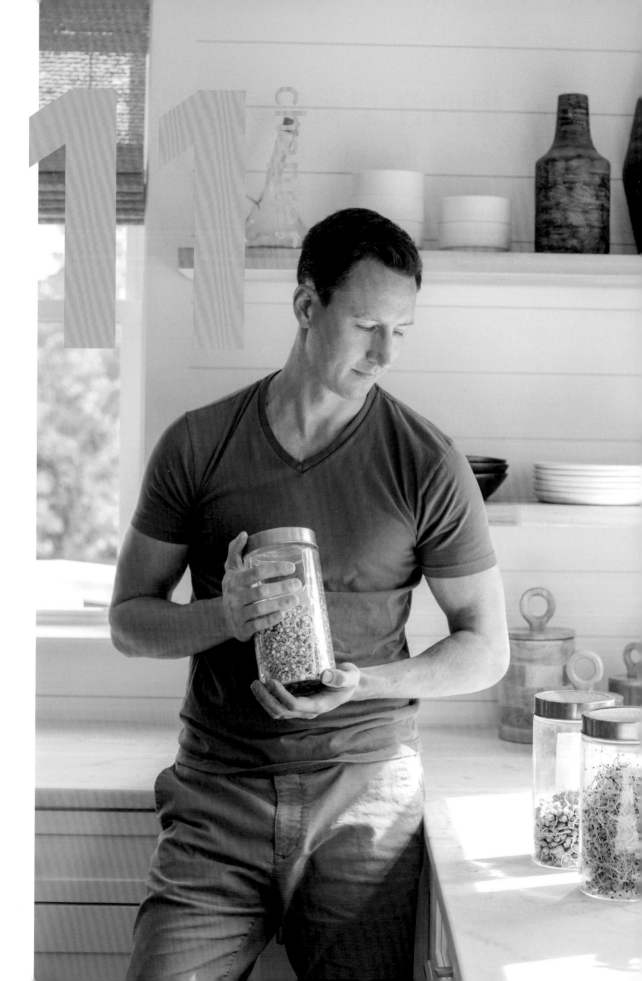

You Know You Make Me
Want to Sprout!

你知道你讓我想發芽了！

解鎖大自然的魔法，享用其中的好處

當某件事太過美好、看起來不像真的時，通常都會被證明就是如此。我們已經經歷過太多次了。誇張的宣傳提高了期待感，而最終導致失望。但是三不五時你還是會遇到一些可能你聽過傳聞、但你還沒花時間真正去調查研究的事情。當你終於有時間研究時，結果我的天啊！那是能改變遊戲規則的事物，而你想著要是早點發現它就好了。

我發現芽菜不過是在短短幾年前，但它們已經迅速成為我飲食中的極大一部分。在《纖維動力》中，我說明了青花菜芽的奇妙之處，它們是具有濃度非常高的蘿蔔硫素（sulforaphane）基礎食物，蘿蔔硫素是具有抗癌、抗發炎，還有抗微生物效果的一種植化素。那個時候我的妻子和我慣常將青花菜芽加進我們的果昔和果昔碗裡。直到我遇到《芽菜之書》（The Sprout Book）的作者道格‧伊凡斯（Doug Evans），我才充分瞭解存在於這些小小種子中的力量。不只有青花菜種子，而是所有的種子。我現在認為它們擁有幾乎可說是神祕莫測的特質。

為了能真正地瞭解欣賞芽菜，我們必須從頭開始。種子是植物處於發育階段最早期的小寶寶。它們處於休眠狀態，享受著它們的保護性外殼帶來的舒適和安全，等待著它們的時機到來。發芽是從把種子浸泡在水裡開始的過程，是大自然拉開窗簾、讓明亮光線展現的方式。突然間，種子在被稱為萌發的階段由睡眠狀態中脫離。此時，植物寶寶會吸收水分，並脹大到能撐裂它堅硬外殼的程度。是這個植物寶寶超脫出種子限制範圍成長的時候了。

和發酵作用一樣，發芽是一種自然的轉換過程。水合作用（Hydration activates）會活化植物新陳代謝基因轉錄。為這個時刻預留的營養庫存被活化。酵素被激活，並開始將蛋白質、脂肪，還有澱粉分解及簡化。這些簡化的化合物在某種程度上被預先消化。不過它們也構成了成長快速的年輕植物得以用來重新組裝的建構基石。細胞器在被創建。多項生化反應帶來必須胺基酸、蛋白質、纖維、健康脂肪、維他命 C 和 B 群的生成。與此同時，像是植酸、凝集素（lectin）和蛋白酶抑制劑等反營養物質開始消失。

讓我們暫停一下，深思大自然的力量和智慧。一顆休眠的種子發現了適合的條件，能活化一首同步、協同合作酵素反應的交響樂，這些酵素反應能加速從一個微粒到正常尺寸植物的生物轉化和成長。這不僅單獨看來非常奇妙，同樣奇妙的還有與周遭生物網路間的潛在協同增效作用與連結。在營養學上，我們對辨別大量營養素與微量營養素十分拿手，但卻得努力費勁地辨別生化反應的發電廠、轉化的先驅，也就是酵素。它們可能稍縱即逝而且瞬息萬變，但它們威力十足，而且如果攝取酵素的話，它們將有可能對我們的消化過程有所貢獻，並能提升我們的健康，就像它們對幼嫩的新芽一般。

發芽讓食物變得更好消化。浸泡和發芽是減少豆類植物中 α–半乳糖苷（α-galactosides）最有效的方式，α–半乳糖苷是一種會引起脹氣的 FODMAP，這也是讓孩童和像我一樣的傢伙會高唱「豆子、豆子、對心臟好的豆子……」的主因。發芽也會讓植酸減少，植酸是一種已知會抑制礦物質，尤其是鈣質吸收的反營養物質，並且會減低消化酵素的活性。

還不只這樣。植物生命早期所發生的生化轉換反應通常會製造出具有藥物特性的超級英雄食物。比起成熟的植物，萌芽中的種子可能含有 2 到 10 倍、甚至更多的植化素。青花菜芽產生的蘿蔔硫素是成熟青花菜的 10 倍到 100 倍。蘿蔔硫素被認為能活化細胞防禦機制，並具有抗發炎與抗微生物的特性，對全身上下都有影響深遠的益處。你會在芽菜中發現的其他植化素包括了葉綠素（chlorophyll）、類黃酮（flavonoids）、羥基肉桂酸（hydroxycinnamic acids）、硫代葡萄糖苷（glucosinolates），還有類胡蘿蔔素（carotenoids）。這些植化素被認為具有抗發炎和抗氧化的特性，能幫助保護人體免於被那些再常見不過的潛在性疾病，例如心血管疾病、糖尿病和癌症所侵襲。

在組織胺的章節中，我們討論過二胺氧化酶（DAO）在調節體內組織胺平衡上的重要性。豆科植物的芽菜會生成 DAO！ 發芽的扁豆所含的 DAO 比未發芽的多165倍。同樣的，發芽的苜蓿 DAO 則多出280倍！ 鄉親們，我們正火熱進行中！ 如果你有組織胺不耐，你絕對應該將發芽的豆類納入你的例行餐點中。發芽的豌豆、扁豆、鷹嘴豆還有黃豆具有的 DAO 濃度最高。

B 博士的建議

如果你真的想讓你的 DAO 活性增加，讓你的豌豆和其他豆類在黑暗中發芽。黑暗帶來的壓力實際上會讓你的芽菜表現出最好的一面，並讓 DAO 活性增加更多！

然後培育你自己的食物還有隱含的好處，透過食用剛收穫、也就是最新鮮的狀態下的食物，能最大化營養密度。你可以控制進入你食物的物質，並且給你的食物營養（最終是給你自己營養）。你不需要相信來自某個你不認識的人的保證；你確實知道你的食物是在沒有殺蟲劑的理想狀態下生長的。孵育芽菜的美妙之處在於，你不需要擁有綠手指也能享受菜園帶來的好處。你可以擁有一個就放在廚房流理台上的菜園。簡單、快速、廉價，而且超級有營養。有什麼會讓你不喜歡的呢？

在一個對某些人來說，健康的食物因為價格和取得性的緣故而遙不可及，芽菜提供了一項解決方案。用蔬菜和豆類的種子開始。它們相對來說較為便宜，即使是有機的也一樣，因為一點點就可以用很久。它們的保存期限也比較長，因此可以從網路上大量購買。大量採購能降低費用，而且能防止食物匱乏。此外還有你孵育種子時會發生的根本性放大。當2湯匙種子能在幾天內變成2杯菜芽時，你想想450克青花菜種子能種出多少菜芽來。如果你想見證大自然嘆為觀止、讓人驚掉下巴的能力，在短短3天內，半杯乾扁豆會變成3杯扁豆芽。所以你還在等什麼？ 讓我們把這玩意兒孵出芽來吧！

「酷喔，醫生，但你都怎麼吃你的芽菜？」

你想怎麼吃都行。我喜歡把它們當成配菜。把它們放在湯、燉菜、沙拉，還有三明治裡都很棒。我也很愛把芽菜加進果昔裡。豆科植物或鷹嘴豆的芽很適合添加進義大利麵醬裡。好像看起來芽菜只能跟 S 開頭的字搭配，所以讓我對你投出一記讓你能全神貫注的曲球，那就是酪梨吐司。那真是太令人愉快了。

> ## 「醫生，我能不能就這麼走進店裡、不管是什麼，直接購買放在架上的東西？」
>
> 人們經常困惑於該買什麼種類的種子。一般說來，你最好從網路上專門孵育芽菜的供應商那裡選購你的種子。有3項特質是你需要的：有機，因此它們還未經過化學乾燥劑的處理；未檢出病原體，這意思是它們已經通過致病性微生物的檢驗，而且檢驗結果是陰性的；高出芽率，代表我們可以預期種子有很高的比例會變成芽菜。

你的芽菜孵育步驟指南

需要用到的

容量約950毫升到1900毫升的寬口瓶（可以用廣口梅森瓶）

育芽用網狀過濾器或紗布

未經處理、有機的種子或豆類

孵育芽菜這件事就是關於啟動引擎、然後維持良好的節奏，直到你抵達終點線為止。所謂的啟動引擎，我的意思是指大自然已經創造了你可以透過浸泡你的種子或豆類12個小時以進行活化的點火程序。這是大自然所創造、讓種子或豆類知道是時候進入這個世界的密碼。一旦你啟動了引擎，你可以藉由一天2次沖洗並瀝乾你的芽菜維持一個穩定的節奏，直到它們準備就緒。如果你遵行這些簡單的步驟，你將能擁有有機而且能就地從你廚房菜園產出的美味營養。

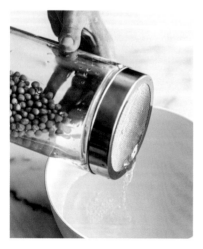
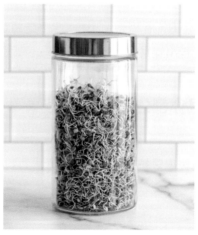
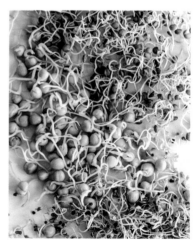

種子和豆類用的配方是一樣的。唯一有變化的是一開始你要放多少種子和豆類到罐子裡，還有你需要維持多久沖洗 - 瀝乾的節奏。

種子	起始數量	收獲量	收穫時間
苜蓿	2湯匙	3杯	5到6天
綠花椰菜	2湯匙	2杯	3到6天
羽衣甘藍	2湯匙	2杯	3到6天
洋蔥	2湯匙	3杯	10到15天
櫻桃蘿蔔	2湯匙	3杯	3到6天

豆類	起始數量	收獲量	收穫時間
鷹嘴豆	半杯	2杯	2到4天
扁豆	半杯	3杯	2到3天
綠豆	半杯	4杯	2到5天
豌豆	半杯	3杯	2到3天

以下是你要如何進行的步驟：

1、把你想種的種子或豆類決定使用的起始量放進罐子裡。

2、用至少3倍於種子或豆類分量的冷過濾水蓋過種子。不需要測量，只要確定你很大方地給水就好。

3、把你選用的育芽用蓋子放到罐子上。如果你用的是紗布，確認你用橡皮筋把它固定好。

4、保持罐子直立，讓它在流理台上浸泡12小時，避免陽光直射。

5、用蓋子讓芽菜留在你的罐子裡，把水倒出來。你不用再次浸泡你的芽菜。引擎已經正式被啟動。從這時開始，我們將進行每日2次、沖洗－瀝乾的節奏模式。

6、用乾淨的冷水沖洗你的芽菜並輕輕地快速繞圈。（譯注：感覺像是沖手沖咖啡時畫圈的動作）

7、把水倒出來，試著讓種子或豆類在罐子裡均勻分布，不要因為蓋子而結成團。

8、把水倒掉之後，將罐子以傾斜30度到60度角度倒置。這可以藉由在瀝水槽裡放一個碗達成。我個人是用下方附有平托盤的碗碟架，好承接滴出來的水。

9、每天重複步驟6到步驟8兩次。

10、接近完成時，最後再沖洗芽菜一次並瀝乾，然後將蓋子拿開，把所有芽菜倒在乾淨的吸水廚房紙巾上。把所有芽菜撥開鋪成一層，風乾 30 到 60 分鐘。這可以藉由增加一點點溫和的日照達成，日照能讓芽菜生成一些葉綠素，提供額外的營養。將芽菜放進一個墊了乾淨、無漂白紙巾的玻璃食物保鮮盒裡保存。它們在冰箱裡最長能放 1 週。

「醫生，如果你是我的話，你會從哪裡開始？」

就我個人來說，如果我是第一次孵育芽菜，我會從扁豆芽開始。扁豆芽生長快速、操作相當容易，而且能生產出一大堆芽菜。只要你能熟練扁豆的孵育，你應該就能掌握孵育芽菜的基本原則，而且你可能會想朝著青花菜芽進軍。青花菜芽需要的時間中等，不過獲得的報酬可能是所有食物裡最具療效的。

關於孵育芽菜的安全性

你可能已經聽說芽菜會發生微生物生物危害，伴隨著非常高的食源性疾病風險。這句話有一定的道理在，不過並不是全部真相，所以我們不如正面面對，同時也為最佳安全性建立一些規則。

以下是對安全性的分析：在生產製造的過程中，種子有可能會被致病性微生物污染。之所以發生這種情況有幾個原因：種子的解剖學、水源供應、暴露在動物性廢棄產品中、因工作人員本身或儲存期間、運輸期間不衛生的操作，或者是為了增加萌芽率而對種子進行處理的方式。孵育芽菜之所以有較高的風險是因為如果有致病性微生物存在，它們可能會在孵育芽菜的過程中繁殖。

西元 1999 年，全美爆發了多起沙門氏桿菌（salmonella）食物中毒事件。所有事件全都牽涉到苜蓿芽。美國食品藥物管理局（FDA）進行了一項調查，發現在商業設施的苜蓿芽生產中，有多個層面的操作衛生條件極差。這導致美國食品藥物管理局為了改善生鮮芽菜的食品安全法規而發布了一份指導文件。

整個過程已有所改善；無論如何，我們還是建議要小心謹慎。從西元 1998 年到 2018 年，有 57 件食源性疾病爆發，有 1940 件通報病例與不同類型的芽菜有關。這毫無疑問比我們希望看到的還要多，不過就事論事，值得一提的是根據美國疾病控制與預防中心（CDC）最新的食源性疾病報告，48% 的食源性病例和 50% 的死亡病例要歸因於食用動物性製品。基本上比由植物性製品引起的 23% 死亡率要高出許多。

我們該不該小心？當然應該。我們該把所有芽菜都扔進垃圾桶，然後錯失所有它們能提供

的驚人營養嗎？ 當然不。我們只需要遵守一些簡單的規則。

如果你向一名商業供應商購買芽菜：

- 確認他們的致病性細菌檢驗是陰性的。
- 只採購在冷藏保存下的芽菜。
- 在芽菜的「最佳賞味」期限前購買和食用芽菜。
- 不要購買看起來黏黏的、聞起來有霉味，或者顏色很深的芽菜。

當你自己在家種植芽菜時：

- 購買種子的來源從商用、專門為孵育芽菜生產、預先檢驗過致病性微生物的店家購買，可能的話購買有機種子。
- 使用前，將育芽容器用熱水和肥皂徹底清洗乾淨。
- 同樣的，在與你芽菜交流互動前，每次都要用熱水和肥皂清洗你的雙手。
- 用乾淨、新鮮的飲用水源清洗你的芽菜。
- 在你每次沖洗芽菜時，特別注意沖洗後要盡可能地把水倒乾淨。
- 在可控制溫度的地方種植你的芽菜，這個區域不能受到直接日照的干擾，或者與其他食物或寵物有所接觸。

無論是買來的或是種植的，要如何處理你的芽菜：

- 讓你的芽菜維持在攝氏4度或更低的溫度下冷藏保存。
- 把芽菜存放在乾淨的容器裡。
- 食用時，芽菜聞起來應該是新鮮乾淨的。
- 每次處理芽菜前都要用流動的熱水和肥皂清洗你的雙手。
- 食用前一刻用流動的冷水將芽菜徹底清洗乾淨。

B博士的建議

當我剛開始孵育芽菜時，那簡直是一場災難。我就是琢磨不透。老實說，我之所以寫下這個章節，是希望我能讓你免於受到我曾經需要面對的各種失敗育芽嘗試。那時我太太甚至質疑她嫁給我的決定。好在最後我步入正軌。所以即使你的育芽夢想在第一次嘗試的時候沒有成真，只要明白你可能比我過去還要接近成功，而現在我在這裡，寫下一本宣傳芽菜益處的書。

以下是幾項是我希望過去的我在開始時，能早點知道的訣竅：

- 不要想太多！孵育芽菜的公式很簡單，就是浸泡12小時，然後每天沖洗並瀝乾2次直到芽菜備妥。如果你堅持這個做法，你很有可能會成功。如果你驚慌失措並偏離正軌，那麼事情有很大的可能性會出錯。
- 確認將水排出。確實瀝乾罐子是很重要的，因為多餘的水分會創造出讓稀奇古怪東西生長的環境。
- 讓你的芽菜呼吸！使用廣口育芽瓶、並且讓芽菜維持以特定角度倒置，好讓空氣能夠進入是很重要的。
- 如果你想要有葉綠素，將它們暴露在陽光下。這一步可以在你收穫芽菜前的最後幾小時完成。
- 循環利用你的水！把水從一個罐子倒進下一個罐子完全是很好的做法。然後當你來到最後一個罐子時，你可以用這些水來澆灌你的室內盆栽。它們愛這些水！

現在你準備好可以開始你受芽菜加持增強的、以纖維為動力的旅程。我希望你和我一樣，發現這是一段美味、營養豐富又有趣的旅程！

▶ 欲查看本章所引用的9篇科學文獻，請造訪 theplantfedgut.com/cookbook。

後記

　　想像一下，你手上正拿著一張來自未來的照片，那是未來的你。你低頭看著照片，發現你在一場晚宴上，被你所愛的人包圍。你的臉上帶著喜悅，你的身體語言顯示出舒適安逸。你面前放著美味的餐點，充滿色彩繽紛多樣的植物。正中間的位置是一大堆你從未想過自己有辦法吃下的植物。但顯然從照片看起來，你不僅在吃它，還相當地享受。你的仇敵已然成為你的朋友。

　　你是怎麼到達那個境地的？你將本書銘記於心，而且實行了 GROWTH 策略。你辨識出自己症狀的根源，也就是起源。你使用了限制－觀察－努力加回的方法來分辨你的食物不耐症，然後你就像在健身房鍛鍊肌肉一樣訓練你的腸道。發展的步調是少量和緩慢地進行。它變得比以往任何時候都更強大。作為整體療癒的一部分，你治癒了自己與食物間的關係，並處理了來自過去創傷的傷痕。你設定實際的目標、完成它們並慶祝勝利，無論勝績有多小。你放棄了完美、寬宥不完美的自己，將你的焦點放在進步上。最重要的是，你從未放棄或退縮。你會遇到一些挑戰，但你對這個過程不屈不撓的承諾，你能否完成目標並克服那些挑戰已經不是問題了，而僅僅是時間早晚而已。而這是你的成果……你做到了。

　　那麼，接下來呢？我選擇 GROWTH 作為我們方法的名稱是有原因的。除了與策略同名之外，「growth」這個字極富表現力地描述了我們與食物間的關係。這關係並不完美，但它在不斷在演變，而我們正在協助它塑形，好讓它能蓬勃發展。它是一種富足的心態，在這種心態之下，限制是暫時性的，而以植物為基礎的多樣性永遠是終極目標。進步重於完美。

　　「growth」這個字也生動地表達了我們對生命的心態。還記得 2 小時 15 分鐘的赤足馬拉松、18 分鐘以上的屏息、連續 2750 個罰球，還有 4.5 秒魔術方塊的嫻熟控制嗎？在你的一生中，你想要完成何種不可思議的功業或驚人的事情呢？有了努力、毅力和知識，你能完成任何你下定決心想做的事。我從未想過我能同時兼顧寫出一本書和作為一名全職醫師。我每 72 小時就有 24 小時處於待命狀態！但我真的很想和你分享我所學到的，而現在，我們於此再度依依惜別。

　　我經常在哄孩子們上床睡覺前，讀蘇斯博士（Dr. Seuss）的《你要前往的地方！》給他們聽。作為一個父親，當我樂觀地思慮孩子們未來生活無止境的可能性時，我忍不住因愛和熱情而微微哽咽。他們可以隨心所欲。我只希望他們快樂並覺得滿足。這也是我對你的期望。我希望在你於充滿豐盛的愛和滿足感的生命裡繼續成長、並展現自己最好的一面時，成為你的啦啦隊長和支持者。

　　後會有期。

高 FODMAP 食物列表和可能的低 FODMAP 替代品

改編自納納亞克拉（Nanayakkara）等人所著、西元 2016 年發表於臨床實驗胃腸病學（Clin Exp Gastroenterology）的文獻 [1]

高 FODMAP 食物		低 FODMAP 替代品
寡醣— 果聚醣	**穀類**：以小麥、裸麥和大麥為基礎的製品 **蔬菜**：洋蔥、大蒜、朝鮮薊、韭蔥、甜菜根和皺葉甘藍 **水果**：西瓜、桃子、柿子、梅乾、油桃，還有大多數的果乾	**水果**：香蕉、大部分的莓果（除了波森莓和黑莓之外）、葡萄、檸檬、萊姆、橘子、柳橙、奇異果、鳳梨、百香果還有大黃 **蔬菜**：細香蔥、青蔥的蔥綠、甜椒、小白菜、四季豆、防風草、瑞士甜菜、小黃瓜、胡蘿蔔、芹菜、茄子、萵苣、馬鈴薯、蕃薯、日本南瓜、番茄還有櫛瓜
寡醣— 半乳聚醣 （即 GOS）	**豆類**：芸豆、焗豆、去皮豌豆、嫩豆腐，還有黃豆 **蔬菜**：奶油南瓜、甜菜根和豌豆 **堅果**：腰果、杏仁、開心果	**穀類**：無小麥穀類／粉類、無麩質麵包或穀麥片製品，還有藜麥 **豆類**：罐裝扁豆或鷹嘴豆、天貝、硬豆腐 **堅果**：核桃、胡桃、夏威夷豆、松子、南瓜子、花生和花生醬
雙醣— 乳糖	**乳製品**：牛／羊奶和像是冰淇淋、軟質乳酪與優格等衍生製品；煉乳；奶水；豆奶	**乳製品**：無乳糖、杏仁或米為基礎的乳品、優格和冰淇淋。 硬質乳酪、菲達起司乳酪以及茅屋乳酪
單醣— 果糖	**水果**：蘋果、梨、西瓜、芒果、櫻桃、波森莓還有來自高果糖食品的果汁、蜂蜜 **甜味劑**：高果糖玉米糖漿 **蔬菜**：蘆筍和甜豌豆	**水果**：香蕉、葡萄、香瓜、哈密瓜、奇異果、檸檬、萊姆、橘子、柳橙、百香果，還有大多數的莓果（除了波森莓和黑莓之外） **甜味劑**：楓糖漿和金黃糖漿（golden syrup）
多元醇— 山梨糖醇	**水果**：蘋果、梨、酪梨、杏桃、黑莓、油桃、桃子、李子、梅乾，還有西瓜	**甜味劑**：楓糖漿和砂糖（蔗糖） **水果**：香蕉、葡萄、香瓜、哈密瓜、奇異果、檸檬、橘子、柳橙和百香果
多元醇— 甘露醇	**蔬菜**：地瓜、蕈菇、花椰菜，還有荷蘭豆	

請注意分量對這些食物來說很重要。如果大量攝取的話，低 FODMAP 食物可能會變成高 FODMAP，而如果高 FODMAP 食物攝取分量足夠少的話也可能成為低 FODMAP。這些食物如何與你的身體互相影響對你來說完全是獨一無二的。這就是為什麼「發展的步調需要少量和緩慢的進行」。不過想知道更多關於這些食物每一種的相對臨界值，請查閱蒙納許大學的低 FODMAP 應用程式。

1. 瓦莎拉·S·納納亞克拉等人著，〈低 FODMAP 飲食對治療腸激躁症的療效：迄今為止的證據〉《臨床實驗胃腸病學》第 9 卷（6月17，2016年）：第131-142頁，https://doi.org/10.2147/CEG.S86798.

組織胺限制階段應該迴避的食物

改編自科瑪斯 - 巴斯特（Comas-Baste）等人發表於西元2020年及美因茨（Maintz）等人發表於西元2007年的文獻[2]

植物		動物製品
酒精	**茶**：紅茶、綠茶、瑪黛茶	起司
酪梨	番茄	蛋
香蕉	醋和含醋的食品（泡菜、橄欖）	魚，罐頭或鹹魚、像是魚醬等魚類衍生製品
鷹嘴豆（罐裝）		火腿
巧克力、可可粉、生可可粉		牛奶、發酵乳
柑橘類水果		豬肉
咖啡（含咖啡因的）		香腸、熟食肉、熱狗以及其他加工肉品
果乾：杏桃、梅乾、椰棗、無花果、葡萄乾		貝類
能量飲料		
茄子		
發酵的植物性食品，例如德國酸菜、韓式泡菜、天貝、味噌等等		
果汁		
奇異果		
扁豆（罐裝）		
甘草		
蕈菇		
堅果和堅果奶、核桃、腰果		
木瓜		
花生		
鳳梨		
李子		
菠菜		
香料		
黃豆（罐裝）、豆奶、發酵和未發酵的黃豆衍生製品		
草莓		

2. 科瑪斯 - 巴斯特等人；美因茨及諾瓦克著，〈組織胺與組織胺不耐〉。

更多資源

要寫出一本適合所有人、涵蓋所有事物的書是不可能的。將本書視為你的基礎,而有了這些額外資源,你就能繼續擴充在腸道健康方面的知識。記住,你也能免費地在 www.theplantfedgut.com/cookbook 找到我在書中討論過的資源,還有一些額外的資訊!

書籍

《纖維動力》(Fiber Fueled)
威爾・布爾西維茲博士(就是我啦!)

我的第一本書《纖維動力》,塞滿了科學、實踐最佳健康的可行步驟,還有超過 70 則食譜。如果你還沒有這本書的話,現在是時候趕緊為自己來一本了!

《芽菜之書》(The Sprout Book)
道格・伊凡斯(Doug Evans)

這正是關於芽菜的書!成本低廉而且容易取得,芽菜是健康、減重,還有最佳營養的超級食品。再加上種植它們真是太好玩了!

以植物為證(The Proof Is in the Plants)
賽門・希爾(Simon Hill)

我一直以來最喜歡的一本書。賽門清楚解釋了為何食用以植物為主的飲食對你和這個星球有益的最好論述。

FODMAP 再挑戰與重新引進
(Re-challenging and Reintroducing FODMAPs)
李・馬汀(Lee Martin)

本書將增進你在 FODMAP 方面的知識以及如何再次挑戰個別 FODMAPs。

植物性嬰幼兒飲食
(The Plant-Based Baby and Toddler)
亞歷山卓・卡斯佩羅及惠妮・英格蘭
(Alexandra Caspero and Whitney English)

本書對為人父母和家庭成員來說是必讀之書,共同作者亞歷山卓・卡斯佩羅也是《纖維動力》和本書的食譜開發者。

課程

植物餵養腸道大師班
(The Plant Fed Gut Masterclass)

這是我的特色課程,一個為期 7 週的全面性教育計畫,旨在以有趣、參與和合作的形式,提供你所尋求的變革性知識。課程包括了結構式的影像教學、錄音教學、期刊論文解析、案例研究、一本超過 100 頁的手冊、獨家食譜、問答環節,還有臉書私密社團。我也會定期提供其他主題網路研討會,以及像是便祕對談和與胃灼熱正面交鋒等線上訓練課程。請造訪 www.theplantfedgut.com/course 獲得更多資訊,並確認你有訂閱我的電子報,讓你能獲得研究、食譜、事件和課程資訊方面的最新訊息!

應用程式 & 技術

ZOE 居家測試套組(ZOE At-Home Test Kit)

我們全都是擁有截然不同腸道微生物菌叢的獨特個體。不可能有「一體適用」的飲食法。為你介紹 ZOE,這是一家個人化營養學公司,利用科學和科技協助你瞭解你獨特的生物學。請造訪 www.joinzoe.com/drb 獲得更多資訊,你也能找到我的折扣碼,為你在購買居家測試套組時省點錢。

Nibble

Nibble 是一種追蹤你植物多樣性,改善你整體健康有趣簡單的方法。你可以在植物點數積分榜上和朋友及其他用戶競爭,並發掘全球各地其他人所製作的餐點。造訪 nibble.health 獲得更多資訊。

蒙納許大學開發的低 FODMAP 飲食應用程式
(Low FODMAP Diet App by Monash University)

擁有可取得最大的 FODMAP 食物資料庫,蒙納許 FODMAP 應用程式提供了哪些食物是低 FODMAP 而哪些食物是高 FODMAP 的簡易指南。造訪 www.monashfodmap.com/ 獲得更多資訊。

致謝

有想法是一回事。但要把那個想法完全變成現實是件更重大的事。

本書曾經只是個想法。每天我都會遇見為食物不耐症所苦的人。食物本來應該是快樂的泉源。對我來說確實是。但這些坐在我面前的人從食物裡體驗到的是痛苦而非快樂。而且不管喜歡與否,他們每天都必須被迫承受好幾次這樣的痛苦,為了活著,我們所有人都必須進食。我深深地為我的患者擔心。他們是真實的人,並非只是診斷和編號。目睹他們的苦難和需求成為我的動機。我需要一個能幫助他們的方法。

因此我開始著手創作一本能為這個問題帶來解方的書。那將能鋪出一條能辨識問題源頭、提出方法解決根本原因並加速治癒的道路。為了做到這一點,它必須將食物納入其中。多不勝數的食譜。因此成就了這本《腸道療癒飲食全書》。

沒有那些了不起的人物協助,我不可能把這個想法變成現實,我想感謝他們對本書的貢獻。

首先,感謝那些讓你能在這些頁面上看到其工作成果的人。亞歷山卓・卡斯佩羅(Alex Caspero)創作了本書中大部分的美味食譜,包括酸種麵團食譜。妮娜・佛斯特(Nena Foster)貢獻了許多發酵章節中絕妙出色的食譜。艾胥莉・麥克勞林(Ashley McLaughlin)準備每一則食譜、設計它們的樣式,並拍攝出你看到的出色的食物照。她得到主廚凱薩琳・卡薩諾瓦(Kathleen Casanova)的協助。瑪格麗特・萊特(Margaret Wright)拍攝了所有的生活風格照片,我對那些照片深深著迷。辛西亞・葛羅斯克羅斯(Cynthia Groseclose)是我才華洋溢的大廚友人,她設計了我們的生活風格攝影所需要的食物。柯琳・馬爹利(Colleen Martell)是本書優秀的共同作者,協助我將我的想法轉化為紙上的文字。我非常感謝這些擁有不可思議才華的人們,他們讓本書得以提升,讓它比我曾夢想過的好上更多。我對我們共同完成的工作感到十分自豪。

我的出版團隊讓這本書成為可能。我對我的編輯露西亞・華生(Lucia Watson)感激不盡。這是我們一起合作的第二本書。她才華洋溢、聰慧,而且在協助我讓這些著作成形方面也很有想法。愛你喔,露西亞!我還必須感謝我了不起的助理編輯蘇西・斯沃茲(Suzy Swartz)和西北大學畢業生同儕。我很感謝艾弗里出版公司(Avery Publishing)的管理者們對我工作的支持,特別是梅根・紐曼(Megan Newman)和林賽・戈登(Lindsay Gordon),同時還有行銷與公關的

傳奇人物法林·施盧森（Farin Schlussel）、安·柯斯莫斯基（Anne Kosmoski），還有卡拉·伊恩朗尼（Carla Iannone）。寫作能改變人們生活的機會始於我遇見我的文學經理人史蒂芬妮·泰德（Stephanie Tade）和她的團隊，團隊成員還包括了格雷琴·馮·凡奈斯（Gretchen van Nuys）和柯琳·馬爹利（Colleen Martell）。柯琳你無所不在。我永遠感謝你，史蒂芬妮。

我擁有一個好得驚人的團隊，他們在幕後非常努力工作，協助我在社群媒體、網路廣播、課程、網路研討會、電子郵件，還有部落格發文中推廣我的訊息。克莉絲汀娜·羅伯托（Christina Roberto）、凱特琳·霍尼克（Caitlin Hornik）、林賽·瑪德（Lindsay Marder）、喬納森·雅各（Jonathan Jacobs）、里歐娜·曼（Liora Mann）、凱莉·席夫（Kelly Ziv）、布萊恩·特林達德（Bryan Trindade）、艾莉森·洛夫林（Allison Lovrin）、凱特·卡拉斯（Katie Karas），還有安娜·巴托（Ana Bartel），謝謝你們。由於你們的幫助，這個過程就和搭火箭一樣，而且充滿樂趣。你們都太了不起了，我很感謝你們。讓我們繼續努力前行。

沒有我的家人諾琳（Noreen）、蘇珊（Susan）、賴瑞（Larry），當然還有我的太太薇樂莉（Valarie），我顯然不可能完成這些事。你們的愛和支持是我的全世界，我還要感謝你們多次挺身而出，幫忙完成額外的工作，好讓我能繼續這個寫書的計畫。

我必須感謝這些年來我所遇見的導師們，尼克·沙欣博士（Nick Shaheen）、約翰·潘朵費農博士（John Pandolfino）、巴福·薩爾托博士（Balfour Sartor）、道格·德羅斯曼博士（Doug Drossman）、彼得·卡里拉斯博士（Peter Kahrilas）、威廉·李博士（William Li），還有蒂姆·斯佩克特博士（Tim Spector），他們為我的職業發展付出時間和精力，幫助我成為今天的我。

我想特別向我澳洲的兄弟西蒙·希爾（Simon Hill）喊話。網際網路快把我逼瘋了，但它的好處之一是讓我們能找到地球另一端（字面意義）的朋友。

我想感謝所有在我身上冒險的 podcast 主播；在社群媒體和「真實生活」中支持我的朋友們；我的教練，艾利（Eli）；我的伙伴，傑夫和喬許（Jeff and Josh）；我們的私人助理，吉娜；還有我們所有的工作人員。謝謝、謝謝、謝謝你們！

最後，我要向我的父親，比爾·布爾西維茲（Bill Bulsiewicz）致意，他在西元 2020 年 1 月意外過世。我無時無刻不在想念著你，老爸，我很肯定你知道。

索引

備註：以斜體標示的頁碼代表列在表格或插圖中的材料。

腸道療癒飲食全書

活用低 FODMAP & 低組織胺飲食法，115 道植物性食譜教你養出腸道好菌，
改善身體發炎、腹敏、食物不耐，有效增強免疫力，抵抗病原

作　　者／威爾‧布爾西維茲
譯　　者／華子恩
責任編輯／王瀅晴
封面設計／李岱玲
內頁排版／李岱玲

發 行 人／許彩雪
總 編 輯／林志恆
出 版 者／常常生活文創股份有限公司
地　　址／106 台北市大安區信義路二段 130 號

讀者服務專線／ (02) 2325-2332
讀者服務傳真／ (02) 2325-2252
讀者服務信箱／ goodfood@taster.com.tw

法律顧問／浩宇法律事務所
總 經 銷／大和圖書有限公司
電　　話／ (02) 8990-2588（代表號）
傳　　真／ (02) 2290-1628

製版印刷／龍岡數位文化股份有限公司
初版一刷／ 2023 年 5 月
定　　價／新台幣 699 元
Ｉ Ｓ Ｂ Ｎ ／ 978-626-7286-06-7

國家圖書館出版品預行編目 (CIP) 資料

腸道療癒飲食全書：活用低 FODMAP& 低組織胺飲食法,115
道植物性食譜教你養出腸道好菌,改善身體發炎、腹敏、食物
不耐,有效增強免疫力,抵抗病原 / 威爾.布爾西維茲 (Will
Bulsiewicz) 作；華子恩譯 . -- 初版 . -- 臺北市：常常生活文創股
份有限公司 , 2023.05
　面；　公分
譯　自：The fiber fueled cookbook : inspiring plant-based
recipes to turbocharge your health
ISBN 978-626-7286-06-7(平裝)

1.CST: 高纖食品 2.CST: 腸道微生物 3.CST: 素食食譜

411.372　　　　　　　　　　　　　　　112006651

　　本書收錄的食譜是專為書中所使用的食材和烹飪技巧而設計創作的。出版社不對您可能需要監督照
料的特殊健康狀況或過敏性反應的需求負責。無論您是否確實遵照食譜所寫、或對食譜進行調整以適應
您個人的飲食需求或口味，因而引起任何不良反應，出版社均不承擔任何責任。

　　出版社及作者均未從事為個別讀者提供專業建議或服務的工作。本書內所有概念、程序步驟以及建
議，不意味著可以替代提供您醫療保健諮詢的專業人員。所有關於您健康的事務皆須有醫學監督。作者
及出版社對任何宣稱來自本書內任何資訊或建議而造成的損失或傷害，不應負法律或其他方面的責任。

FB ｜ 常常好食

網站｜食醫行市集

填回函　贈好禮